P9-CQD-906

Alzhéimer

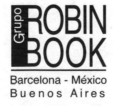

Grupo ROBIN BOOK

Barcelona - México
Buenos Aires

Dr. Marwan Noel Sabbagh

Alzhéimer

Guía práctica

Traducción de Juan Castilla Plaza

alternativas

ROBIN
BOOK

Si usted desea que le mantengamos informado de
nuestras publicaciones, sólo tiene que remitirnos
su nombre y dirección, indicando qué temas le interesan,
y gustosamente complaceremos su petición.

Ediciones Robinbook
información bibliográfica
Indústria, 11 (Pol. Ind. Buvisa)
08329 - Teià (Barcelona)
e-mail: info@robinbook.com
www.robinbook.com

Título original: *The Alzheimer's Answer*

© 2008, Marwan Noel Sabbagh, M.D.
   First published by John & Sons, Inc., Hoboken, New Jersey

© 2009, Ediciones Robinbook, s. l., Barcelona

Diseño de cubierta: Regina Richling
Fotografía de cubierta: Joe Myers / iStockphoto
Diseño interior: Paco Murcia
ISBN: 978-84-7927-983-7
Depósito legal: B-21.292-2009

Impreso por Limpergraf, Mogoda, 29-31 (Can Salvatella),
08210 Barberà del Vallès

Impreso en España - *Printed in Spain*

A mi amada esposa, Ida, por haberme inspirado.

Índice

Prólogo

El alzhéimer se ha convertido en un tema en boga, además de un temor que todos padecemos. Algunos predicen que el 40% de las personas mayores de ochenta años desarrollará dicha enfermedad. Un porcentaje aún más elevado de familias tiene algún miembro con esa enfermedad, y conoce de sobra el largo y lento proceso de deterioro físico y mental que conlleva. Esas familias experimentan también los problemas y el estrés que supone cuidar a una persona en dichas condiciones. Presenciar el lento debilitamiento de una persona querida resulta ya de por sí desolador.

El alzhéimer no se conocía ni se reconocía antes de 1980. Fue identificado por primera vez por el doctor Alois Alzheimer. Muchos de los casos que anteriormente se consideraron fruto de la demencia o la senilidad eran, sin duda, casos de alzhéimer, aunque no eran reconocidos como tales. En la actualidad, se ha convertido en una palabra sumamente conocida.

Cualquier esposa, hijo, pariente o amigo de una persona afectada por dicha enfermedad, se pregunta: «¿cuál es la causa?», «¿cómo se puede tratar?», «¿cómo se puede evitar?» y «¿qué puedo hacer yo?».

Hay muchos libros y artículos en circulación acerca de la enfermedad de Alzheimer. Yo soy la esposa de un entrañable hombre que padece dicha enfermedad y he leído todo lo que he tenido a mi alcance acerca de ella. Este libro, *Alzhéimer. Guía práctica*, me ha planteado y respondido de forma sucinta y clara todas mis cuestiones. También me ha dado la esperanza de pensar que mis hijos pueden disponer de formas para controlar su desarrollo, pues hay métodos y estilos de vida que nos permiten evitar su aparición, a pesar de que haya algunos riesgos inevitables y negativos, como la edad, el género y el historial genético.

Este libro está tan claramente escrito y tan bien organizado que se puede encontrar con suma facilidad cualquier información médica respecto a la dieta y el peso que debemos mantener para reducir los riesgos. El doctor Sabbagh nos ha proporcionado un libro muy necesario y útil acerca de una enfermedad sumamente temida.

JUSTICE SANDRA DAY O'CONNOR

Agradecimientos

Hay muchas personas que me han apoyado y que me han ayudado a escribir este libro. En primer lugar, quisiera expresar mi agradecimiento a mi agente, Jodie Rhodes, por convertirlo en una realidad. Segundo, me gustaría agradecerle a Paul Simpson, doctor en filosofía, el haberme puesto en el camino adecuado. También me gustaría agradecer los esfuerzos de Kate Petersen por su inestimable ayuda en la preparación de este libro.

Desearía expresar mi agradecimiento a mis colegas del SHRI (Sun Health Research Institute), entre ellos a los doctores Thomas Beach, Rena Li, Larry Sparks, Alex Roher, Joseph Rogers, Donald Connor, LihFen Lue, Douglas Walter y Yong Shen. También me gustaría dar las gracias a los médicos y científicos que me han proporcionado una enorme cantidad de material que he utilizado como materia prima para este libro. Entre ellos quiero mencionar a Robert Green, doctor en medicina y profesor de la Universidad de Boston; John Ringman, doctor en medicina de UCLA; Scout Turner, doctor en medicina de la Universidad de Michigan; James Joseph, doctor en medicina de la Universidad de Tufts, y Joseph Quinn, doctor en medicina de la Universidad de Ciencias de la Salud de Oregón.

Quisiera expresar mi agradecimiento a mi editora, Deborah Baker, así como a su correctora de estilo, Jaime Hewlett, por sus comentarios tan instructivos. Quisiera agradecer también la labor de mi ayudante administrativo, Bonnie Tigner, así como la de los doctores Selma Marks y Walter Nieri, por haberme puesto en contacto con Justice O'Connor.

Mi agradecimiento también a Patricia Lynch, directora de comunicaciones de la NIA, por permitirme citar algunas de sus cifras en este libro.

Le estoy muy agradecido a mis mentores que, a lo largo de los años, me han ayudado a desarrollar mi carrera centrándome en la enfermedad de Alzheimer. Entre ellos quiero mencionar a Greg Cole, doctor en medicina de UCLA; Abdu Adem, doctor en medicina del Instituto Karolinska; Agneta Nordberg, doctora en medicina del Instituto Karolinska; Rachelle Doody, doctora en medicina del Baylor Collage y Leon Thal, doctor en medicina del UCSD. El doctor Thal ha fallecido recientemente. Fue mi mayor y más importante mentor, un gigante en el campo de la investigación científica del alzhéimer, además de una persona que ha sido muy importante a lo lar-go de mi carrera. A él le debo todos mis logros y mi prosperidad, por lo que le extraño profundamente.

También quiero mostrar mi agradecimiento a mi familia por las molestias que le he causado mientras redactaba el libro: a mi esposa, Ida, a mis hijos, Habib y Elias, a mis padres, Adib y Vivi Sabbagh, y a mi hermano, Hadil.

Finalmente quisiera expresar mi más sincero agradecimiento a mis pa-cientes y residentes del Sun City, que me inspiraron y me ayudaron tanto como yo a ellos.

Una parte de los ingresos que proporcione este libro serán destinados a la investigación actual que se lleva a cabo en el Sun Health Research Institute.

Introducción

Mi suegra, Barbara Crocker, vivió con nuestra familia durante diez años antes de empezar a mostrar signos de demencia. Fue entonces cuando experimenté de primera mano la pérdida de memoria progresiva, la delusión, el *sundowning* (una mayor confusión cuando empieza a anochecer), la desorientación y la agitación que domina tanto a la familia como al paciente. En su momento se le diagnosticó una hidrocefalia oculta unida a la enfermedad de Alzheimer. Mi esposa, también doctora en medicina, y yo nos devanamos pensando qué podíamos hacer. Tuvimos a Barbara con nosotros todo el tiempo que pudimos, le proporcionamos un cuidador a jornada completa durante la semana, a quien le sustituía otro los fines de semana. Yo escogí el turno de noche, pero llegó un momento en que ya no podíamos cuidarla y, haciendo caso de sus deseos y para no prolongar su vida más de lo debido mediante métodos más agresivos, como la cirugía o la respiración artificial, la ingresamos en una residencia, donde falleció a las pocas semanas.

Mi estrecha participación en la lucha que mantuvo mi suegra contra la enfermedad de Alzheimer me provocó una enorme compasión y empatía por los millones de cuidadores y familiares que viven una situación similar, y que todos los días tienen que afrontar las consecuencias de dicha enfermedad. Además, comparto la preocupación de los hijos y hermanos de los pacientes de alzhéimer cuando se preguntan: «¿Es una enfermedad genética? ¿Seré yo el siguiente?». Este libro ha sido escrito para ellos, así como para cualquier persona que esté preocupada por padecer dicha enfermedad en el futuro.

Todo empezó cuando estudiaba el primer año de medicina en la universidad: deseaba estudiar y tratar la enfermedad de Alzheimer. Creo que ese deseo nació del temor a envejecer. Para mí el alzhéimer es la encarnación de todo lo triste y destructivo que conlleva la senilidad. Por ese motivo, me decidí a estudiar una carrera enfocada en la forma de erradicar dicha enfermedad. Trabajar en la comunidad de jubilados de Sun City, Arizona, también me ha ofrecido la oportunidad de aprender mucho acerca de la demencia y de la enfermedad de Alzheimer. Ahora que es posible, prescribo algunos medicamentos que tienen como finalidad ayudar al paciente de alzhéimer, con la esperanza de que la demencia no domine sus vidas; es posible que dichas medicinas le ayuden a disfrutar durante más tiempo de sus amistades, familiares y actividades. Con frecuencia, me veo en la necesidad de aconsejar a las familias sobre lo que les espera, así como las distintas formas de enfocar algunos temas específicos que pueden ser motivo de discusiones entre el paciente y sus familiares, como por ejemplo el hecho de conducir, la independencia, la supervisión de los medicamentos, la conducta, el comportamiento y, cuando la enfermedad ya ha alcanzado su grado avanzado, la asistencia en el hogar o en otro lugar.

También soy más optimista en lo referente al envejecimiento. Como director clínico del Programa de Donación de Órganos y Cerebros del Sun Health Research Institute, donde soy responsable de evaluar regularmente a los participantes, veo a diario a personas que están en su fase final de la vida y muchas de ellas conservan un estado mental perfecto. Este programa ha estado en vigencia durante más de dieciocho años y en él han participado más de 2.400 donantes (más del 1% de la población de las comunidades de jubilados de Sun City, City West y Sun City Grand han sido o son miembros). Todos los donantes se han presentado voluntariamente para ese programa en específico y están sumamente motivados. De ellos, casi mil participantes ya han donado su cerebro; estos órganos se han utilizado para impulsar importantes descubrimientos científicos. En la actualidad, más de novecientos donantes acuden con regularidad a nuestro centro para su evaluación médica, familiar, por medicamentos o buscando una serie de hábitos saludables, además de para someterse a exámenes físicos, neurológicos y una evaluación cognitiva completa. Toda la información queda recopilada en una base de datos que permite a nuestros investigadores científicos estudiar las razones que provocan la aparición del alzhéimer. Una parte importante de nuestro Programa de Donación de Órganos y Cerebros la constituye el gran número de donantes que no padecen demencia. Estos pacientes sirven para controlar a la población y permiten que nuestros científicos e investigadores encuentren mecanismos para gozar de una vejez saludable y evitar la enfermedad, así como las diferencias existentes entre una vejez normal y enfermedades como el alzhéimer.

De hecho, me he acostumbrado a ver a personas que superan con creces los ochenta, los noventa e incluso los cien años y que, cognitivamente, llevan una vida sana y activa a pesar de tener otros problemas de salud. En el Sun City, donde los residentes tienen que ser mayores de cincuenta y cinco años para ser admitidos, bromeamos diciendo que no se es viejo hasta que no se cumplen los ochenta.

Con frecuencia doy también conferencias comunitarias en las que se debaten diferentes maneras de tratar el alzhéimer y sus complicaciones concomitantes. Muchos de los oyentes acuden para saber si están empezando a padecer dicha enfermedad. Les digo: «Si vas desde el comedor hasta la cocina y luego no recuerdas por qué fuiste allí, pero lo recuerdas pocos minutos después, entonces es un "desliz propio de la edad". Pero si vas desde el salón a la cocina y no recuerdas que ésa es tu cocina, entonces *no* es un desliz, sino una razón para visitar al doctor».

Igualmente, si no ha visto a una persona en veinte años y no recuerda su nombre cuando se encuentra con ella en el aeropuerto, es causa de un desliz o bien que no relaciona a esa persona dentro de un contexto, cosa que le sucedería a lo mejor si ve a su cartero en la playa y no lo reconoce porque va vestido con traje de baño. Pero si empieza a confundir el nombre o las personalidades de sus hijos con el de su esposa, padres o hermanos, entonces es que algo va mal y debe visitar al médico.

En esas conferencias suelo comentar que me gustaría verme sin trabajo. Y es verdad. Me levanto todas las mañanas con la esperanza de ver un mundo sin la enfermedad de Alzheimer. Espero que este libro ayude a conseguir dicha meta. Yo practico lo que predico y, por ese motivo, también sigo las pautas descritas en este libro.

Con frecuencia las personas me preguntan: «¿Puedo hacer algo para prevenir el alzhéimer?». Por supuesto que sí. En los capítulos siguientes resumo lo que sabemos y no sabemos acerca de la demencia, así como las formas de evitarla o ralentizarla.

Considera este libro como una especie de guía para un futuro médico de rápidos cambios. Como cualquier otra guía, le proporcionará opciones para el viaje y le señalará algunos de los enclaves históricos más conocidos de la investigación del alzhéimer, así como lo que se puede esperar de la enfermedad. Sin embargo, también revela algunos de los aspectos menos conocidos de su patología, ideas preventivas y algunas circunvalaciones que pueden ayudarle a evitar la enfermedad. Son recomendaciones reales, basadas en el mejor y más actual material científico. Mi meta consiste en traducir esas ideas científicas tan complejas sobre el tratamiento del alzhéimer y la investigación actual en una información más práctica que pueda utilizarse para evaluar los propios riesgos y desarrollar una estrategia preventiva. En todos los capítulos he incluido algunas experiencias de mis estudios clínicos para ilustrar los aspectos científicos.

La buena noticia es que sabemos mucho más acerca de esta devastadora enfermedad de lo se cree. Ya conocemos cuáles son los cambios que se producen en el cerebro de las personas que padecen la enfermedad y, lo que es más importante, sabemos cómo se produce ese proceso y cuáles son los factores medioambientales que influyen en su desarrollo.

La puntualidad de este libro no es accidental. La primera oleada, formada por 77 millones de estadounidenses, empezó a jubilarse en el 2008. Por esa razón, en la actualidad, estamos estudiando con más intensidad que nunca la forma de prevenir esa terrible enfermedad.

Este libro se divide en cuatro partes. En la primera parte se explica qué es el alzhéimer y su relación con la demencia. Igualmente se identifican algunos de los principales riesgos y se proporcionan unas herramientas muy útiles para que se pueda evaluar los riesgos personales de padecer esa enfermedad. Finalmente, se investiga si prevenir el alzhéimer es una meta razonable. Yo argumento que sí, además de que defiendo tenazmente la necesidad de unas medidas preventivas.

En la segunda parte, cada capítulo explica a grandes rasgos lo que sabemos, las bases científicas de esos conocimientos y las preguntas que aún nos quedan por responder. Basándome en lo que sabemos, y en lo que se puede deducir razonablemente, establezco algunas conclusiones y ofrezco algunas sugerencias.

En la tercera parte, hablo del tratamiento del alzhéimer y sus complicaciones, describo a grandes rasgos las terapias disponibles, sus ventajas y desventajas, así como otros tratamientos que están por llegar.

Finalmente, en la cuarta parte, hablo del futuro de la enfermedad; es decir, hacia dónde está enfocada la investigación, lo rápido o lento que progresa y cuál será el pronóstico de la enfermedad en veinte o cincuenta años. En esta parte, se incluyen algunos cuestionarios que os pueden ayudar a determinar vuestros propios riesgos de padecer alzhéimer y observar si ya se están desarrollando algunos síntomas que valdría la pena revisar.

Hay que tener en cuenta que este libro se centra casi exclusivamente en la enfermedad de Alzheimer y no en otras clases de demencia. La razón de ello es que sabemos más del alzhéimer que de otros tipos de demencia. Por ese motivo, las recomendaciones que se dan para el alzhéimer no tienen por qué ser necesariamente válidas para otros tipos de demencia.

Aunque este libro puede parecer optimista e incluso edificante, no pretende en ningún momento embaucarle con un falso sentimiento de garantía. Observará después de leerlo que todavía quedan muchos aspectos de la enfermedad que desconocemos. Por ejemplo, desde una perspectiva global, la mayoría de los estudios basados en la población, no han sido confirmados en pruebas controladas clínicamente. En el Sun Health Research Institute, sin embargo, precisamente realizamos esas pruebas para eliminar la predisposición inherente que conlleva la misma investigación. Después de todo, como investigadores que somos, queremos con frecuencia que un medicamento o compuesto funcione. Por esa razón, durante las pruebas clínicas evitamos deslumbrarnos ante la asignación real de un tratamiento dándoles un placebo a algunos participantes. De esa manera, nos aseguramos de que el resultado obtenido se debe al buen hacer científico y no a la casualidad o a un deseo predeterminado de obtener un resultado.

Al igual que sucede con cualquier otro campo tan voluble, lo que sabemos hoy en día acerca del alzhéimer puede que no tenga ninguna validez en el futuro, o puede modificarse por otros descubrimientos posteriores. No hay nada en este libro que sea definitivo. En casi todos los capítulos se observa claramente que queda más por descubrir de lo que hay descubierto, y que lo que queda por descubrir modificará las recomendaciones o las hará más específicas.

Algunos de mis colegas médicos y científicos disentirán de mis recomendaciones, especialmente aquellos que no están respaldados por unos datos científicos sólidos y comprobados o por pautas consensuadas. Si decide incorporar alguna de estas recomendaciones en su rutina diaria médica, por favor, le sugiero que consulte con un médico previamente.

1.ª parte

Prevenir el alzhéimer

1. La enfermedad de Alzheimer

Muchos ciudadanos de la tercera edad de Sun City, Arizona, se asustan cuando se olvidan de dónde pusieron las gafas o no recuerdan el nombre de alguien que conocieron en una fiesta. Muchos profesionales de mediana edad, en la plenitud de su vida, también se preocupan y lo primero que acude a su mente es el alzhéimer. ¿Cómo podemos saber si ese tipo de olvidos es resultado del proceso natural de envejecimiento o los primeros síntomas del alzhéimer? Lo primero que debemos saber es cuáles son los síntomas del alzhéimer y cuáles no.

Definición

La enfermedad de Alzheimer provoca una pérdida gradual de memoria, una falta de destreza a la hora de desempeñar las tareas rutinarias, desorientación, dificultad en el aprendizaje, pérdida de destrezas lingüísticas, falta de objetividad y cambios de personalidad. A medida que la enfermedad avanza, las personas se ven más incapacitadas para cuidar de sí mismas y la pérdida de sus funciones cerebrales provoca fallos en otros sistemas corporales, causando la muerte entre los tres y veinte años después de hacer su aparición.

Simplificando, el alzhéimer es una enfermedad cerebral, *no* un proceso normal de envejecimiento. Afecta a la función cognitiva de muchas áreas del cerebro. A medida que aumenta el promedio de vida en los países industrializados, la enfermedad de Alzheimer se ha convertido en uno de los trastornos cerebrales más comunes. Está adquiriendo importancia no sólo porque se está convirtiendo en algo normal y común, sino por su evolución tan aterradora. Lo que empieza como un mero olvido se convierte en algo que nos aniquila mentalmente.

Resulta de utilidad saber que la enfermedad de Alzheimer es relativamente nueva entre los trastornos cerebrales degenerativos que se conocen. En 1906, el patólogo y neurólogo alemán Alois Alzheimer describió a una mujer de cincuenta y siete años, Auguste D., que mostraba síntomas de demencia progresiva (incapacidad para entablar una relación lúcida con otras personas e incapacidad para dirigir su vida cotidiana), alucinaciones (oír o ver cosas inexistentes) y delusiones (creer erróneamente que suceden cosas que verdaderamente no ocurren). Después de que Auguste D. muriera, Alzheimer tomó algunas secciones del cerebro y las tiñó para identificar las características típicas y atípicas del tejido cerebral. Observó lo que denominó *placas amiloide* (grupos de proteína oscura en la corteza cerebral y en el hipocampo que se ven a través del microscopio en un cerebro afectado por esa enfermedad) y describió detalladamente las bandas entrelazadas de *fibrillas* (fibras muy delgadas) que él denominó *ovillos neurofibrilares*. Ya hablaré de ese fenómeno posteriormente.

A pesar de que Alzheimer anotó las anomalías de la enfermedad en 1906, la investigación médica quedó paralizada durante casi ochenta años. Los médicos que trataban a los ancianos aceptaban la incapacidad cognitiva como una manifestación normal del envejecimiento. Carecían de los instrumentos de investigación necesarios para estudiarla debidamente, por lo que no podían ni imaginar un posible tratamiento. Sin embargo, a finales de los años sesenta, el doctor Robert Katzman, neurólogo de la Universidad Albert Einstein y de la Universidad de California, San Diego, así como uno de mis mentores, identificó el alzhéimer como una enfermedad común y potencialmente importante. En la época en que el doctor Katzman hizo dichas observaciones, muchas personas no reconocían la enfermedad y utilizaban términos para designarla como «endurecimiento de las arterias» o «demencia». La mayoría de aquellos casos resultaron ser alzhéimer. Eso nos hace pensar que la enfermedad no es tan nueva, aunque sí el hecho de haberla reconocido.

No obstante, los cambios que padece un cerebro afectado por la enfermedad de Alzheimer no se conocieron hasta 1984, cuando el doctor George Glenner y el doctor C.W. Wong de la Universidad de California-San Diego, observaron que la aparición de la placa amiloide, o la existencia de una proteína llamada *péptido beta-amiloide,* era el componente principal de un cerebro con síntomas de alzhéimer. Dichos síntomas se describen detalladamente en el capítulo segundo. Ese descubrimiento ha sido la base de otros muchos descubrimientos llevados a cabo sobre el alzhéimer en los últimos veinte años, además de proporcionar otros campos de investigación entre los biólogos moleculares, genetistas y patólogos cerebrales. Fue, además, el comienzo real de una serie de debates significativos acerca de la enfermedad, su tratamiento y, quizás, su forma de prevenirlo.

Los biólogos moleculares descubrieron que la proteína amiloide procede de una molécula matriz llamada *proteína precursora del amiloide* (APP). El descubrimiento de las mutaciones de dicha proteína condujo al conocimiento de que dichos cambios moleculares son los causantes de la enfermedad de Alzheimer. La primera indicación sólida de que dichas mutaciones eran las responsables de dicha enfermedad quedó demostrada mediante una investigación llevada a cabo por el equipo de Henry Wisnewski en 1985. Descubrieron también que las personas con síndrome de Down, una enfermedad genética, tienen grandes riesgos de padecer alzhéimer antes que los demás (los síntomas hacen su aparición cuando el paciente tiene aproximadamente cuarenta años) y que el alzhéimer es casi una certeza en aquellos pacientes con síndrome de Down que llegan a los cincuenta años. Con el uso de otros avances de ingeniería genética, los científicos provocaron algunas mutaciones en los ratones para que contrajeran el alzhéimer. En la actualidad, hay todo un subcampo dentro de la investigación del alzhéimer dedicado completamente al estudio de los mecanismos por los cuales el cerebro produce el amiloide, a la biología celular del proceso de dicho amiloide, y a las principales razones por las que se generan toxinas, daño celular y, posteriormente, daño cerebral.

Una vez explicadas las raíces y la historia de la investigación relacionada con el alzhéimer, quisiera explicar otras cosas que nosotros, los médicos, buscamos cuando sospechamos que ha aparecido la enfermedad.

Los pacientes de alzhéimer atraviesan tres fases a medida que progresa la enfermedad, desde la demencia ligera hasta la demencia avanzada. Esas fases se resumen de la siguiente forma:

CARACTERÍSTICAS CLÍNICAS COMUNES DE LA ENFERMEDAD DE ALZHEIMER POR FASES

Fase inicial. Se le llama también alzhéimer ligero. Esa fase de la enfermedad suele confundirse con el envejecimiento. El paciente y la familia ignoran frecuentemente los síntomas y los atribuyen a otras razones (por ejemplo estrés, preocupación, envejecimiento, etc.) o no se los toman con la debida scricdad. Posteriormente explicaré de forma más específica los

25

aspectos clave que se deben tener en cuenta si se cree que una persona que conocemos empieza a manifestar síntomas de padecer la enfermedad.

- **Memoria**

  Escasa retención de la nueva información. Las personas con enfermedad de Alzheimer olvidan los nuevos acontecimientos y sucesos con suma rapidez, ya que tienen una pérdida de memoria a corto plazo. Ésa es la razón por la que se repiten con tanta frecuencia. Sin embargo, conservan la memoria a largo plazo; es decir, recuerdan cosas que sucedieron hace mucho tiempo.

- **Lenguaje**

  Anomia (incapacidad para recordar los nombres de los objetos). Los pacientes de alzhéimer tienen más dificultades para recordar las palabras y los nombres, incluso de personas que les resultan muy familiares, que los que padecen un proceso de envejecimiento normal.

  Pérdida ligera de la fluidez (producción lingüística). Las personas con alzhéimer tienden a hablar cada vez menos.

- **Visoespacial**

  Pérdida de objetos. Las personas con alzhéimer suelen perder las gafas, las llaves y otros objetos con mucha frecuencia, además de colocarlos en lugares muy extraños e inapropiados.

  Dificultad a la hora de conducir. Las personas con alzhéimer tienen dificultades de percepción, así como para tomar decisiones a la hora de conducir. Es un tema conflictivo que resulta difícil de resolver para la familia y el médico que trata al paciente.

- **Conducta**

  Depresión. Las personas con alzhéimer suelen estar frecuentemente deprimidas y ser muy introvertidas. Con frecuencia se confunden los síntomas iniciales del alzhéimer con la depresión, ya que se pierde interés por realizar muchas actividades, además de que se carece de iniciativa. Sin embargo, a pesar de que se trate la depresión, el deterioro cognitivo persiste.

  Ansiedad. Las personas con alzhéimer padecen frecuentemente estados de ansiedad, en ocasiones relacionados con la pérdida de memoria a corto plazo. Suelen sentirse muy inseguros en situaciones que no son rutinarias ni familiares.

Fase intermedia. También se conoce como alzhéimer moderado. Los síntomas se hacen más patentes a medida que avanza la enfermedad. Con frecuencia, durante esa fase, la familia empieza a buscar formas de cuidar al paciente, ya que los síntomas se manifiestan como algo más que una simple pérdida de memoria, además de que empiezan a afectar seriamente a todos los miembros familiares que quedan a cargo del enfermo.

• **Memoria**
Memoria remota. Las personas con alzhéimer moderado empiezan a olvidar acontecimientos que sucedieron en un pasado lejano y confunden el pasado con el presente.

• **Lenguaje**
Falta de fluidez (incapacidad para producir lenguaje). El paciente empieza a experimentar una pérdida progresiva de producción del lenguaje.
Escasa comprensión. Con el tiempo el paciente pierde la capacidad para comprender o seguir una conversación, así como para seguir instrucciones.

• **Visoespacial**
Perderse. El paciente empieza a perderse en los establecimientos o lugares que le resultan conocidos, incluso dentro de su propio vecindario. Su sentido de la dirección disminuye.

• **Conducta**
Delusiones. El paciente empiezan a creer que han sucedido cosas que en realidad no han ocurrido, o viceversa. Un ejemplo de delusión es que imaginen que les ha sido robado algún objeto cuando, sencillamente lo han perdido. Otro ejemplo es que crea que los demás conspiran contra él o ella para quitarles su dinero. Y otro ejemplo, todavía más perturbador, es que crea que la esposa o el cuidador son unos impostores.
Depresión. El paciente pierde con frecuencia el interés por las actividades que antes desempeñaba, lo cual puede deberse a la demencia o a la depresión. En ocasiones resulta muy difícil saberlo, ya que el enfermo tiene menos energía, aspecto que se confunde con frecuencia con la depresión.
Agitación. Violencia verbal o amenazas físicas por actividades de poca importancia o cuando se le pide que coma o se bañe. El paciente se

27

muestra más reticente a la hora de desempeñar las actividades rutinarias y se rebela contra los cuidadores por menudencias.

Sueño. Las perturbaciones del sueño son otra complicación muy común entre los pacientes y puede acarrear la pérdida de la regulación interna del sueño, un abuso de medicamentos, una respiración agitada mientras duerme, depresión o estado de cama. La pérdida del sueño y el deseo de deambular por las noches se convierte en una carga añadida para el cuidador.

• **Neurológica**

Reflejos frontales involuntarios. Cuando se examina al enfermo de alzhéimer se observan algunas características muy parecidas a los niños, como por ejemplo el reflejo de aferrar (un deseo de aferrar cualquier cosa que se le ponga en la palma de la mano) o el reflejo del morro (arrugar los labios cuando se les da de comer).

Síntomas extrapiramidales. Al igual que sucede con los enfermos de parkinsonismo, pueden empezar a aparecer ciertos síntomas (rigidez o lentitud de movimientos), aunque suelen acentuarse durante la fase avanzada de la enfermedad. Cuando son muy patentes, hay que considerar la posibilidad de otra clase de demencia.

Trastornos no específicos al caminar. El enfermo de alzhéimer comienza a andar más lentamente y, en ocasiones, incluso puede necesitar asistencia a la hora de caminar.

Fase avanzada. Se conoce con frecuencia como alzhéimer severo. Normalmente, cuando se llega a esa fase, la enfermedad ha estado presente durante muchos años y el paciente lleva ya mucho tiempo sujeto a cuidados a largo plazo. Es probablemente la fase más angustiosa, ya que el paciente depende de los demás para sus cuidados más básicos y para su supervivencia. El enfermo empieza a perder la capacidad de recordar a los seres queridos, incluso a los cónyuges con los que ha compartido muchos años, además de que es incapaz de expresar sus necesidades.

• **Memoria**

La memoria a largo y corto plazo. Ambos tipos de memoria sufren un impacto brutal. En esta fase el paciente deja de reconocer a los seres queridos y olvida épocas muy largas de su vida.

- **Lenguaje**

Pérdida de producción lingüística. El paciente en la fase avanzada de la enfermedad pierde su capacidad para producir lenguaje y llega un momento en que no puede expresar sus necesidades claramente.

- **Conducta**

Agitación. El paciente suele inquietarse con frecuencia. Eso conlleva la agresión física contra los cuidadores, además de una reticencia hacia actividades básicas como asearse o vestirse.

Deambular. El paciente deambula frecuentemente por la casa y, si no se le supervisa, puede alejarse por el vecindario o incluso más allá.

Pérdida de la percepción. El paciente que padece la enfermedad en fase avanzada no reconoce ni percibe que haya nada erróneo. Si se le pregunta si padece alzhéimer, contesta que no. Eso puede resultar muy perturbador para la familia, especialmente cuando le señalan un problema de memoria o un error de juicio. La persona que padece la enfermedad niega rotundamente haberse equivocado, ya que pierde la percepción y puede inquietarse hasta el punto de volverse un tanto paranoico porque no sabe por qué las personas reaccionan de esa manera en determinados momentos.

- **Neurológica**

Incontinencia. A medida que el alzhéimer avanza, el paciente pierde el control de la vejiga y las funciones intestinales. Es una de las razones por las que se le suele internar en centros de asistencia a largo plazo.

Reflejos involuntarios frontales. Los reflejos infantiles como aferrar las cosas, que luego desaparecen durante el desarrollo normal de la infancia, vuelven a aparecer durante la fase avanzada de la enfermedad.

Rigidez. El paciente se mueve muy lentamente y lo hace cada vez con más rigidez.

Pérdida de movilidad. En la fase avanzada el enfermo pierde la capacidad de caminar y, posteriormente, de sentarse e incluso de sostenerse en pie por sí mismo.

Dificultades alimenticias. Durante la fase avanzada el paciente se olvida de comer, de masticar y suele quedarse con la comida metida en la boca. El reflejo de tragar se convierte en algo problemático, ya que puede provocar episodios de atragantamiento y posibles casos de neumonía.

Caso práctico

ANNA SE REPITE CONTINUAMENTE

Anna, una mujer de ochenta y un años de edad, se presentó en mi clínica en el Sun Health Research Institute para una evaluación de pérdida de memoria de naturaleza progresiva. Los síntomas habían aparecido cinco años antes y estaban empeorando. Su pérdida de memoria se manifestó originalmente en una tendencia a repetir preguntas e ideas. A medida que los síntomas avanzaron, su hija Silvia nos informó de que su madre comenzaba a tener dificultades para razonar y se mostraba muy desorientada en lo referente al tiempo, ya que confundía la hora, el día, los meses e incluso el año. Anna, con frecuencia, no sabía dónde se encontraba en cuanto salía de casa. Silvia nos comentó que Anna experimentaba fases de ansiedad y depresión, lo que supuso un cambio de personalidad a pesar de los muchos tratamientos que se le habían administrado para la depresión. Anna también había comenzado a ser agresiva verbalmente, cosa muy extraña en ella. Silvia nos comunicó también que su madre requería de ayuda a la hora de vestirse, lavarse y acicalarse —lo que los médicos llamamos «debilitamiento funcional»—, además de que había que recordarle que se cambiara de ropa, pues se ponía con mucha frecuencia los mismos trajes. A todo eso había que añadir que, socialmente, se había convertido en una persona muy introvertida.

Durante la evaluación, Anna me comentó que ella cocinaba y limpiaba la casa, que su marido no se preocupaba, y repitió este argumento hasta ocho veces. También se mostró muy contrariada cuando la examiné porque no comprendía para qué había ido allí. Durante toda la visita tuvo muchas dificultades para encontrar las palabras adecuadas. Incluso sin otras evaluaciones médicas o neurológicas, todo indicaba que padecía la clásica enfermedad de Alzheimer en su fase ligera avanzada o moderada.

Hay que recalcar que no todos los olvidos son alzhéimer. Además, y puesto que hay tanto misticismo alrededor de esta enfermedad, es importante comentar qué hay de cierto acerca de lo que se dice acerca de ella y la pérdida de memoria en general.

LOS MITOS Y VERDADES DEL ALZHÉIMER

Mito: Cualquier pérdida de memoria es alzhéimer.

Falso: Olvidarse de los nombres de algunas personas es normal con la edad. La falta de memoria del alzhéimer se caracteriza por ser olvidos rápidos de información o pensamientos actuales, como olvidarse de las citas, repetir las mismas preguntas y hacer las mismas afirmaciones.

Mito: El alzhéimer siempre conlleva la pérdida de memoria.

Verdadero: Una de las características más relevantes del alzhéimer es la pérdida de memoria a corto plazo dentro de un contexto de deterioro en otros aspectos de la vida.

Mito: El alzhéimer es sólo cuestión de edad.

Falso: El alzhéimer es una enfermedad como las enfermedades cardíacas, el cáncer, la diabetes o la apoplejía, por tanto puede afectar a personas que rondan los cuarenta y cincuenta años y no afectar a personas de edad muy avanzada.

Mito: La demencia y el alzhéimer son la misma cosa.

Parcialmente cierto: El alzhéimer es un tipo de demencia. Por tanto, todos los tipos de alzhéimer son casos de demencia, pero no todos los casos de demencia son alzhéimer.

Mito: No se puede padecer alzhéimer porque no hay casos de dicha enfermedad en la familia.

Falso: Tener antecedentes familiares ciertamente aumenta el riesgo, pero no son necesarios para desarrollar la enfermedad.

Mito: La pérdida de memoria sólo se debe a enfermedades cerebrales degenerativas.

Falso: Existen medicamentos que provocan la pérdida de memoria. También hay condiciones, como el bajo contenido de azúcar o sodio en la sangre, que pueden exacerbar o provocar la pérdida de memoria.

Mito: La enfermedad de Alzheimer sólo puede ser diagnosticada mediante la autopsia.

Parcialmente cierto. Este mito se basa en las opiniones científicas de hace más de veinte años. La ciencia ha progresado de forma significativa desde entonces; bajo las circunstancias adecuadas, algunos doctores pueden diagnosticar el alzhéimer con un porcentaje de exactitud superior al 90%. De esa forma, empezamos a enfocar el diagnóstico no simplemente excluyendo otras condiciones que causan la pérdida de memoria, sino identificando de forma específica el alzhéimer con una exactitud bastante rigurosa. De eso hablaremos en el capítulo 19.

No todos los casos de demencia son alzhéimer

La demencia es una categoría de enfermedad. Decir que una persona padece demencia es como decir que tiene cáncer. De acuerdo, pero ¿qué tipo de cáncer? Se puede tener leucemia, linfoma, sarcoma, carcinoma o melanoma, por poner un ejemplo. Igualmente, existen muchos casos de demencia.

Todos los tipos de demencia se caracterizan por un deterioro cognitivo (como la memoria, la orientación y la función ejecutiva —planificar y ejecutar las tareas—) que afecta a la vida diaria, pero cada tipo de demencia tiene sus características peculiares. Las diferencias son importantes, puesto que cada una de ellas requiere un diagnóstico y un tratamiento diferente. Se resumen de la siguiente forma:

TIPOS DE DEMENCIA

- **La enfermedad de Alzheimer**. Descrita anteriormente. Supone la mitad o las dos terceras partes de casos de demencia. La tercera parte restante incluye las demencias que se describen a continuación.
- **Demencia de los cuerpos de Lewy (DCL)**. Es el segundo tipo de demencia más común. Se caracteriza por una demencia progresiva, acompañada de lentitud de movimientos y síntomas parecidos al parkinsonismo (rigidez y dificultades para andar), así como alucinaciones descritas claramente (especialmente alucinaciones visuales: tendencia a ver cosas inexistentes y responder al estímulo mental de la persona). El enfermo de DCL suele padecer una demencia de avance rápido, así como períodos donde fluctúa la claridad con la confusión. Se muestra tan extremadamente sensible a los medicamentos que, aunque éstos tengan la finalidad de mejorar los síntomas, éstos le causan un gran malestar. Curiosamente, tiende a representar sueños que pueden preceder el inicio de la demencia. *Los cuerpos de Lewy*, identificados por primera vez por

Frederic Lewy, son cambios particulares en las células cerebrales asociados normalmente con la enfermedad de Parkinson. Lo que diferencia la DCL del parkinsonismo es que en la enfermedad de Parkinson los cuerpos de Lewy se concentran en una parte del cerebro, mientras que en la DCL se distribuyen ampliamente. La mayoría de los enfermos que padecen DCL muestran en la autopsia elementos compatibles con la enfermedad de Alzheimer.

- **Demencia vascular**. Las apoplejías (trombosis cerebral, hemorragia o embolia cerebral) pueden causar demencia, por lo que la pérdida de memoria y el deterioro cognitivo aparecen de forma muy brusca tras una apoplejía. *La demencia vascular* se caracteriza por cambios que se identifican mediante un escáner cerebral como el CT o el MRI. Un historial de apoplejía claramente identificado resulta de ayuda, pero no tiene por qué estar siempre presente. Cuando se examina a un enfermo con demencia vascular, es evidente que en el examen neurológico aparece una debilidad focal anormal, pérdida de coordinación o problemas de equilibrio. Este tipo de demencia, en ocasiones, no avanza y puede mejorar incluso con el tratamiento adecuado.

- **El alzhéimer combinado con la demencia vascular**. Al hacer la autopsia, la mayoría de los pacientes con demencia vascular han sufrido suficientes cambios biológicos en las células cerebrales como para cumplir también con los criterios patológicos del alzhéimer. La demencia vascular pura es mucho menos común que la combinación con el alzhéimer o la demencia vascular inducida por la apoplejía. Esta combinación hace que el enfermo empeore más a pesar de no sufrir una segunda apoplejía. Algunos científicos e investigadores creen que las causas de la demencia vascular se traslapan con las del alzhéimer. De eso ya hablaremos en el capítulo séptimo.

- **Demencia frontotemporal (DFT) o enfermedad de Pick**. Es un tipo muy extraño de demencia que describió Arnold Pick y que suele aparecer antes que el alzhéimer (desde los cuarenta hasta los sesenta años). Muchos casos de DFT están vinculados a mutaciones genéticas en el cromosoma 17 (los científicos denominan a esos cambios tauopatías). Recientemente, los científicos han descubierto nuevas mutaciones en un gen llamado programulina. Entre los síntomas merece la pena mencionar los cambios tan pronunciados que tienen lugar en el lenguaje denominados *anomia* (incapacidad para designar un objeto por su nombre), *afasia* (incapacidad para comprender o generar lenguaje), *ecolalia* (tendencia a repetir lo que se le dice) y *discurso perseverativo* (tendencia a repetir una palabra o frase de forma obsesiva sin darse cuenta de ello). Muchos pacientes que sufren este tipo de demencia pierden las destrezas sociales y se comportan de forma inapropiada, además de que carecen de percepción y de juicio.

Uno de mis pacientes era un señor de cincuenta y nueve años. Su esposa me dijo que había comenzado a tener problemas para comprender lo que ella le decía dos años antes de acudir a mi clínica. También me dijo que había intentado tirarse del coche cuando supo que venía a visitarme. Cuando examiné al paciente se mostró muy inquieto y deambulaba por la sala, sentándose y levantándose continuamente. Tampoco podía conversar de forma apropiada, ya que presentaba dificultades tanto para hablar como para comprender. Padecía la enfermedad de Pick.

- **La enfermedad de Parkinson**. El parkinsonismo suele comenzar con problemas de movimiento y se caracteriza clínicamente por la presencia de temblores (normalmente cuando los brazos o las piernas están en descanso), *rigidez articulada* (rigidez en los tendones y en los miembros) y *bradiquinesia* (lentitud de movimiento). Los enfermos de parkinsonismo suelen tener dificultades para caminar y tienden a caerse. La demencia es normal en los casos avanzados, aunque las estimaciones de su aparición varían ostensiblemente: entre el 27 y el 28% en algunos estudios. La demencia de Parkinson difiere de la del alzhéimer en que el enfermo de parkinsonismo tienen lentitud de memoria, mientras que el de alzhéimer no recuerda nada en absoluto. Las personas con demencia de Parkinson suelen tener más alucinaciones. La pérdida de movilidad y cognición contribuyen al deterioro funcional que se observa en la demencia de Parkinson.

- **La enfermedad de Huntington**. Es una enfermedad hereditaria muy extraña que se detecta mediante pruebas genéticas y un escáner cerebral. Tiene características dramáticas fenotípicas entre las que se incluyen *corea* (movimientos espasmódicos incontrolados), depresión, cambios psicológicos y demencia. La enfermedad de Huntington suele aparecer a la edad de cuarenta, cincuenta o sesenta años, y se ha vinculado genéticamente a las mutaciones del cromosoma 4.

- **Otras enfermedades degenerativas**. Otras enfermedades, como por ejemplo la *parálisis supranuclear*, es una condición parecida al parkinsonismo que se caracteriza porque el paciente tiene grandes problemas de equilibrio y problemas para mover los ojos; o la *enfermedad de Lou Gehrig* o *esclerosis lateral amiotrófica* (ALS), una enfermedad degenerativa que provoca la atrofia progresiva de los músculos (contracción). Hay otras enfermedades degenerativas asociadas a la demencia, pero son, para la gran mayoría, muy extrañas.
- **Demencias provocadas por el alcohol**. La demencia relacionada con el alcohol se ha descrito con sumo detalle y está vinculada al consumo excesivo y prolongado de esta substancia. Hay que tener en cuenta que es un riesgo distintivo, no relacionado con el consumo moderado de alcohol que, de hecho, protege contra la enfermedad de Alzheimer. Las demencias relacionadas con el alcohol se subdividen en diferentes tipos. No obstante, es importante saber que la confusión aguda que se relaciona con el alcohol puede deberse a una deficiencia de vitamina B_1 (tiamina). Sin un tratamiento apropiado, la deficiencia de tiamina provocada por el consumo de alcohol puede generar un tipo de demencia llamada *demencia de Korsakoff*, la cual se caracteriza por una *amnesia anterógrada* (incapacidad para recopilar nuevos recuerdos) y *confabulación* (inventar cosas para rellenar esos lapsos de memoria). Consultar el capítulo 12 para obtener más información acerca de la demencia Korsakoff y otros tipos de demencias relacionadas con el alcohol.
- **La depresión y la pseudodemencia**. La depresión puede enmascarar una demencia, especialmente entre la gente joven. La pseudodemencia inducida por la depresión se distingue de la demencia degenerativa en la conducta apática del paciente durante el diagnóstico. Además, cuando se le aplica un tratamiento, la memoria mejora, al contrario que en los enfermos de alzhéimer con depresión, que a veces no muestran ninguna mejoría.
- **Hidrocefalia a presión normal (HPN)**. Es una condición cada vez más reconocida que afecta normalmente a los ancianos. Se caracteriza por presentar dificultades al caminar y problemas de equilibrio, seguidos de incontinencia de la orina y pérdida de memoria. Durante el diagnóstico de la HPN es importante identificar los espacios, anormalmente grandes,

que existen en el cerebro llamados *ventrículos*, y que se deben a una excesiva acumulación y a una reducida purificación del *fluido cerebroespinal* (FCE). Hay buenas noticias respecto a la HPN: es una condición tratable en la actualidad y, bajo las debidas circunstancias, el paciente se recupera totalmente. Se puede implantar un *bypass* para drenar el fluido al abdomen mediante una operación quirúrgica y se puede programar para que aumente o disminuya el flujo o la presión cuando se necesita. Estos *bypass* programables han supuesto un avance significativo en la terapia de la HPN, además de una esperanza para los pacientes con ese tipo de demencia.

• **Lesiones estructurales**. Aunque es extraño, los tumores cerebrales pueden hacerse sintomáticos en forma de demencia. Yo he visto sólo dos casos. Normalmente son grandes, se encuentran en el centro del cerebro y envuelven el lóbulo frontal (la parte frontal del cerebro). En ambos casos se extirparon los tumores y los pacientes mejoraron.

• **Trastornos endocrinos (hipotiroidismo)**. Una deficiencia de la tiroides puede provocar un tipo de demencia. Es menos corriente de lo que solía ser, puesto que los niveles de tiroides se revisan rutinariamente en la práctica médica. Cuando una persona padece deterioro cognitivo y demencia por deficiencia de la tiroides, suele mostrar otros síntomas de hipotiroidismo, como por ejemplo aumento de peso y bajos niveles de energía.

• **Trastornos metabólicos**. Un bajo nivel de sodio o de azúcar en la sangre puede provocar una confusión aguda y un estado de coma, pero en raras ocasiones son causa de demencia. Normalmente nosotros comprobamos el nivel de electrolitos durante la evaluación de la demencia.

• **Infecciones (por ejemplo neurosífilis, sida o la enfermedad de Creutzfeldt-Jakob)**. Antes de 1929, los casos más normales de demencia se debían a la sífilis. Desde entonces, con la invención de la penicilina, la demencia por sífilis se ha convertido en una enfermedad muy rara en Occidente. Aún se observan algunos casos en las clínicas urbanas y pueden manifestarse como un síntoma claro de sífilis, pero normalmente va seguida de la aparición de otros síntomas, como cambios en los genitales y una especie de erupción cutánea en las palmas de las manos y los pies. El diagnóstico de la sífilis conlleva una punción espinal para detectar la infección en el sistema nervioso central.

La demencia provocada por el sida es una complicación que incapacita bastante en la fase avanzada y se manifiesta en forma de escasa concentración y cambios de personalidad, como la apatía y la indiferencia. *La demencia compleja por sida*, como se le suele llamar, afecta a la parte frontal del cerebro. No es una característica presente en el sida y sólo se da cuando los síntomas de la enfermedad se han manifestado durante mucho tiempo.

La enfermedad de Creutzfeldt-Jakob o ECJ, es el equivalente humano a la enfermedad de las vacas locas. En las vacas se le llama *encefalopatía espongiforme;* en las ovejas *scrapie*. En los humanos se adquiere mediante transplante o ingestión de humanos infectados o por tejido vacuno. Los síntomas pueden tardar años en manifestarse, en algunos casos veinte o más después de haberse expuesto a la fuente de infección. Se observó por primera vez en los caníbales de Nueva Guinea que comían restos humanos en sus rituales. No se limita a los caníbales, pero es necesario haber estado expuesto a la infección. La causa de la ECJ no se debe ni a un virus ni a una bacteria, sino a una proteína parecida a un virus que se denomina *prión*. La ECJ se caracteriza por una demencia rápida y por la aparición de *mioclonos* (contracciones involuntarias del cuerpo). Un cambio del fluido espinal y un estudio de las ondas cerebrales confirmarán el diagnóstico; los pacientes con esta enfermedad lo que más temen es un ataque al corazón, ya que para eso no hay tratamientos efectivos. Una vez que aparecen los síntomas, la ECJ es fatal y la esperanza de vida se reduce a menos de un año. Afortunadamente, es bastante extraña y la infección por ingestión no sólo es inusual, sino bastante controvertida.

- **Efectos de la medicación**. Muchos medicamentos que se prescriben pueden afectar de forma adversa a la memoria. Entre ellos cabe destacar los medicamentos para dormir o cualquier cosa que contenga «PM» en el nombre; algunos antihistamínicos para las alergias, como la difenhidramina (benadryl y otros medicamentos); algunos medicamentos para la vejiga, como la oxibutinina (Ditropan); algunos medicamentos para la epilepsia, como el fenobarbital. De hecho, muchos medicamentos afectan a la función cognitiva cuando se abusa de ellos, incluidos algunos sedantes como el diazepam (Valium). Pregúntele a su médico si los medicamentos que le ha prescrito pueden afectar a la memoria.

¿Cómo se sabe si se está desarrollando alzhéimer?

Al final de este libro, en el capítulo 19, encontrará unos cuantos cuestionarios que puede utilizar si está preocupado porque algún ser querido o usted mismo esté desarrollando la enfermedad de Alzheimer. La fase inicial del alzhéimer se confunde con frecuencia con el envejecimiento. Los seres queridos y los amigos suelen pasar por alto detalles como colocar las llaves en lugares muy dispares y los consideran descuidos. Sin embargo, si esas pérdidas de memoria se hacen más repetitivas y obvias, entonces hay que considerar la idea de visitar a un doctor. Es importante considerar el alzhéimer y la demencia como dos enfermedades normales; es decir, es *necesario* buscar atención médica.

Más allá de estas advertencias, los siguientes síntomas indican que algo va mal. Estas diez advertencias pueden verse también en el sitio Web de la Asociación de Alzhéimer (www.alz.org).

LOS DIEZ SÍNTOMAS DEL ALZHÉIMER

- **Pérdida de memoria que afecta a las destrezas laborales.** Si le han despedido o le han degradado porque no puede recordar las tareas que debe desempeñar o tiene dificultades para aprender nuevas labores, entonces puede estar manifestando algunos síntomas de alzhéimer.

  En una ocasión, tuve un paciente que se ocupaba de reparar buques de guerra. Era una persona muy diestra que tenía que seguir y comprender diagramas sumamente complejos para reparar los buques. Sus primeros síntomas de alzhéimer se manifestaron impidiéndole leer los diagramas, las instrucciones y realizar trabajos de reparación complicados. Esas dificultades hicieron que perdiera su trabajo.

  Otra paciente era una ejecutiva que notó que tenía dificultades para comprender, seguir y recordar las hojas de cálculo y los planes financieros. Ese cambio en sus hábitos laborales la obligó a jubilarse antes de lo planeado. Ésos fueron sus primeros síntomas de alzhéimer.

  Otra de mis pacientes era una anestesista, además de miembro de una facultad de una escuela de enfermería cercana. Tenía un trabajo importante, ya que era responsable del programa de anestesia de la escuela. Terminó siendo una discapacitada porque perdió la habilidad de desarrollar el currículo, enseñar, planificar y administrar los muchos programas que había creado. Primero le dieron un trabajo de media jornada y luego un puesto para discapacitados. La enfermedad de Alzheimer se le diagnosticó a la edad de cincuenta y nueve años.

- **Dificultad para realizar la tareas familiares.** Nos referimos a tareas como cocinar, revisar el correo, ir al supermercado y las tareas domésticas. Si una persona encuentra dificultades para desempeñar estas tareas o ha dejado de hacerlas, entonces hay que sospechar que padece la enfermedad de Alzheimer.

Uno de mis pacientes había sido contratista y sabía construir o reparar cualquier cosa que necesitase en su casa. Empezó por mostrar ciertas dificultades para realizar proyectos de reparación, ya que jamás los finalizaba o tardaba semanas en terminar lo que antes le hubiera supuesto sólo unas cuantas horas o unos pocos días.

Otra de mis pacientes era cocinera, una persona muy admirada por sus amigos y parientes por sus habilidades culinarias. Su primer síntoma fue una incapacidad para leer las recetas. Su marido dijo que su habilidad para la cocina ya no era la de antes.

Otro de mis pacientes, sin embargo, podía calcular lo que tenía que pagar de impuestos utilizando los dedos (cosa que yo sería incapaz de hacer). El alzhéimer le provocó dificultades para leer las instrucciones al pie de la letra y una incapacidad para calcular los impuestos utilizando el papel y el lápiz.

Otro de mis pacientes había sido director de orquesta y un músico ávido. Podía oír cada instrumento en su cabeza cuando dirigía la orquesta y memorizaba las partituras por completo. En la fase inicial de la enfermedad perdió la habilidad para leerlas y ya nunca más pudo volver a memorizarlas.

Lo importante que tener en cuenta es que todas estas personas empezaron a tener dificultades para desempeñar tareas que antes no le suponían lo más mínimo.

- **Problemas con el lenguaje, especialmente con las palabras y los nombres.** Ésta es una de las principales quejas que me plantean en el Sun City Research Institute, por lo que debo hacer una distinción. Si no puedes recordar el nombre de una persona que conoces, pero que no has visto en veinte años, entonces es simplemente un «desliz propio de la edad». La dificultad para recordar nombres no representa necesariamente el comienzo de la enfermedad de Alzheimer. Cuando se padece dicha enfermedad, la dificultad estriba más en encontrar las palabras correctas. Recientemente he visto a un paciente que llamaba a su esposa con el nombre de su hijo.

- **Sustitución de una palabra por otra.** Este fenómeno se llama *parafasia*. La parafasia es un concepto que se entiende como la sustitución de una palabra por otra. Por ejemplo, una persona con alzhéimer puede llamar *pluma* a lo que es simplemente un lápiz. Existe también la parafasia descriptiva, que consiste en describir un objeto en lugar de denominarlo. Alguien que padezca este tipo de parafasia en lugar de decir *pulsera* diría «eso que se pone alrededor de la muñeca». La parafasia, como la parafasia descriptiva, es muy común en los pacientes de alzhéimer. Con frecuencia, los cuidadores tienen que averiguar a qué o a quién se refiere el paciente. Por ejemplo, la mujer que he mencionado llamaba *reloj de pared* a lo que era un reloj de pulsera y la punta de una pluma estilográfica *tinta* en lugar de *plumín*. Además de ésos, cometía otros errores.

- **Desorientación espaciotemporal.** Eso implica en ocasiones dificultades para recordar días y fechas. En el Sun City, algunos de mis pacientes se excusan diciendo: «Doctor, estoy jubilado. Ya no tengo por qué acordarme de eso». De acuerdo. Pero si el paciente se prepara para ir a la iglesia pensando que es domingo cuando es miércoles, entonces va siendo hora de preocuparse. Muchos de mis pacientes miran los periódicos para saber en qué día, mes y año viven. Yo les pregunto regularmente algunas fechas de orientación. En una ocasión, un caballero me respondió que era el año 1947 cuando estábamos en 2007.

- **Falta de juicio.** Una muestra de falta de juicio es que una persona pierda su capacidad para llevar las cuentas, o que desconfíe a la hora de que lo hagan otros, aunque los conozca muy bien. También se manifiesta en una mayor vulnerabilidad ante los vendedores por televisión, los comerciantes que llaman a la puerta, o la posibilidad de entregar algún dinero sin que se le dé un recibo o comprobante. Cuando la demencia empeora, normalmente aparece algún tipo de paranoia. Las personas con alzhéimer llegan a creer que los miembros de la familia conspiran para quitarles el dinero. Llegan a desconfiar de personas en las que antes depositaban toda su confianza.

- **Problemas con el pensamiento abstracto.** Las personas con alzhéimer tienen dificultades para captar pensamientos abstractos. Entre ellos también se incluyen el aprendizaje de nuevas tareas, dificultades para comprender temas complicados como la poesía, las metáforas o para seguir la trama de una película.
- **Pérdida de objetos.** Es una manifestación de la pérdida de memoria a corto plazo. Durante el envejecimiento, perder objetos es algo que se da en muy pocas ocasiones. Sin embargo, para los pacientes de alzhéimer se convierte en algo tan frecuente que la familia se pasa el día buscando los objetos que pierden, como las llaves o las gafas. Tengo un paciente que pasa el día entero buscando los objetos que su esposa, una paciente mía con alzhéimer, pierde.
- **Cambios de conducta.** Muchos pacientes de alzhéimer manifiestan estados de depresión y ansiedad. Suelen identificarse por una pérdida de interés o por quejarse de una excesiva fatiga. En ocasiones, algunas personas socialmente normales cambian y se transforman en seres sumamente introvertidos cuando aparecen los síntomas clínicos de la enfermedad.
- **Cambios de personalidad.** Con frecuencia, los familiares nos hablan de un incremento de la irritabilidad y la hostilidad hacia los seres queridos. Normalmente son «cambios bruscos y esporádicos». Igualmente, hay pacientes de alzhéimer que se convierten en personas pasivas, dóciles y complacientes.

  A continuación describo un ejemplo de cambio de personalidad que se manifiesta mediante la irritabilidad y la hostilidad:
  Paciente: «Querida, ¿cuándo tengo la cita?».
  Cónyuge: «Te lo he dicho ya cinco veces. Mañana por la mañana».
  Paciente: «¡No, no me lo has dicho! Si lo hubieras hecho, lo recordaría…».
- **Pérdida de iniciativa.** Los pacientes con la enfermedad de Alzheimer pierden normalmente el interés por actividades que disfrutaban anteriormente, como leer o cantar en algún coro, y prefieren permanecer en un estado sedentario. La pérdida de iniciativa se confunde a menudo con la depresión.

Si reconoce algunos de estos síntomas en ese ser querido o en usted mismo, entonces debe visitar al doctor. Es importante reconocer estos

41

síntomas y no achacarlos a la vejez o al estrés. Qué hacer en caso de alzhéimer es algo que se describe con detalle en el capítulo 19.

Desde el envejecimiento normal hasta el alzhéimer: el deterioro cognitivo ligero

Las personas no están bien un día y al siguiente padecen el alzhéimer. La transición a la enfermedad pasa a través de una fase intermedia llamada *deterioro cognitivo ligero* (DCL). Metafóricamente hablando, el DCL es el dolor de pecho que precede al ataque de corazón, el pólipo que aparece antes del cáncer de colon, la mola antes del melanoma, el aumento de nivel de azúcar que surge antes de la diabetes. Es la fase intermedia entre estar normal y padecer alzhéimer.

El deterioro cognitivo ligero se caracteriza por su sutilidad, aunque empiezan a aparecer problemas de memoria considerables, mayores de los que aparecen en un proceso de envejecimiento normal. En la actualidad, se ha convertido en un tema de intenso debate dentro de la comunidad científica, ya que muchos investigadores y médicos creen que, si se interviene durante esa fase, se puede retrasar, e incluso anular, la aparición del alzhéimer. A continuación expongo el diagnóstico clínico del DCL:

- Los problemas de memoria son confirmados por el paciente o los familiares. Esos lapsos interfieren en la capacidad de adaptación del paciente y en las funciones de su vida diaria.
- Los lapsos de memoria selectiva se miden mediante pruebas neuropsicológicas (pruebas que se realizan a base de papel y lápiz y que son realizadas bajo la supervisión de profesionales competentes a los que se les llama *neuropsicólogos*), mientras que el resto de las funciones cerebrales permanecen normales o casi normales.
- Aunque la capacidad del paciente para completar tareas complejas se ve algo limitada, otras actividades de la vida diaria, como viajar, pagar facturas o hacer balance permanecen inalterables.
- El paciente no es un demente. La principal diferencia entre el DCL y el alzhéimer o la demencia es la ausencia de deterioros funcionales. En general, estos enfermos pueden manejarse por sí solos en su vida diaria.

El DCL es una condición normal que puede ser un presagio o no del deterioro de memoria que precede al alzhéimer. Hasta hace muy poco, los médicos y científicos carecían de una definición sólida para esa fase del deterioro, lo que dificultaba comprobar lo muy común y normal que es. En los estudios a largo plazo basados en la comunidad de ancianos, hemos calculado que entre el 2 y el 5% de las personas pasarán de la fase cognitiva normal a la demencia. Igualmente, la incidencia del deterioro cognitivo sin demencia aumenta rápidamente con la edad, llegando a ser de un 2,4 hasta un 7,9% entre las personas de ochenta y ochenta y cuatro años. Cuando aplicamos una definición rigurosa al DCL bajo unos criterios estrictamente científicos y clínicos que lo respaldan, los estudios han demostrado que su incidencia es de una media del 1% al año. El tiempo empleado en «pasar» desde la cognición normal hasta el DCL y del DCL a la demencia es la medida que hemos utilizado para calcular el porcentaje de cambio cognitivo.

Aunque es una medida bruta del progreso de la enfermedad, este porcentaje de conversión es también importante porque nos permite medir la eficacia de algunos medicamentos. Además, nos permite predecir el porcentaje de progreso de la enfermedad en una población que está padeciendo alzhéimer a una velocidad vertiginosa. Hay que añadir que, como fase transitoria que es entre el envejecimiento normal y la enfermedad de Alzheimer, es un barómetro de riesgo para desarrollar dicha enfermedad. Entre el 10 y el 15% de los individuos a los que se les diagnostica DCL desarrolla alzhéimer cada año. En realidad, hay un 50% de conversión después de cinco años y más del 90% después de diez años.

En los estudios epidemiológicos basados en la población —es decir, estudios que se han realizado entre la población general y no en una comunidad definida— la cuarta parte de todos los casos de DCL revierten a una fase cognitiva normal, la mitad aproximadamente permanecen inalterables y la otra cuarta parte se convierte en demente en cuestión de dos años. Por el contrario, los estudios clínicos de las personas con DCL que padecen una pérdida de memoria considerable tienen muchas más probabilidades de convertirse en dementes, mientras que los casos contrarios son raros. En realidad, un paciente con DCL que sufra de pérdida de memoria tiene 26 veces más probabilidades de desarrollar alzhéimer que un individuo de su misma edad.

Aunque es un indicador muy fuerte, no todos los casos de DCL son un preludio del alzhéimer. No se da muy a menudo, pero el DCL puede ser un indicador de estrés, depresión, pérdida auditiva, enfermedades coronarias, deficiencia nutricional, perturbaciones del sueño o inactividad. He visto un caso de apnea inducida por el sueño que causó deterioro de la memoria. Una vez que se aplicó el tratamiento, dicho deterioro mejoró ostensiblemente.

Caso práctico

¿ENVEJECIMIENTO O DCL?

Heidi, una anciana de ochenta años con dieciséis años de estudios, acudió a mi clínica para que se le practicase una evaluación de pérdida de memoria. La paciente describió articuladamente su situación utilizando sus propias palabras. Había empezado a notar cierta pérdida de memoria, especialmente se olvidaba de algunos objetos en el fuego de la cocina; de hecho, había quemado varias sartenes como consecuencia de esos olvidos. También me dijo que tenía dificultad para recordar algunas tareas, además de que olvidaba la razón que le motivaba a hacerlas. Negó que se repitiera a sí misma, pero dijo que había percibido una tendencia a la introversión y se sentía ligeramente deprimida, lo que indicaba ciertos cambios de conducta y personalidad. También existía un deterioro funcional, ya que admitió cierta tendencia a andarse con dilaciones, cosa que nunca le había ocurrido. Se había perdido conduciendo y su sentido de la orientación había disminuido. Cuando la examiné y le hice las pruebas de orientación, encontré que padecía cierta desorientación espacial. También había notado cierta dificultad a la hora de encontrar las palabras adecuadas y los nombres concretos en sus conversaciones. Sin embargo, no había dejado de tener ganas de realizar sus actividades más placenteras y dijo que no había sufrido ni alucinaciones ni delusión. La exploración de su memoria demostró que tenía dificultades para recordar un nombre y una dirección que le pedí que recordara cinco minutos antes. El resto del examen neurológico fue completamente normal.

Una evaluación más específica usando los test neuropsicológicos extensivos (el test de papel y lápiz que se describe en la pág. 46 y más extensamente en el capítulo 19) revelaron un problema de memoria significativo, pero no en el resto de las áreas. No obstante, estaba en la fase de deterioro cognitivo ligero.

Si el DCL presenta los síntomas de forma tan sutil, ¿cómo se puede saber si se padece o no? El diagnóstico del DCL resulta arduo y se lleva a cabo mediante test neuropsicológicos. Dichos test consisten en pruebas de papel y lápiz que normalmente conllevan varias horas y que, esencialmente, son ejercicios de gimnasia mental.

Un estudio de la Universidad de California-Irvine descubrió que utilizar test sencillos de memoria (recordar una lista de artículos) proporcionaba un porcentaje del 98% de exactitud al diferenciar el DCL del alzhéimer en su fase inicial, y un 97% de exactitud a la hora de distinguir el deterioro normal de la memoria por la edad del DCL. Estos porcentajes demuestran que el resultado de las pruebas es bastante riguroso y, por tanto, merece la pena realizarlas. Cualquiera que experimente síntomas del DCL, tanto si es usted como cualquier otra persona que conozca, debe buscar una evaluación que incluya las pruebas sanguíneas y de imagen.

Tratar el DCL es bastante controvertido y los expertos no han llegado a un consenso acerca de si es productivo tratarlo con los medicamentos que se disponen en la actualidad. Algunos médicos opinan que los medicamentos que se utilizan para tratar el alzhéimer pueden usarse también para el DCL. Sin embargo, los estudios más recientes han demostrado que sólo proporcionan unos beneficios muy escasos. Tan sólo el donopezil (Aricept) ha demostrado retrasar su conversión al alzhéimer, pero ese retraso sólo significa de seis a doce meses, lo cual no es una medida preventiva a largo plazo. Teniendo en cuenta el poco acuerdo existente entre la comunidad científica, la decisión de cómo tratar el DCL debe tomarse entre el paciente y el médico que disponga de los conocimientos más actualizados al respecto.

El DCL es la ventanilla a la que una persona tiene que dirigirse para hacer planes de vida a largo plazo, como asuntos financieros y legales, además de donde se resuelven los asuntos familiares acerca de los cuidados. No afrontar los síntomas del DCL sólo puede acarrear una posterior situación de crisis, cuando los síntomas de alzhéimer se manifiesten con todo su vigor.

¿Cuándo es vejez y cuándo demencia?

No todas las pérdidas de memoria son alzhéimer, como tampoco el alzhéimer es sólo una cuestión de vejez. Es importante resaltar que la mayoría de los lapsos de memoria que padecen las personas mayores de cincuenta años son normalmente benignos. El término que se emplea para el olvido benigno es *deterioro de memoria asociado a la edad*. Olvidar dónde ha aparcado el coche al salir de los grandes almacenes o el nombre de su nieto puede ser sólo cuestión de vejez, pero olvidar que ha estado en los grandes almacenes o que tiene un nieto es algo más serio. Existe una diferencia. En la fase inicial, esos lapsos pueden ser sutiles y la persona puede encubrirlos. Sin embargo, todos los casos de demencia llegan a un punto en que no pueden confundirse con la vejez. La tabla que aparece a continuación resume las diferencias entre ambas cosas:

¿CUÁNDO ES PÉRDIDA DE MEMORIA NORMAL POR VEJEZ Y CUÁNDO ES ALZHÉIMER?

Habilidad	Vejez	Demencia por alzhéimer
Actividades independientes de la vida diaria (conducir, finanzas, telefonear, hacer la compra)	Se mantiene a medida que la enfermedad avanza	Deterioro inicial y empeoramiento
Cuidado personal (por ejemplo vestirse, acicalarse, bañarse)	Se mantiene	Deterioro a medida que avanza la enfermedad
Lenguaje	Dificultad para encontrar algunas palabras	Dificultad para encontrar la palabra adecuada
Quejas por la pérdida de memoria	Frecuente dificultad para encontrar palabras y nombres	No se queja de la pérdida de memoria
Conciencia de la pérdida de memoria	Se mantiene	Deterioro
Destrezas sociales	Intacta	Se mantiene al principio, se pierde luego
Recuerdo de los acontecimientos recientes	Conserva los detalles	Se olvida de todo o se olvida de los detalles

Habilidad	Vejez	Demencia por alzhéimer
Resultado en las pruebas cognitivas	Se conserva en todas las áreas	Deterioro de la memoria y de otras áreas como la orientación, el lenguaje, la función ejecutiva
Orientación	Se mantiene, no se pierde, sabe la hora el día y las fechas	Deterioro; se pierde incluso en el vecindario y tiene problemas para recordar fechas y horas
Aprende nuevas destrezas	Se ralentiza, pero se mantiene	Se pierde. No puede aprender nuevas destrezas como manejar un control remoto o un nuevo electrodoméstico

Conclusiones y recomendaciones

• Conocer y prestar atención a los síntomas de pérdida de memoria.
• El alzhéimer es una enfermedad, no solamente una cuestión de envejecimiento.
• El alzhéimer es un tipo de demencia.
• No todas las demencias son casos de alzhéimer.
• No ignore los síntomas de un deterioro cognitivo. Si son patentes en alguna persona de su familia o en usted mismo, recurra a la ayuda de un especialista.

2. El alzhéimer y el cerebro

El cerebro de una persona con alzhéimer no tiene el mismo aspecto que el de una persona que fallece por «envejecimiento». Es mucho más reducido, y puede llegar a ser una tercera parte más pequeño y más ligero que el de una persona normal debido a esa reducción (llamada *atrofia*). Cuando el cerebro se reduce de forma tan considerable, los espacios externos del cerebro (denominados *surcos*) se separan aún más.

El cerebro de un enfermo de alzhéimer sufre muchos cambios. Algunos de ellos suceden individualmente, otros ocurren simultáneamente y no son parte normal del proceso de envejecimiento. En la autopsia realizada a un paciente con alzhéimer se pueden observar los siguientes cambios:

- Reducción excesiva del cerebro (atrofia).
- Pérdida de las células cerebrales, principalmente de las *neuronas*. Las neuronas responsables de la memoria son especialmente vulnerables.
- Pérdida de conexión entre las células nerviosas (llamada *sinapsis*), lo que significa que dichas células se transmiten menos información entre sí.
- Acumulación de placas seniles (descritas detalladamente más adelante).
- Acumulación de ovillos neurofibrilares (descritos detalladamente más adelante).
- Acumulación de la inflamación en el cerebro.

Los tres primeros cambios que se producen en el cerebro pueden ser causados por un gran número de patologías. En el caso del alzhéimer, sin embargo, son el resultado de unos cambios muy sutiles en la estructura de las células cerebrales. Estos cambios son consecuencia directa de la presencia y acumulación del amiloide, provocando lo que se llama *placas seniles neuríticas*. La aparición de esas placas, así como la de los ovillos neurofibrilares que las acompañan o siguen, son los rasgos distintivos de la enfermedad de Alzheimer.

No hay un único responsable del alzhéimer. Por el contrario, el alzhéimer es consecuencia de una serie específica de acontecimientos que provocan la destrucción o el deterioro de las células nerviosas y su funcionamiento.

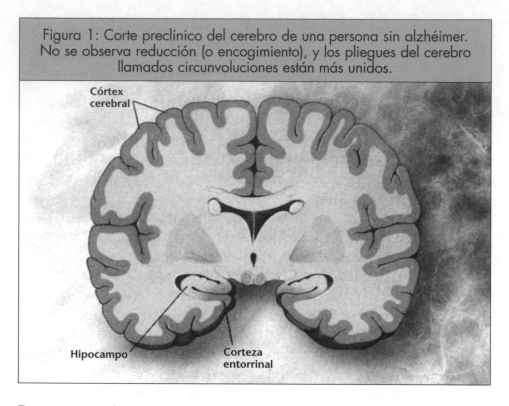

Figura 1: Corte preclínico del cerebro de una persona sin alzhéimer. No se observa reducción (o encogimiento), y los pliegues del cerebro llamados circunvoluciones están más unidos.

Córtex cerebral

Hipocampo

Corteza entorrinal

Para comprender en qué consiste esa serie de acontecimientos, primero hay que tener algunas nociones acerca de las moléculas y de las estructuras celulares que se ven afectadas.

¿Qué es una placa y por qué es importante?

La figura de la página 52 muestra un corte cerebral de un enfermo de alzhéimer. En la parte central hay una mancha oscura: ésa es la placa. No obstante, no es una placa de la misma naturaleza que la que el dentista le quita de los dientes, ni tampoco se parece a la que se construye en las arterias o en el corazón y que son causa de los infartos y de las apoplejías.

Es una placa cerebral y está formada por residuos celulares que se han acumulado en los extremos exteriores de las células. Esos residuos están hechos de proteínas llamadas *amiloides*, de moléculas inflamatorias llamadas *citocinas* y de otros componentes procedentes de la descomposición

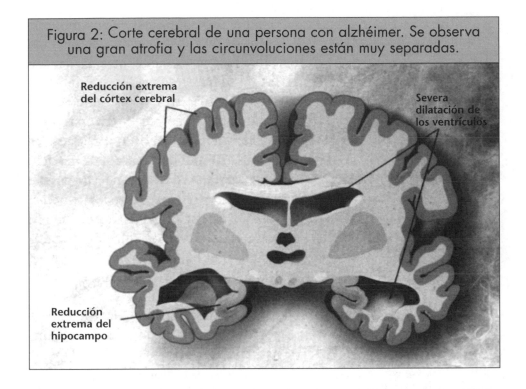

Figura 2: Corte cerebral de una persona con alzhéimer. Se observa una gran atrofia y las circunvoluciones están muy separadas.

Reducción extrema del córtex cerebral

Severa dilatación de los ventrículos

Reducción extrema del hipocampo

celular. En otras palabras, la placa está hecha de todos los residuos de las células muertas.

En el centro de la placa hay una proteína llamada *amiloide*, que es un subproducto del proceso proteínico. El amiloide es una sección de una molécula mayor llamada *proteína precursora del amiloide* (APP). Cuando la APP se degrada normalmente con el mantenimiento diario de nuestro cuerpo, una enzima llamada *alfasecretasa* divide la molécula APP en el centro de la molécula amiloide, igual que si unas tijeras cortaran un hilo. Eso permite que la proteína sea fácilmente procesable como un residuo normal del mantenimiento interno y externo de las células cerebrales.

En el cerebro de un paciente con alzhéimer, por razones que desconocemos, la alfasecretasa se vuelve menos activa, permitiendo que otras enzimas (llamadas *secretasa beta y gama*) alteren el curso normal de los acontecimientos. Estas enzimas producen los fragmentos amiloide que se acumulan en el cerebro del enfermo. Dichos fragmentos no son tan fáciles de eliminar como los residuos.

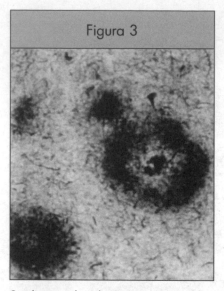

Figura 3

Se observan las placas que se acumulan en el cerebro de un enfermo de alzhéimer. Es una acumulación anormal de la proteína denominada amiloide.

El amiloide normal es una molécula proteínica compuesta de cuarenta aminoácidos (componentes básicos de las proteínas) alineados en una secuencia específica. Esta molécula se elimina del cerebro de la misma forma en que son eliminados los residuos celulares. El amiloide anormal, llamado *beta-amiloide*, está compuesto por 42 aminoácidos largos y no se elimina. Cuando éste se desarrolla en el cerebro causa muchos daños colaterales. Básicamente, el beta-amiloide no se puede cortar de la APP como si fuesen trozos de hilo porque es muy pegajoso y se adhiere con suma facilidad. Se adhiere como hilas y no resulta fácil de eliminar o disolver.

Las placas amiloide se crean cuando el beta-amiloide desencadena una serie de procesos químicos que provocan el desarrollo de estas piezas de amiloide que, al adherirse, forman la placa amiloide. A medida que se acumulan las placas, interfieren con el proceso normal de las células cerebrales. Se observa en las figuras de la página siguiente.

Cómo dañan las placas las células cerebrales

Como se ha podido observar, el beta-amiloide se crea a partir de la proteína mayor APP. Una vez que eso sucede, el beta-amiloide se une con otras proteínas para formar fibrillas y luego láminas, un proceso que se llama fibrilación. Ésos son los primeros pasos que conducen a la formación de la placa (como se muestra en la ilustración de la página 53).

Una vez que la placa madura, su presencia provoca muchos factores que dañan las células cerebrales. Las células del cerebro perciben las placas amiloide como cuerpos extraños, por lo que se origina una respuesta

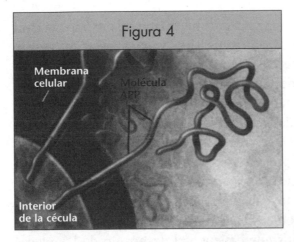

Figura 4

Membrana
celular

Molécula
APP

Interior
de la cécula

La molécula APP está parcialmente dentro de la célula cerebral, pero en su mayor parte se encuentra en el exterior. Es una proteína con aspecto de hebra de hilo.

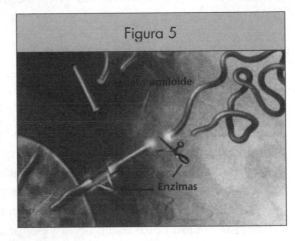

Figura 5

eta-amiloide

Enzimas

En la enfermedad de Alzheimer, las proteínas secretasa beta y gama cortan como unas tijeras la molécula APP. La proteína cortada se llama proteína beta-amiloide.

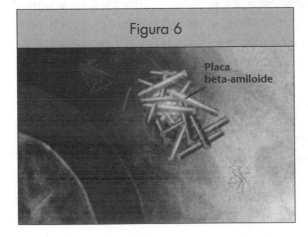

Figura 6

Placa
beta-amiloide

La proteína beta-amiloide se adhiere y forma los cimientos de la placa. Estas placas se acumulan fueran de las células cerebrales, pero son tóxicas para el medio cerebral.

53

de inmunización muy parecida a la que tiene lugar cuando tenemos una infección. Las placas hacen que las células cerebrales que rodean las neuronas agonizantes (llamadas *glía)* segreguen otros componentes químicos que provocan que las células nerviosas se exciten demasiado (literalmente *excitotoxicidad*). Las placas también pueden provocar que se liberen *radicales libres*; es decir, pequeñas moléculas que son subproductos de las reacciones químicas que dañan la estructura de las células.

Desde que la agregación de proteína beta-amiloide, su conversión en fibras y su posterior formación de placas amiloide se han considerado fases de suma importancia en la patogénesis del alzhéimer, estos procesos se han convertido en objetivos potenciales para la terapia, por lo que se están desarrollando medicamentos que detienen el desarrollo de las placas amiloide.

Ovillos

Otro de los cambios que sucede en el cerebro de los pacientes de alzhéimer es la acumulación de unas proteínas llamadas *ovillos neurofibrilares*. Este cambio tiene lugar dentro de las neuronas cerebrales y no fuera, donde se desarrolla la placa. Las neuronas tienen brazos llamados *axones*. En el interior de esos axones existen unas proteínas paralelas llamadas *microtubulos*. Al igual que los carriles de un tren se mantienen unidos mediante traviesas, los microtúbulos están unidos por unas proteínas llamadas *tau*.

En la enfermedad de Alzheimer, estas proteínas tau sufren un cambio bioquímico llamado *hiperfosforilación*. Ese cambio provoca que las proteínas tau se entremezclen, lo que a su vez causa que los microtúbulos se entrampen mediante un proceso denominado *filamentos pareados helicoidales* (PHF).

Los investigadores han descubierto que antes incluso de que la proteína tau comience a entremezclarse con los microtúbulos para formar los ovillos, las estructuras internas de las células cerebrales ya han empezado a cambiar: cuando las proteínas microtubulares empiezan a perder la forma, se adhieren, haciendo que todas las moléculas que se mueven a través de los microtúbulos retrocedan porque no pueden atravesar esa obstrucción.

Finalmente, eso hace que la neurona se corte, lo que causa una interrupción en la cadena de comunicación de la que forma parte dicha neurona. La fotografía de la derecha muestra los restos de una célula cerebral sacada de la autopsia de un cerebro. Las fibras delgadas son los ovillos neurofibrilares.

Durante el curso de la enfermedad de Alzheimer, los ataques a ambos lados de cada célula cerebral, interno y externo, son desenfrenados, tal y como se muestra en la figura siguiente.

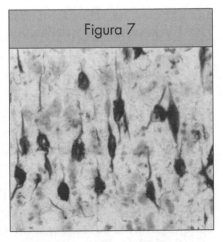

Figura 7

Las células en forma de lágrimas son células cerebrales muertas, llamadas neuronas, que se han rellenado de ovillos neurofibrilares.

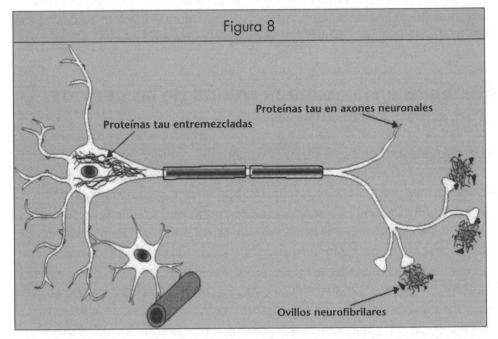

Figura 8

Proteínas tau en axones neuronales

Proteínas tau entremezcladas

Ovillos neurofibrilares

Aquí se observa una célula cerebral llamada neurona. Dentro de la neurona (parte izquierda de la imagen) se encuentran las inclusiones de proteína llamadas tau fosforilatadas. Esa proteína tau se acumula y se convierte en ovillos neurifibrilares que interrumpen la función celular interna y contribuyen al fallecimiento celular.

La pérdida de la sinapsis provoca la interrupción de la comunicación entre las células

El daño sináptico es también un síntoma de la patología del alzhéimer. Las sinapsis son las manos y los pies de las células cerebrales que se conectan con otras neuronas para comunicarse entre sí. En la enfermedad de Alzheimer, el nivel de daño de las sinapsis va en proporción directa con el nivel de demencia observado. En otras palabras, cuanto mayor sea la pérdida de sinapsis, más grave es la demencia. Recientemente, los investigadores nos han dicho que el daño que se observa puede estar causado por los grupos de amiloides que flotan libremente en lugar de por las placas amiloide. Si el amiloide en esa forma tan reducida provoca el daño sináptico, el enfoque de la investigación debe entonces centrarse en un aspecto más inicial de la cascada del alzhéimer. En consecuencia, el objetivo del tratamiento sería evitar esa acumulación mucho antes de que se formen las placas. Esa posibilidad está dentro del campo de la investigación del alzhéimer. Es decir, que debemos estudiar la cadena de sucesos en su fase más inicial y tratar de desarrollar unos objetivos y unas estrategias terapéuticas más efectivas.

Cambios en la química cerebral de las personas que padecen alzhéimer

No obstante, hay otro cambio en el cerebro de los enfermos de alzhéimer: la pérdida de los químicos cerebrales llamados *neurotransmisores*. Los neurotransmisores son químicos cerebrales diseñados especialmente para enviar señales entre las células cerebrales. Dependiendo del tipo de señal que se envía, los neurotransmisores actúan de forma diferente y tienen determinadas tareas en el cerebro. Entre los transmisores cabe destacar la *dopamina, norepinefrina, histamina,* el *glutamato,* la *glicina* y la *serotonina.* El neurotransmisor que mejor se conoce y que se pierde con el alzhéimer es la *acetilcolina*. La pérdida de la acetilcolina es una de las principales razones por las cuales se produce esa pérdida de memoria tan característica del alzhéimer.

La acetilcolina es el sustrato químico de la memoria. Eso significa que es el químico que utiliza el cerebro para facilitar el almacenamiento de la memoria. Actualmente, se cree que la memoria queda codificada en proteínas y que la acetilcolina es el químico que facilita dicho proceso. Sin ese químico, la memoria no se asienta en el cerebro. En otras palabras, que además de no guardarse los nuevos recuerdos se pierden los antiguos. En la enfermedad de Alzheimer se pierde la acetilcolina porque las células cerebrales que la producen mueren en las fases iniciales de la enfermedad. Uno de los primeros y más importantes descubrimientos de la patogénesis (conocer las causas de los cambios cerebrales que tienen lugar) del alzhéimer fue la identificación de ese descenso de nivel de la acetilcolina. En los treinta años que han transcurrido desde su descubrimiento, han aumentado las pruebas científicas que así lo corroboran. Esa investigación allanó el camino para el desarrollo de los primeros medicamentos contra el alzhéimer.

Muchos de los medicamentos actuales para el alzhéimer tienen como función prevenir la descomposición de la acetilcolina en el cerebro. Cuanto más tiempo se produzca y permanezca la acetilcolina en el cerebro, más útil es para la producción de memoria, lo que provoca que se recuerde más.

Resumiendo

En resumen, el cerebro sufre una serie de acontecimientos durante la enfermedad de Alzheimer que provocan el deterioro mental y la incapacidad funcional de la vida diaria. Conocer esa cadena de acontecimientos nos puede servir de ayuda para buscar formas de intervención que reduzcan los síntomas o detengan el progreso de la enfermedad. Las siguientes cuestiones que tener en cuenta son: ¿se puede evitar alguno de esos cambios fisiológicos? ¿Se puede evitar esa serie de acontecimientos antes de que tengan lugar? La respuesta se resume en los capítulos siguientes.

Conclusiones y recomendaciones

Algunos cambios patológicos del cerebro de un enfermo de alzhéimer son:

- Atrofia excesiva (encogimiento) del cerebro.
- Pérdida de las neuronas colinérgicas (las células cerebrales responsables de la memoria).

• Pérdida de la sinapsis, las conexiones entre las células nerviosas.

• Presencia y acumulación de ovillos neurofibrilares en el interior de las neuronas que provocan posteriormente la pérdida de las funciones normales de las células cerebrales.

• Acumulación del amiloide y su deposición en la parte externa de las neuronas, entremezclándose de tal forma que provocan la formación de la placa senil.

3. ¿Es realmente posible prevenir el alzhéimer?

El alzhéimer no es un problema minúsculo que afecte a unos cuantos ancianos, sino un problema grave de salud que afecta a un gran segmento de la población y que cuesta miles de millones de dólares en tratamientos. A continuación muestro las estadísticas de frecuencia del alzhéimer en Estados Unidos. Dan mucho en qué pensar.

EL ALZHÉIMER EN ESTADOS UNIDOS: UNA INSTANTÁNEA

- Aproximadamente 5 millones de estadounidenses padecen alzhéimer en la actualidad.
- Siete de cada cien personas mayores de sesenta y cinco desarrollarán esta enfermedad. En el año 2010, esa cifra aumentará a uno de cada diez estadounidenses mayores de sesenta y cinco años.
- Cada año mueren cien mil personas a causa de la enfermedad.
- Se calcula que habrá entre 14 y 16 millones de estadounidenses con alzhéimer en el año 2050.
- Hay un millón y medio de residentes en instalaciones de asistencia sanitaria. Más de la mitad padecen demencia.
- La enfermedad de Alzheimer supone el 40% de las demandas de seguros de asistencia a largo plazo. En menos de cinco años esa cifra crecerá hasta el 60%.
- Desgraciadamente, más de las dos terceras partes de los pacientes de alzhéimer se diagnostican cuando la enfermedad ya ha alcanzado su fase intermedia.
- El 10% de las personas mayores de sesenta y cinco años tiene alzhéimer. Aumenta entre el 32 y el 47% cuando se trata de personas mayores de ochenta y cinco.
- El número de personas mayores de sesenta y cinco años con alzhéimer se duplica cada cinco años.
- El coste de los cuidados de una persona con alzhéimer es casi el doble que el de una persona sin esa enfermedad.

El envejecimiento de la población

A mediados de este siglo habrá más de *dos mil millones* de personas mayores de sesenta y cinco años en todo el mundo. La población está creciendo a pasos desorbitados.

Las estadísticas que he mostrado anteriormente son espeluznantes, pero no tienen nada que ver si las comparamos con las del último siglo. En el año 1900, la expectativa de vida en Estados Unidos era de cuarenta y siete años; en el año 2000, de setenta y siete años, y en el año 2100 alcanzará la sorprendente cifra de noventa años.

No sólo está aumentando la población mayor de sesenta y cinco años, sino también el envejecimiento en general. De hecho, los nonagenarios (es decir, aquellos que sobrepasan la edad de noventa años) y los centenarios son los segmentos de mayor crecimiento en Estados Unidos. Eso tiene sus consecuencias: significa que habrá más ancianos vulnerables a desarrollar la enfermedad de Alzheimer.

Parte de esa tendencia al envejecimiento se debe al descenso de la mortalidad infantil, que cayó en picado con mejoras sanitarias como la infraestructura y la práctica de la vacuna universal. Ya no se dan brotes frecuentes de sarampión ni de varicela, rubéola, tuberculosis, placa o viruela entre la población. En la actualidad, las personas jóvenes tienen menos probabilidades de morir por una serie de condiciones de las que tenían sus antecesores. Paradójicamente, puesto que la edad es el factor de mayor riesgo para el alzhéimer, los avances médicos que han causado ese aumento de las expectativas de vida, han supuesto una bomba de tiempo demográfica en lo que se refiere a la enfermedad de Alzheimer.

El coste actual de los cuidados que precisan las personas afectadas por la enfermedad de Alzheimer está aumentado desmesuradamente. Como muestran las listas siguientes, el coste actual supera los cien mil millones de dólares anuales en Estados Unidos y se espera que aumente en proporción con la incidencia de la enfermedad. El Instituto Karolinska de Suecia estimó el coste global en 156.000 millones de dólares en el año 2003, siendo ahora, al igual que en el futuro, Estados Unidos el mayor responsable de ese incremento. De hecho, en este país, en términos de coste, el alzhéimer ocupa el tercer lugar detrás de las enfermedades coronarias y el cáncer.

Estas cifras son tan excesivas porque el coste de los cuidados es muy superior al coste de los medicamentos, muchos de los cuales corren a cargo de la asistencia institucional, como por ejemplo las residencias para cuidados a largo plazo. El coste actual de la asistencia del alzhéimer incluye:

- 60.000 millones de dólares al año que corren a cargo de las empresas americanas.
- 24.600 millones por asistencia sanitaria a los enfermos de alzhéimer.
- 36.500 millones en costes de empresa para empleados que son cuidadores de enfermos de alzhéimer.
- 64 millones de dólares para el Programa de Asistencia de los Empleados.
- 18.408 dólares por paciente al año para el alzhéimer en su fase inicial, 30.096 para el alzhéimer moderado y 36.132 para la fase avanzada.
- Los costes por asistencia a largo plazo suponen entre 40.000 y 60.000 dólares al año. En una encuesta realizada en 2003 por la General Electric Finance Company, la media del coste anual por asistencia doméstica era de 57.700 dólares.
- A eso hay que añadir el desembolso familiar para cubrir lo que no cubre el seguro de asistencia a largo plazo.
- El coste directo de la asistencia de un paciente de alzhéimer desde la diagnosis hasta su fallecimiento asciende a 174.000 dólares, según ha informado la Fundación de Ayuda Sanitaria de Estados Unidos. Se ha calculado que las familias de los pacientes de alzhéimer gastan más de 200.000 dólares por los cuidados que precisa el paciente antes de su fallecimiento.
- Se calcula que un paciente con alzhéimer gasta un 50% más que una persona que no lo tenga. Aproximadamente se necesitan unas 477 horas de supervisión mensual.

Prevención *versus* cura: la intervención preferida

La anterior década nos ha dado una lección que nos hace reflexionar acerca de lo difícil que resulta retroceder o ralentizar el deterioro cognitivo y funcional que conlleva el alzhéimer. Dependiendo del grado de deterioro, mantener las destrezas intelectuales de un paciente después de que se haya iniciado la enfermedad sería una meta loable, pero no realista. La verdad llana y clara es que los tratamientos actuales contra el alzhéimer mejoran los síntomas por un tiempo (consultar capítulo 19 para más información), pero apenas ralentizan el progreso de la enfermedad. Incluso funcionando la terapia, eso sólo significaría agravar el problema: si tenemos éxito y logramos ralentizar la enfermedad, aumentaremos las expectativas de vida de pacientes con alzhéimer, con lo que aumentaría la incidencia de dicha enfermedad entre los ciudadanos de la tercera edad. Desde una perspectiva de la salud pública, nuestra meta debe ser *evitar* o *retrasar* el inicio de la enfermedad. La prevención o el retraso disminuiría la incidencia de alzhéimer, una meta mucho más deseable y factible.

Existe otro problema. Después de largas décadas de fases presintomáticas y latentes de la enfermedad, viene la fase de deterioro cognitivo ligero (DCL), que es mucho más breve. Desgraciadamente, los tratamientos para el DCL no han supuesto un logro en lo que se refiere al retraso del brote de la enfermedad. Si las terapias de este libro funcionan, intervenir en una persona desde los treinta hasta los sesenta años podría reducir la progresión y la acumulación en la fase latente, retrasando de esa forma la aparición de los síntomas en años posteriores. Dicha acción preventiva podría evitar que una persona padeciera la enfermedad de Alzheimer o abreviar el curso de la enfermedad, prolongando la fase de sintomatología libre.

LA PREVENCIÓN DEL ALZHÉIMER ES UNA PRIORIDAD DE LA SANIDAD PÚBLICA

Las estadísticas presentadas en este capítulo muestran la necesidad de una investigación enfocada en la prevención, más que en la intervención presintomática. Es necesario encontrar formas que ayuden a la creciente población de la tercera edad a mantener su salud cognitiva durante la senilidad, ya sea retrasando su deterioro o reduciendo el número total de enfermos de demencia.

Como científicos que somos, necesitamos continuar investigando estrategias para la prevención del alzhéimer y otros tipos de demencia. Nuestra meta es posponer el inicio del alzhéimer o del DCL. Si conseguimos que el alzhéimer o el DCL empiecen a manifestarse a la edad de ochenta o noventa años, en lugar de a los sesenta o setenta, significaría un gran avance.

También hay un motivo financiero para buscar formas de retrasar o prevenir el inicio de la enfermedad de Alzheimer. Los investigadores han demostrado que conseguir un retraso moderado —un año por ejemplo— reducirá el porcentaje de alzhéimer en un 5% para el año 2030. Eso significaría 200.000 personas que no contraerían el alzhéimer. Y si la intervención lograra retrasar la aparición de la enfermedad en dos años, después de cincuenta años habría dos millones de casos menos anualmente. En términos económicos, lograr semejante meta significaría un ahorro de *20.000 millones de dólares anuales*. Por esa razón, creo honestamente que no nos podemos *permitir el lujo* de no buscar una forma de prevención de la enfermedad.

La prevención es la opción más obvia, tanto desde la perspectiva de la Sanidad Pública como de la personal. Sin embargo, este último dilema de la Sanidad Pública —no se puede medir cuántas personas no enfermaron que, de otra manera, lo habrían hecho— convierte la prevención en una meta engañosa comparada con las personas curadas, que sí se pueden contabilizar. No obstante, hacer un recuento de las personas saludables es factible: cuando la industria de asistencia a largo plazo se devane los sesos para ocupar las camas que en su momento se llenaron con enfermos de alzhéimer, sabremos que hemos logrado el éxito. Para que llegue ese día aún nos queda un largo camino que recorrer. No obstante, espero que los avances que se resumen en este libro nos hagan dar un paso hacia delante en ese largo camino.

Hace más de una década, un investigador usó las estadísticas de las enfermedades coronarias para demostrar que una intervención primaria consistente en medicamentos y un estilo de vida (en este caso antes de que el infarto tenga lugar) incrementaría ostensiblemente la proporción de personas carentes de esa enfermedad. En otras palabras, el investigador descubrió que prevenir las enfermedades coronarias, cosa que reduciría las probabilidades de ataques al corazón, resultaría más económico que tratar los daños cardíacos que se producen durante y tras el infarto. El análisis de ese investigador demostró también que un tratamiento médico intensivo después del inicio de la enfermedad —lo antes posible— reduce la mortalidad, las complicaciones y la discapacidad (*morbosidad*, en términos médicos), pero aumenta, posteriormente, el porcentaje de casos de enfermedad, provocando, de esa manera, que el peso total de la enfermedad recaiga en el contribuyente.

Si no consideramos la prevención como un objetivo primordial, veremos crecer los costes sanitarios de forma desorbitada, ya que tendremos

que destinar cada vez más dinero a las instituciones dedicadas a los cuidados de enfermos terminales (asistencia a largo plazo, grupos domésticos y
unidades para casos de demencia), y quedará menos para la investigación
y el desarrollo de nuevos tratamientos o nuevos campos de investigación.
Ese enfoque no sólo sería imprudente desde el punto de vista humanitario,
sino también insostenible desde el punto de vista económico. Enfrentarse
al triplicado de la población de enfermos de alzhéimer significa enfrentarse al triplicado de los costes actuales: 300.000 millones de dólares al año;
y sin perspectivas de encontrar un remedio por ahora.

¿POR QUÉ PREOCUPARSE SI AÚN NO SE SUFRE ALZHÉIMER?

Una de cada diez personas mayores de sesenta y cinco años serán enfermos de alzhéimer. Si llega a la edad de ochenta y cinco años, entonces sus
probabilidades serán del 50%. Creer que no será uno de ellos no es lo más
adecuado.

CAMBIOS EN EL SUPERENVEJECIMIENTO, EN EL ENVEJECIMIENTO NORMAL Y EN LAS ENFERMEDADES NEURODEGENERATIVAS

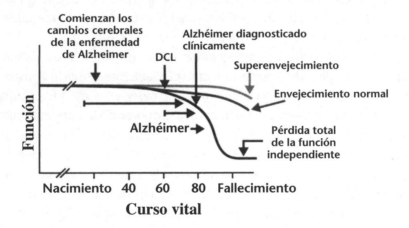

Ahora sabemos que los cambios cerebrales que se producen en la enfermedad de
Alzheimer comienzan años e incluso décadas antes de que los síntomas se manifiesten,
cuando se acumulan las placas, los ovillos y los grumos de amiloide.

Si se dejan esos cambios a su aire, aparecerán los síntomas cognitivos,
funcionales y neuropsiquiátricos (el término médico para designar eso es

«mala conducta») que he mencionado en el capítulo primero y de los que continuaré hablando en el 19.

Esa diferencia entre el comienzo de la patología y el inicio de los síntomas de alzhéimer resulta especialmente sorprendente si tenemos en cuenta los nuevos estudios que han demostrado que un gran número de personas cuyos cerebros tienen un gran volumen de cambios patológicos producidos por el alzhéimer, jamás desarrollan la demencia durante su vida. En el 2006, un estudio publicado por la revista *Neurology* demostró que más de una tercera parte de los ancianos que fallecieron libres de demencia habían sufrido suficientes cambios cerebrales relacionados con el alzhéimer como para cumplir los criterios dados por el Instituto Nacional de Envejecimiento para clasificarlos como personas con probabilidad «media» o «alta» de contraer el alzhéimer. El cerebro de los pacientes cuya salud neurológica había sido supervisada a largo plazo fue analizado después de su fallecimiento. Entre esas personas de la tercera edad, la densidad de los ovillos neurofibrilares (de los que he hablado en el capítulo segundo) en la región de almacenaje de memoria del cerebro estaba en correlación con las puntuaciones obtenidas en los test de memoria. Sucedía igualmente entre las personas cognitivamente normales, así como entre los que padecían DCL. Eso respaldó las investigaciones anteriores que defendían que la enfermedad podía alcanzar un nivel elevado sin manifestar unos síntomas clínicos significativos.

La conclusión de esta investigación es bastante sencilla: cuando una persona empieza a manifestar los síntomas de alzhéimer, la enfermedad ha progresado demasiado para que se pueda alterar su curso. El momento para tomar los pasos preventivos es ahora. Piense en ello de la siguiente forma: cuando una persona muestra claramente que ya padece el alzhéimer es porque la «bomba» metafórica ha explotado en su cerebro. Después de ese momento, los tratamientos actuales apenas pueden tratar los síntomas y buscan más la forma de remediar el daño que ya se ha hecho.

Los científicos creen que hay tres fases continuas en el desarrollo neurológico de una persona destinada a padecer alzhéimer: la fase presintomática o latente, que puede durar décadas. Durante esa fase, los cambios producidos por el alzhéimer en las células cerebrales son indetectables y es más probable que se manifiesten en esas personas que genéticamente están más predispuestas a padecer la enfermedad. Curiosamente, las personas que posteriormente desarrollan alzhéimer clínico (que son supervisados en programas de investigación que miden la memoria anualmente o de forma recurrente) tienden a manifestar unos cambios sutiles en los test de memoria años antes de manifestar los síntomas de pérdida de memoria o de demencia. El registro de estos cambios tan sutiles revelados a través de la imagen del cerebro nos permite establecer una forma de predecir quién desarrollará la enfermedad de Alzheimer en el futuro. De eso hablaremos más detalladamente en el capítulo 19.

Los retos de estudiar la prevención del alzhéimer

Las estrategias preventivas que voy a resumir en los siguientes capítulos son, desde un estándar científico, bastante prematuras, pues aún tienen que ser investigadas más a fondo en pruebas clínicas aleatorias (medicamentos/intervención *versus* placebo) para obtener la necesaria aceptación científica y social como para ser aplicadas a gran escala en personas saludables. La razón de ello es simple: responder con autoridad a las formas de prevención —qué medicamentos específicos, vitaminas, suplementos o intervenciones pueden prevenir el alzhéimer— exige enormes estudios. Cada uno de ellos representa una importante inversión investigadora. Otra preocupación es que gran parte de la comunidad investigadora está dominada por la industria farmacéutica, enfocada más a medicamentos para curar que para prevenir. Finalmente, para saber si estos medicamentos o suplementos evitan realmente el alzhéimer, las personas saludables tienen que considerar los riesgos y beneficios, y estar dispuestos a participar en las pruebas clínicas.

Hasta la fecha, de las estrategias primarias de prevención que se han intentado (medicamentos y estudios vitamínicos de los que hablaré en la segunda y tercera parte), ninguna ha demostrado tener beneficios entre aquellas personas que ya han desarrollado alzhéimer. Eso podría significar que, para ser efectivas, las medidas de prevención deben tomarse mucho antes de que los síntomas de demencia se manifiesten. Otra posibilidad es que los agentes en cuestión produzcan unos efectos demasiado débiles para ser relevantes en el tratamiento o prevención del alzhéimer. Se necesita mucha más investigación para saber cuál es el caso.

De los estudios de prevención actuales se deduce claramente que muchos retos deben ser superados para que dichos estudios logren el éxito. Entre ellos cabe destacar:

• Reclutar suficientes participantes que cumplan con los requisitos necesarios para hacer que los datos estadísticos cobren valor.
• Garantizar que los participantes estén dispuestos a permanecer en el estudio durante un largo período de tiempo sin abandonar.
• Disponer de participantes que estén dispuestos a tomar los medicamentos prescritos como parte del estudio.
• Diseñar un estudio con la duración adecuada para que produzca efecto.

Si no se dispone de suficientes participantes, entonces es poco probable que un estudio muestre la diferencia entre las personas que toman los medicamentos reales y aquellos que reciben el placebo. Si no se quedan en el estudio durante el tiempo necesario, sucede otro tanto (es imposible diferenciar entre los medicamentos reales y el placebo). A eso hay que añadir la predisposición de los participantes a tomar los medicamentos. Muchas personas son reacias a tomarlos porque temen verse como conejillos de indias, o por el contrario, se preocupan porque su salud se vea afectada por recibir un placebo durante un largo período de tiempo en lugar de un medicamento real. La realidad de la investigación es muy diferente y se describe con más detalle en el capítulo 20.

Finalmente, el mayor obstáculo para las pruebas de prevención primaria es el coste. El coste actual que le supone al contribuyente americano es de 20 a 60 millones de dólares por medicamento y por estudio. De hecho, las empresas farmacéuticas gastan más de 200 millones de dólares para lograr que pasen el proceso de aprobación de la FDA y lleguen al mercado.

Comer apropiadamente, hacer ejercicio diario y tener una vida activa no son factores nuevos, ya que todos sabemos que así se previenen las enfermedades coronarias, el cáncer y la diabetes. Pero la pregunta que me hacen con más frecuencia es: ¿realizar esas actividades evitará que padezca alzhéimer?

Algunos estudios realizados recientemente demuestran que una combinación de dieta, ejercicios y suplementos, además de una serie de hábitos saludables, pueden retrasar o prevenir el alzhéimer. Los detalles se explican a lo largo de este libro, aunque sé que ésa no es la respuesta que espera de mí y que le gustaría escuchar algo más directo, un simple sí o un simple no. Sin embargo, como investigadores que somos, nos enfrentamos a una tarea muy compleja, ya que creemos que hay una serie de factores medioambientales, genéticos y de otra índole que contribuyen al desarrollo de esa terrible enfermedad, además de que aislar las condiciones y evitar los riesgos resulta sumamente complicado dados los constantes cambios que se producen a lo largo del transcurso de la vida de una persona.

Por ejemplo, los estudios han demostrado que un trauma cerebral ocurrido durante la infancia aumenta el riesgo de desarrollar alzhéimer durante la senilidad. Por tanto, un acontecimiento como ése es prevenible. Otros factores de riesgo, como por ejemplo el aumento de la edad, están fuera de todo control. Por lo tanto, si me pregunta si podemos prevenir el alzhéimer, le responderé de tres maneras: sí, no y es posible.

SÍ, EL ALZHÉIMER SE PUEDE PREVENIR

Si las recomendaciones que se sugieren en este libro son respaldadas por estudios científicos, entonces la mayoría de los casos de alzhéimer son prevenibles, puesto que la mayoría de los factores de riesgo pueden contrarrestarse y su intervención es muy sencilla.

Entre las armas potenciales que se pueden utilizar para acabar con la demencia, los investigadores señalan actividades que desarrollan el aspecto cognitivo, el ejercicio físico, las vitaminas, ciertos suplementos dietéticos, terapia de hormonas, antiinflamatorios y estatinas. Es posible que incorporando algunas de estas medidas, o todas, en nuestra vida rutinaria podamos influenciar en las probabilidades de padecer alzhéimer. Todo eso se discutirá con más detalle en los capítulos posteriores.

NO, EL ALZHÉIMER NO SE PUEDE PREVENIR

Algunos factores de riesgo son inevitables y no podemos interferir. Tal y como están las cosas, una vez que la enfermedad hace acto de presencia no se puede hacer nada para detenerla. Lo mejor que podemos hacer es suavizar los síntomas y ralentizar el deterioro. Puesto que algunos riesgos son inalterables (genética, factores hereditarios, edad, sexo) muchas personas piensan que el alzhéimer es inevitable. Este punto de vista es fundamentalmente nihilista y, por desgracia, muy desalentador para el público en general e incluso para los doctores que tratan a diario con pacientes de alzhéimer u otros casos de demencia. Si ése es el punto de vista de la mayoría de las personas, entonces la prevención no resulta un objetivo realista y, por lo tanto, se debe ignorar un enorme grupo de evidencias científicas por no resultar válidas.

ES POSIBLE QUE SE PUEDA PREVENIR EL ALZHÉIMER

Si los datos que se presentan en este libro, fundamentados la mayoría en encuestas basadas en una gran parte de la población, fuesen clínicamente aplicables, entonces es posible que *podamos* retrasar o prevenir el alzhéimer.

Mirémoslo de esta manera: si alguien sigue todas las recomendaciones dadas en este libro, pero luego padece el alzhéimer a la edad de ochenta y cinco, probablemente dirá: «Esas recomendaciones no me sirvieron de nada». Sin embargo, también es posible que si esa persona no hubiera seguido las recomendaciones hubiese padecido alzhéimer a la edad de setenta y cinco. La verdad es que, tal y como están las cosas, la respuesta no es clara.

Otra posibilidad es que, si adoptamos una sola recomendación, es posible que no se pueda alterar significativamente el curso de la enfermedad, pero si se toman todas, entonces quizás se logre más efectividad. Una vez más me gustaría recalcar que el alzhéimer es una enfermedad muy compleja, por lo que las medidas de prevención deben ser igualmente complejas; es decir, un enfoque combinado que esté dirigido a los múltiples aspectos del desarrollo de la enfermedad.

En realidad, se disponen de muchos conocimientos científicos acerca del alzhéimer como para ignorarlo. Conocemos su biología, por lo tanto podemos identificar algunos objetivos de intervención y prevención. Ahora que conocemos las interacciones entre el cerebro y el corazón, así como entre condiciones como la diabetes y el amiloide, podemos desarrollar métodos de prevención más reales.

Más allá del alzhéimer, todas las recomendaciones dadas en este libro son buenas desde el punto de vista de la salud. Como has podido observar, el coste y los retos que supone realizar estudios de prevención impiden su posibilidad de ejecución, lo que se traduce en una apatía por parte de las agencias donantes de invertir en esos estudios. Mientras que esperamos que las pruebas clínicas nos proporcionen resultados convincentes, el tiempo pasa. Además, debemos esperar a que se diseñen y se dirijan nuevas pruebas clínicas que proporcionen nuevos avances. Mientras llega ese momento, lo mejor que podemos hacer es seguir esas recomendaciones que sabemos que nos proporcionan un bienestar general, y que, de paso, nos pueden ayudar a ralentizar o detener el alzhéimer.

En resumen, que los estudios de prevención primaria enfocados en un amplio espectro de intervenciones cognitivas, farmacológicas y medioambientales están todavía en su fase inicial. Por tanto, ¿por qué esperar si sabemos que esas medidas preventivas han sido respaldadas por una plétora de estudios epidemiológicos y de laboratorio?

Conclusiones y recomendaciones

- Los cambios que se producen en el cerebro y que son causa del alzhéimer empiezan a acumularse *décadas* antes de que aparezcan los primeros síntomas.
- La prevención del alzhéimer es más deseable que la cura, porque significaría que hay menos personas que contraerán la enfermedad.
- Con el rápido envejecimiento de la población, el coste del alzhéimer está alcanzando niveles desorbitados.
- Las pruebas clínicas de los medicamentos que pueden prevenir el alzhéimer se están llevando a cabo, pero aún están en su fase inicial. Obtener una respuesta definitiva para saber si ciertos medicamentos, vitaminas, suplementos o compuestos pueden prevenir el alzhéimer nos llevará años de investigación.
- El momento de comenzar las estrategias de prevención ha llegado. La prevención empieza por *uno mismo*.
- Se *puede* hacer algo para prevenir el alzhéimer.

2.ª parte

Los riesgos reales

4. El cociente intelectual del alzhéimer: conocer los propios riesgos

Existen algunos factores claramente identificables para el desarrollo del alzhéimer. Algunos de ellos se pueden modificar, otros no. Reconocer los riesgos supone dar el primer paso para empezar a realizar algunas actividades que contrarresten su desarrollo. Este capítulo está dividido en dos partes: en la primera se resumen los riesgos y sirve de introducción a los capítulos donde se comentan dichos riesgos. Luego revisaremos las pruebas sanguíneas que se utilizan para explorar los riesgos particulares del deterioro cognitivo.

FACTORES DE RIESGO DEL DETERIORO COGNITIVO Y DEL ALZHÉIMER

INMODIFICABLES

-La edad (capítulo 4).
-Las influencias genéticas, como herencia o historial familiar (cap. 4).
-El estatus APOE (cap. 4).
-El género femenino (cap. 4).

MODIFICABLES

-La hipertensión (presión sanguínea alta) (cap. 9).
-Un nivel elevado de colesterol (cap. 13).
-Un nivel elevado de homocisteína (cap. 4).
-La diabetes. Nivel alto de insulina (y el síndrome metabólico) (cap. 5).
-Las enfermedades coronarias (cap. 7).
-Los golpes en la cabeza (cap. 8).
-La exposición medioambiental a las toxinas (cap. 8).
-La deficiencia de ácido fólico vitamínico (caps. 4 y 27).
-La obesidad, especialmente durante la edad adulta (cap. 6).

Los factores de riesgo

En esta sección daré una visión general de los factores que son inmodificables. Afortunadamente, el número de factores modificables lo supera.

Cada factor modificable se describe con detalle en otro capítulo, tal y como he mencionado anteriormente.

LA EDAD

El alzhéimer es una enfermedad propia de la vejez. Por ese motivo, la edad avanzada es el factor de riesgo más pronunciado; el riesgo aumenta exponencialmente con la edad. En otras palabras, cuanto más se viva, más riesgos se tienen. Como se ha mencionado en el capítulo anterior, a la edad de sesenta y cinco años el 5% de las personas lo padecen. El riesgo se dobla con cada cinco años de edad que se aumente. Algunos creen que a la edad de ochenta y cinco años, el riesgo llega a ascender hasta el 50%, pero la mayoría de los expertos la estiman entre un 35 y un 40%. Teniendo en cuenta que el segmento de población con sesenta y cinco años está creciendo a un ritmo superior a cualquier otro, y que esa edad ya la tienen más de 34 millones de estadounidenses, se puede deducir que dicha edad es la de más riesgo.

Desgraciadamente, el riesgo jamás desaparece. Por ese motivo, jamás se deben descartar los riesgos de padecerla. Por otro lado, se puede llegar hasta el final de la vida sin experimentar ni los más mínimos síntomas de esa enfermedad. En el Sun City, en nuestro instituto de investigación, vemos personas todos los días que han llegado a los ochenta años y que están completamente normales desde el punto de vista de la memoria. Esos ancianos son parte de nuestro programa de donaciones de cerebro y órganos, por lo que son observados con regularidad y, cuando fallecen, tenemos su permiso para realizar la autopsia de sus cuerpos en interés de la ciencia. En esas personas observamos algunos cambios moderados producidos en su cerebro por la enfermedad de Alzheimer, pero ninguno de ellos causa de demencia. En realidad, a la edad de noventa años, más del 90% de los ancianos normales desde el punto de vista cognitivo que hay en el Sun City no han experimentado cambios cerebrales por el alzhéimer.

LAS INFLUENCIAS GENÉTICAS: LA HERENCIA Y EL HISTORIAL FAMILIAR

No podemos elegir a nuestros padres, ni tampoco su genética. Los genes y otros marcadores biológicos pueden identificarse rápidamente y nos proporcionan valoraciones de riesgo en aquellas personas que desarrollarán

UNA HISTORIA FAMILIAR

Hace unos cuantos años, John, un señor de cuarenta y un años, vino a verme. Una vez realizada la evaluación, resultaba obvio que estaba desarrollando la enfermedad de Alzheimer. Había perdido su trabajo porque tenía dificultades para finalizar las tareas; todo había comenzado a la edad de treinta y ocho o treinta y nueve años. Lo que me advirtió de alguna manera que padecía alzhéimer fue el hecho de que tenía un hermano mayor de cuarenta y dos al que se le había diagnosticado dicha enfermedad, además de que su madre, que murió cuando tenía sesenta y tantos, había perdido la memoria. Su examen resultó alarmante, dado lo joven que era y el historial familiar que presentaba. Pude ponerme en contacto con el doctor de su hermano, ordenar una prueba de presenilidad y confirmar el diagnóstico mediante un escáner PET (capítulo 19). Lo más triste de todo es que tenía tres hijos. Envié a la familia a un consejero genético. Desde ese momento fue ingresado en una sala de cuidados.

posteriormente enfermedades complejas de inicio tardío, como es el caso del alzhéimer. No obstante, hay que recalcar que disponemos de unos conocimientos muy escasos acerca de la influencia genética en la salud cognitiva y emocional.

Aunque más del 95% de los casos de alzhéimer se consideran *multifactoriales* (es decir, que se atribuyen a varias causas) en términos de etiología (la ciencia que estudia la causa de las enfermedades), se han identificado tres genes —proteína precursora del amiloide, presenilina I y presenilina II— cuyas mutaciones están casi siempre presentes en el inicio del alzhéimer, antes de los sesenta y cinco, y donde se identifica claramente el modelo de herencia. La enfermedad de Alzheimer producida por la mutación de esos tres genes se produce en la familia. Esas mutaciones son bastante extrañas, pero cuentan en muchos casos de alzhéimer que se observan entre los grupos más jóvenes (treinta y cinco hasta sesenta años). Un tipo de ese alzhéimer se describió en el documental tan emotivo titulado *The Forgetting* (*El Olvidadizo*) realizado por Dale Sheik y emitido en la PBS en el año 2002.

En la actualidad, también se dispone comercialmente de una prueba sanguínea que identifica a las personas con algún tipo de alzhéimer que se

75

transmite genéticamente. Desgraciadamente, lo único que pueden hacer todos los test es determinar si alguien corre esos riesgos; las mutaciones probablemente seguirán transmitiéndose a las futuras generaciones. Existen otros test de presenilidad, pero no están disponibles comercialmente hablando.

El gen de la apolipoproteína (APO-E) se asocia con un alto riesgo de alzhéimer familiar o formas esporádicas de inicio tardío de la enfermedad. El gen APO-E no es necesario ni suficiente para causar la enfermedad y, por tanto, se considera un factor de riesgo genético o un gen de susceptibilidad genética, en lugar de una causa definitiva. Se comenta con más detalle posteriormente, en este mismo capítulo.

EL HISTORIAL FAMILIAR

Con frecuencia me piden que explique los riesgos que tiene una persona de desarrollar alzhéimer si alguien de su familia lo padece. Muchos familiares de nuestros pacientes son plenamente conscientes de los riesgos que padecen tanto ellos como sus descendientes de heredar la enfermedad. En otras ocasiones, por el contrario, los hermanos y los hijos de los pacientes no parecen preocuparse de sus propios riesgos mientras el enfermo vive. No obstante, cada día hay más parientes ostensiblemente preocupados por las probabilidades de padecer la enfermedad y desean saber todo lo posible acerca de ella.

Hacen bien en estar preocupados y tienen razones para ello: el riesgo adicional de padecer demencia entre los parientes de primer grado (es decir, madre, padre, hermano o hermana), comparado con las personas que envejecen con normalidad desde el punto de vista cognitivo sin un historial familiar, es de seis veces más. El estudio MIRAGE, un estudio multicentro nacional de la Universidad de Boston dirigido por mi colega el doctor Lindsay Farrer, está dedicado al estudio de los factores de riesgo genéticos que influencian en el desarrollo del alzhéimer (nosotros somos colaboradores y participantes en el SHRI). Este estudio ha demostrado que existe un riesgo acumulativo de desarrollar alzhéimer entre los parientes de primer grado de casi el doble en comparación con los que no son de primer grado. Los hermanos y hermanas de los pacientes de alzhéimer que no están afectados por la enfermedad tienen el doble de probabilidades de contraerla que los demás ciudadanos de la misma edad.

Otros investigadores de Washington y Nueva York han demostrado que la manifestación del alzhéimer en los parientes de primer grado es tres veces superior. Aunque se han asociado otros factores de riesgo que no son genéticos, como por ejemplo los golpes en la cabeza o un bajo nivel educativo, ninguno de ellos es tan consistente como el historial familiar de una persona.

EL GÉNERO FEMENINO

Aunque el alzhéimer no es selectivo, sabemos que las mujeres tienen mayores riesgos de desarrollarlo. En las personas mayores de sesenta y cinco años, el riesgo entre las mujeres es tres veces superior al de los hombres. En general, el porcentaje es de 60 a 40. Eso puede deberse a la diferencia de supervivencia, ya que los hombres tienen menos expectativas de vida que las mujeres (de tres a cinco años). Sin embargo, también es posible que se deba a la exposición de estrógeno, argumento del que se habla con más detalle en el capítulo 10.

La diferencia de género en el alzhéimer es un descubrimiento consistente, ya que ha habido un enfoque bastante significativo en el estrógeno como factor relacionado con dicha enfermedad. Un estudio comunitario llevado a cabo entre una población de 1.500 mujeres de Estocolmo, ha demostrado que la incidencia de alzhéimer continúa aumentando con la edad, pero sólo entre las mujeres mayores de setenta y nueve. En ese grupo, las mujeres más ancianas tenían más incidencia. En ese estudio en particular, el hecho de ser mujer triplicaba los riesgos relativos de padecer alzhéimer. Los datos preliminares indicaron también que una menopausia temprana representaba un riesgo también en la incidencia de alzhéimer entre las mujeres. Otros estudios epidemiológicos realizados en el Reino Unido y Holanda han dado los mismos resultados. Además, las mujeres que hayan padecido un infarto de miocardio tienen cinco veces más probabilidades de desarrollar el alzhéimer que las que no tengan ese historial de antecedentes.

Por ese motivo, nos hacemos la siguiente pregunta: ¿por qué las mujeres padecen con más frecuencia el alzhéimer que los hombres? Una posibilidad es que el estrógeno se pierda en el cerebro de las mujeres con dicha enfermedad. En un estudio llevado a cabo en el Sun Health Research Institute y la Universidad de Chicago, el análisis de las mujeres que habían fallecido de alzhéimer mostraba que su cerebro contenía menos estrógeno que las mujeres sometidas a controles de edad. Esa pérdida de estrógeno podría explicar por qué hay más incidencia de casos de alzhéimer entre las mujeres que entre los hombres. Los experimentos realizados con animales también han demostrado que una deficiencia de estrógeno acelera la producción del amiloide y la deposición. De hecho, la merma de estrógeno provoca un declive de la memoria declarativa y de la coordinación motora que se puede prevenir mediante la terapia de estrógeno. Algunos de estos descubrimientos se describen con detalle en el capítulo 10.

Sin embargo, cuando el estrógeno se ha observado en la sangre, estos descubrimientos carecen de base, indicándonos que es un fenómeno que depende únicamente del cerebro. El estrógeno en el suero sanguíneo era tan bajo en las mujeres ancianas normales como en las enfermas de alzhéimer. Tal y como indica mi colega la doctora Rena Li, la deficiencia de estrógeno cerebral es más específica que la deficiencia de estrógeno en el suero sanguíneo en el desarrollo de la enfermedad de Alzheimer.

Otra consecuencia de la reducción de estrógeno puede estar relacionada con los cambios que tienen lugar en el cerebro de un enfermo de alzhéimer. Se ha descubierto que las placas y los ovillos (de los que hemos hablado en el capítulo 2) están muchísimo más asociados con el alzhéimer de las mujeres que con el de los hombres. Un estudio realizado con un grupo de monjas y sacerdotes descubrió que, cuantas más placas y ovillos se encontraban en el cerebro, mayor era la probabilidad de alzhéimer clínico en las mujeres que en los hombres. Esos datos vienen a corroborar la tesis cada día más sostenida de que las mujeres son más vulnerables al alzhéimer que los hombres.

La importancia de las pruebas sanguíneas

Algunos riesgos de padecer alzhéimer pueden identificarse mediante unas pruebas sanguíneas, otros no. Mientras que las pruebas rutinarias de sangre revelan algunos de esos riesgos, otros requieren de paneles especiales y más complicados. Los resultados del test varían, ya que algunos indican factores únicos que señalan el riesgo de padecer la enfermedad de Alzheimer y otros indican solamente la presencia de anormalidades fisiológicas que pueden o no representar un riesgo de padecerlo.

La homocisteína

Una de las cosas que debes exigir en una prueba sanguínea es el resultado del nivel de la proteína sanguínea llamada *homocisteína*. La homocisteína se puede identificar mediante una simple prueba sanguínea que realiza cualquier médico. Un nivel alto de homocisteína va de la mano con la deficiencia de ácido fólico (una vitamina B) y se ha asociado con una mayor incidencia de alzhéimer, demencia vascular, enfermedades coronarias y apoplejía.

El nivel de homocisteína ha sido normalmente supervisado por los neurólogos y cardiólogos que, desde hace tiempo, conocen el vínculo existente entre un nivel elevado de homocisteína —conocido por el nombre de *hiperhomocisteinemia*— y los casos *isquémicos* (reducción de la irrigación sanguínea en el cerebro) o cardiovasculares. Por ejemplo, se sabe desde hace tiempo que un nivel elevado de homocisteína es un factor de riesgo de apoplejía. En los últimos años, los científicos también han encontrado en algunos estudios realizados entre la población ciertos vínculos entre un nivel elevado de homocisteína y un mayor riesgo de alzhéimer.

El vínculo existente entre un nivel elevado de homocisteína y el alzhéimer se vieron por primera vez en el famoso estudio Framingham, un proyecto en marcha que ha investigado los riesgos de enfermedades coronarias y otras enfermedades en residentes de Framingham y Massachusetts durante los últimos treinta años a través de evaluaciones médicas regulares. En un estudio reciente basado en la población y llevado a cabo en Italia, los investigadores descubrieron que un nivel elevado de homocisteína duplicaba los riesgos de desarrollar demencia, al igual que la deficiencia de folato.

Otros estudios que se han publicado recientemente revelaron que la hiperhomocisteinemia no sólo incrementaba los riesgos de padecer la enfermedad de Alzheimer, sino que además se encuentra presente en otros deterioros moderados de la función cognitiva y la memoria. Los científicos del Baltimore Memory Study descubrieron que los pacientes con un nivel elevado de homocisteína mostraban un escaso resultado en las pruebas de memoria y cognitivas en comparación con el obtenido por las personas con un nivel normal de homocisteína. Así sucedió en las ocho partes en que consiste el test de memoria. Las personas con el cuartil más elevado (es decir el mayor 25%) de nivel de homocisteína duplicaban sus probabilidades de estar en el cuartil más bajo en lo referente a las puntuaciones de los test cognitivos en comparación con los que tenían un nivel más bajo de homocisteína, además de que el riesgo de demencia entre estos dos cuartiles era igual a cuatro años añadidos a la vida de aquéllos con hiperhomocisteinemia. Es una diferencia significativa e importante para conocer el alzhéimer, ya que la homocisteína es un factor de riesgo que podemos *alterar*.

Por tanto, ¿qué es exactamente la homocisteína y cuál es su vínculo con el alzhéimer? La homocisteína es un aminoácido que contiene *sulfhidrilo;* es decir, es un elemento esencial de una proteína producido de forma natural en el cuerpo. La homocisteína es un derivado del aminoácido esencial llamado *metionina*, abundante en las proteínas. En el cuerpo, la conversión de la metionina en homocisteína es crucial para el funcionamiento adecuado de receptores de moléculas, entre los que se incluye el ADN, los neurotransmisores, los fosfolípidos y las proteínas.

Los científicos saben que la homocisteína es tóxica para las células cerebrales (neuronas) porque fomenta la producción de radicales libres y estimula la actividad glutamatérgica. Cuando la cantidad de homocisteína se eleva en el flujo sanguíneo, impide la reparación de ADN y lo hace vulnerable a los efectos tóxicos del amiloide (ver capítulo 1).

En los ratones transgénicos con la enfermedad de Alzheimer, la deficiencia del ácido fólico también incrementa el daño producido en el ADN y fomenta la acumulación del amiloide. En esos modelos, el nivel elevado de homocisteína asociado con la deficiencia de ácido fólico impide la reparación de ADN en las células cerebrales responsables de la memoria (las neuronas hipocámpicas). Estas células cerebrales son vulnerables a la toxicidad del amiloide (ver capítulo 2).

Las concentraciones de homocisteína en la sangre varían ampliamente, pero la concentración de homocisteína dentro de las células se mantiene dentro de un porcentaje relativamente estrecho. Un aumento significativo de este porcentaje incrementa de forma desorbitada los riesgos de un ataque al corazón o de una apoplejía. De hecho, he visto a un joven de veinticuatro años sufrir un ataque fulminante de apoplejía causado por una hiperhomocisteinemia.

El nivel elevado de homocisteína en el plasma ya ha sido investigado como causa modificable para el desarrollo de las enfermedades coronarias o la apoplejía. El incremento de homocisteína puede deberse a las mutaciones genéticas, la edad, las deficiencias vitamínicas, las enfermedades y otros factores relativos al estilo de vida, como puede ser el consumo elevado de alcohol, tabaco, café y la falta de ejercicio físico. Las enfermedades que causan una deficiencia vitamínica también pueden elevar el nivel de homocisteína. Entre ellas cabe destacar la anemia perniciosa (escasez de glóbulos rojos en la sangre), las enfermedades severas del hígado o los fallos renales, un bajo nivel de la tiroides (llamado *hipotiroidismo* entre los médicos y explicado con más detalle en la sección siguiente), diabetes, psoriasis y cáncer. Los medicamentos, incluidos los que contienen un bajo contenido de lípidos y que se utilizan para reducir el colesterol, los medicamentos para la artritis, los anticonvulsivos (para la epilepsia), las hormonas sexuales y otros químicos pueden aumentar también el nivel de homocisteína.

A continuación describo lo que se debe saber sobre el nivel de homocisteína:

- El nivel se obtiene mediante una sencilla prueba sanguínea.
- El porcentaje normal es de 4 a 12 micromoles por litro.
- Un nivel elevado moderado es de 13 a 20 micromoles por litro.
- Un nivel elevado se considera por encima de 20 micromoles por litro.

LAS FUNCIONES DE LA TIROIDES

La función baja de la tiroides (llamada hipotiroidismo) es una de las causas más conocidas de pérdida de memoria y demencia. El fallo de la tiroides, o hipotiroidismo severo, se caracteriza por un elevado nivel sanguíneo de la *hormona estimuladora de la tiroides* (una hormona del cerebro que estimula la producción de la hormona de la tiroides y que se conoce también como HET) y un nivel muy reducido en la sangre de las hormonas de la tiroides conocidas como tiroxina y triiodotironina (T3 y T4 respectivamente). El hipotiroidismo, caracterizado por el fallo de la glándula de la tiroides para eliminar el yodo del cuerpo, se encontró en algunos de los pacientes más ancianos.

El hipotiroidismo puede causar la demencia independientemente del alzhéimer. La demencia se relaciona normalmente con algunos cambios mentales como la depresión, la escasa concentración y los problemas de atención. Otras características de hipotiroidismo es la sensibilidad al frío, el estreñimiento, la piel seca y pálida, la cara hinchada, la voz ronca, el aumento inexplicable de peso, el dolor muscular, la rigidez y flacidez muscular, y la fatiga y el aletargamiento. Se cree también que el hipotiroidismo es causa contribuyente de la aparición del alzhéimer.

Los niveles de la función de la tiroides son fáciles de conocer, porque los niveles de T3, T4 y HET son revisados regularmente en la práctica médica. Pregúntele a su médico si no está seguro de cuándo se revisaron sus niveles de la tiroides.

A continuación describo lo que se debe saber acerca de las pruebas de las funciones de la tiroides:

- Se obtienen mediante una sencilla prueba sanguínea.
- El porcentaje normal de HET es de 0,4 hasta 4,0 mIU por litro
- El porcentaje normal de T4 es de 4,5 hasta 11,2 mcg/dl.
- El porcentaje normal de T3 es de 0,1 hasta 0,2 mcg/dl.

LA DIABETES

La diabetes, especialmente la del tipo 2, es uno de los mayores factores de riesgo de la enfermedad de Alzheimer. La resistencia a la insulina que caracteriza a la diabetes del tipo 2 acelera la patología del alzhéimer mediante los cambios inflamatorios del cerebro. Sin embargo, algunos estudios realizados recientemente, demuestran que un tipo de medicamento para la diabetes, los tiazolidinediones, puede tener un efecto protector contra la demencia, además de que la diabetes, si se trata a su debido tiempo, es una enfermedad bastante manejable. Como parte del examen de riesgos de padecer alzhéimer, pídale a su médico que revise los niveles de insulina, el nivel de azúcar en la sangre y la hemoglobina A1C, que también puede indicar diabetes.

Hablaré más detalladamente de los vínculos existentes entre la diabetes y el alzhéimer en el siguiente capítulo.

A continuación describo lo que se debe saber acerca de las pruebas de diabetes:

- Se obtienen mediante unas pruebas sanguíneas y un test de tolerancia a la glucosa.
- El porcentaje normal de azúcar en sangre es de 70 a 100 mg/dl. El nivel de azúcar debe medirse después de doce horas de ayuno.
- Realizar el test de tolerancia a la glucosa. Esta prueba conlleva la ingesta de un líquido azucarado y la medición del nivel de azúcar cada hora durante tres horas.
- Realizar una prueba sanguínea para revisar la hemoglobina glicosolatada (HbA1C). El porcentaje normal es inferior al 5%. Una elevación moderada supone del 5 al 7% y muy elevada superior al 7%.
- Realizar otra prueba sanguínea que mida los niveles de insulina en ayuno. El porcentaje normal es inferior a 25 microU/ml.

EL GENOTIPO DE LA APOLIPOPROTEÍNA E

Unos avances recientes realizados en la investigación genética del alzhéimer han demostrado la posibilidad de comprobar la susceptibilidad genética de las personas asintomáticas. El genotipo de la apolipoproteína E, que puede determinarse mediante una prueba sanguínea, identifica uno de los factores de mayor potencial de riesgo. Esta prueba nos dice sencillamente qué tipo de los tres que existen de *apolipoproteína E* (alelos) tenemos en la sangre: APO-Eϵ2, APO-Eϵ3 y APO-Eϵ4.

Las apolipoproteínas son proteínas de la sangre que transportan el colesterol y la grasa hasta y desde el hígado. Existen muchos tipos de apolipoproteínas, pero todas derivan de los genes que se heredan de nuestros padres.

La prueba sanguínea APO-E está disponible comercialmente a través de la empresa Athena Diagnostic (www.athenadiagnostic.com) y cuesta 275 euros. Puede que exista alguna otra forma de hacerse la prueba, pero lo mejor que se puede hacer es consultar con un doctor o un especialista en demencia. Hay que tener en cuenta que dicho test no está cubierto por la Seguridad Social y que la cobertura de los planes individuales de seguros varía.

La investigación indica que el genotipo APO-Eϵ2, que es bastante extraño, puede proporcionar algo de protección contra el alzhéimer. El APO-Eϵ3 es la forma más común y neutra en lo referente a riesgos de alzhéimer. El genotipo APO-Eϵ4, menos común que el APO-Eϵ3, se encuentra en el 50% de los pacientes de alzhéimer, además de en una quinta parte de las personas sin dicha enfermedad.

El APO-E es un tipo de sangre, como puede ser el grupo A, B y 0. Al igual que los otros tipos de sangre, el APO-E se hereda con una copia del gen de nuestra madre y otra copia del gen de nuestro padre. Los estudios han demostrado que si se tienen dos copias de APO-Eϵ4, los riesgos de desarrollar alzhéimer son trece veces superiores a los de la población en general. Si se tiene una copia del APO-Eϵ4, los riesgos son tres o cuatro veces superiores a los de la población normal, como se puede observar en la figura de abajo. Las barras de la derecha muestran el incremento de posibilidades de desarrollar alzhéimer asociadas con ser portador del APO-Eϵ4.

Por lo tanto, la prueba sanguínea del genotipo APO-E es una forma muy contundente de identificar a las personas que padecen riesgos de contraer alzhéimer. Eso es una buena y una mala noticia, pero ¿es malo saber que eres portador de ese tipo de sangre?

Mi colega, el doctor Robert Green de la Universidad de Medicina de Boston, se ha propuesto averiguarlo. El doctor Green está realizando un estudio denominado Evaluación de Riesgo y Educación del Alzhéimer (REVEAL), la primera prueba controlada de forma aleatoria (RCT) de esta clase que sirve para evaluar el impacto de la valoración de riesgos de alzhéimer utilizando el desglose del genotipo APO-E.

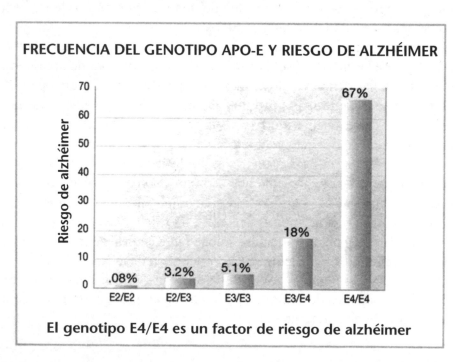

84

Caso práctico

UNA PRUEBA SANGUÍNEA

Brian, un educador jubilado de sesenta y tantos años, vino a visitarme hace unos años preocupado por contraer la enfermedad de Alzheimer. Su madre también padecía dicha enfermedad y aún vivía. Deseaba saber cuáles eran sus riesgos y quería que le hiciese «la prueba sanguínea» para saber si tenía alzhéimer.

Le dije la realidad del caso y le comenté que, siendo su madre una enferma de alzhéimer, sus probabilidades eran dos de tres. Hablamos de utilizar el genotipo APO-E para identificar los riesgos, pero le advertí que dicho test no era el utilizado para explorar a las personas asintomáticas (aquellos que no manifiestan pérdida de memoria antes de los síntomas) y que tanto la Asociación Médica Americana como la Academia de Neurología Americana estaban en contra de esa exploración rutinaria. No obstante, deseó hacerse la prueba. El resultado fue 4-4 (dos copias de APO-E€4), lo cual suponía un tremendo riesgo, unas trece veces superior a cualquier persona normal. El paciente utilizó la información de la mejor manera posible y le sirvió de motivación para comenzar una forma de vida con hábitos saludables. Desde que inició la estrategia preventiva agresiva hace cuatro años, no ha mostrado ningún síntoma de padecer alzhéimer.

En el estudio REVEAL, los investigadores contactan con personas de riesgo para determinar si desean someterse a una evaluación que les notifique los riesgos de desarrollar la enfermedad. Todos los participantes del estudio son hijos de personas que clínicamente han sido diagnosticadas o a los que se les hizo la autopsia donde se les confirmó la enfermedad de Alzheimer. Las cuestiones más importantes de esta parte del estudio son quién busca la información y por qué.

Por norma general, las personas que requieren de dicha información suelen ser más jóvenes de los sesenta, mujeres y personas con educación. Las principales razones que han expuesto para desear saber su genotipo son:

• Contribuir a la investigación (93,9%).

• Planificar los asuntos personales (87,4%).
• Esperar que se desarrolle un tratamiento efectivo (86,8%).

Sin embargo, la razón más importante fue la necesidad de preparar a los miembros de la familia para el alzhéimer. De hecho, los participantes mencionaron esta razón en un porcentaje tres veces superior a las demás. Los primeros descubrimientos del estudio REVEAL indican que la prueba de susceptibilidad genética es de sumo interés para las personas que padecen riesgo, a pesar de que saben que, de momento, no se dispone de ningún tratamiento disponible.

Entonces, ¿qué significa tener un ε4? ¿Significa que se va a padecer de alzhéimer? No necesariamente. Para empezar, hay que decir que tener ese gen no significa necesariamente que una persona desarrolle la enfermedad, sino tan sólo que tiene grandes riesgos de padecerla. Hay personas que tienen el gen ε4 y que llegan a la tumba sin haber experimentado ningún síntoma. Por el contrario, hay personas que no tienen una copia del gen APO-Eε4 y desarrollan la enfermedad, aproximadamente la mitad de los enfermos de alzhéimer.

Si no hay pérdida de memoria (en otras palabras, si no se es asintomático), entonces no se debe someter a revisiones rutinarias debido al potencial de discriminación por inseguridad. La forma de estudiarlo incluye examinar a sus padres (especialmente si uno de ellos padece la enfermedad de Alzheimer) y determinar los riesgos de forma indirecta. Si ya se tienen síntomas, entonces recomiendo que se haga la prueba, pero siempre bajo la supervisión de una persona experimentada en ese área que pueda aconsejarle debidamente.

Si por el contrario existe ya pérdida de memoria y además se es portador del gen ε4, las probabilidades de que esa pérdida de memoria esté relacionada con el alzhéimer son tremendamente altas. Mi colega, el doctor Norman Relkin, del Weill Cornell Medical College de Nueva York, calcula que son del 94 al 97%. Sabemos además que las personas con deterioro cognitivo ligero (DCL) tienen muchas más probabilidades de desarrollar la enfermedad si son portadores del gen ε4. Entre los portadores de ε4 con deterioro cognitivo ligero, el 50% pasan de esa fase a padecer el alzhéimer en menos de tres años, mientras que en los no portadores esa cifra sólo asciende al 20%. Curiosamente, los enfermos que padecen DCL con gen $\epsilon4$ responden mejor a los medicamentos para la memoria como el donozepil (Aricept) que los pacientes sin gen $\epsilon4$.

En múltiples estudios se ha observado que una mayor frecuencia del alelo APO-E$\epsilon4$ provoca un empeoramiento de la función cognitiva. Mi colega, el doctor Richard Caselli, de la Clínica Mayo en Scottsdale, descubrió que el deterioro de la memoria relacionado con la edad se producía antes en las personas entre cuarenta y nueve y sesenta y nueve años con una doble copia del APO-E$\epsilon4$ que entre las que carecían de ese gen. En otro estudio diferente, los investigadores descubrieron que los cambios metabólicos que tienen lugar en el cerebro de un enfermo de alzhéimer podían detectarse mediante un escáner de tomografía de emisión de positrón (TEP) incluso en los portadores más jóvenes del $\epsilon4$ (de veinte a cuarenta años). Los escáner TEP se describen con más detalle en el capítulo 20. Sin embargo, un estudio realizado en Corea no encontró asociación entre el estatus del portador de $\epsilon4$ con el rendimiento de las pruebas neuropsicológicas. En el estudio llevado a cabo en las Órdenes Religiosas de Chicago, los investigadores encontraron un vínculo muy estrecho entre el APO-E$\epsilon4$ y el deterioro de la función cognitiva justo antes del fallecimiento. El alelo $\epsilon4$ se asoció con un incremento del riesgo del doble en lo que se refiere al deterioro cognitivo entre las casi mil personas que participaron durante los siete años en el estudio longitudinal MacArthur sobre el Envejecimiento Apropiado. En general, estos estudios indican que ser portador del APO-E$\epsilon4$ no sólo incrementa los riesgos de alzhéimer, sino que afecta a la función cognitiva antes de que la enfermedad se manifieste.

¿Es muy común ver el $\epsilon4$ con el DCL? Los resultados de los estudios varían, pero las estimaciones más recientes indican que entre el 30 y el 50% de las personas con diagnóstico de DCL tienen un $\epsilon4$. Recuerde, el 20% de la población general no demente, y casi el 50% de las personas con alzhéimer, tienen un gen $\epsilon4$.

Curiosamente, la frecuencia del $\epsilon4$ varía según la localización geográfica, incluso de país a país. En Grecia, por ejemplo, sólo el 8% de las personas tienen $\epsilon4$, mientras que en Suecia, Holanda e Inglaterra la cifra oscila entre el 26 y el 34%. Esa heterogeneidad genética entre las diferentes poblaciones del mundo hace que sea tan diferente la incidencia de alzhéimer en los distintos lugares.

LOS MITOS Y CERTEZAS ACERCA DEL GENOTIPO APO-E

Mito: Si se es portador del ϵ4, seguro que se padecerá alzhéimer.
Falso: Tener el gen ϵ4 sólo supone un mayor riesgo de padecer alzhéimer.

Mito: Si no se tiene el gen ϵ4, no se padecerá la enfermedad de alzhéimer.
Falso: Un 50% de las personas con alzhéimer no tiene ϵ4.

Mito: Se puede cambiar la presencia o ausencia del ϵ4.
Falso: El estatus del APO va en la composición genética desde el momento de la concepción.

Mito: Si ninguno de mis padres tiene un ϵ4, no puedo heredar la enfermedad.
Cierto: Uno de los padres debe ser portador del ϵ4 para heredarlo. Si uno de los padres tiene una doble copia, entonces la transmite. Si sólo tiene una copia, entonces sólo hay un 50% de posibilidades de que se herede.

Caso práctico

UNA PRUEBA GENÉTICA

Steve, un oficial de policía jubilado, vino a visitarme por primera vez cuando tenía cincuenta y siete años. Había trabajado en Chicago y había sido condecorado varias veces por sus servicios, pero se había retirado a Las Vegas.

A los pocos años comenzó a tener problemas de memoria y tenía dificultades para terminar algunas labores que emprendía en la casa. Después de varias evaluaciones se le diagnosticó la enfermedad de Alzheimer. Una prueba genética demostró que tenía una doble copia del alelo APO-Eϵ4 (4-4). Al igual que otras muchas personas con ese perfil genético, manifestó un caso agresivo de alzhéimer. Aunque combatió la enfermedad con los mejores y más actuales tratamientos, además de con una dignidad loable, murió a la edad de cincuenta y nueve años. Su muerte fue muy llorada por muchos que lo conocimos.

EL PANEL COLESTEROL-LÍPIDO

Un elevado nivel de colesterol puede ser un factor de riesgo de alzhéimer. A medida que una persona pasa de la función cognitiva normal al deterioro cognitivo ligero que precede al alzhéimer, su nivel de colesterol asciende. Afortunadamente, muchos doctores dedican sus estudios a tratar el colesterol por razones que tienen más que ver con las enfermedades coronarias que con el alzhéimer, por eso se puede realizar una prueba sanguínea que proporcione un análisis del nivel de colesterol. La estrategia básica consiste en reducir la lipoproteína de baja densidad (LDL), reducir el colesterol total (CT), reducir los triglicéridos y elevar la lipoproteína de alta densidad (HDL). Otra meta es mejorar el ratio del CT/HDL; cuanto más alto sea, mayor es el riesgo de sufrir un ataque cardíaco.

El Panel Educativo Nacional del Colesterol (NCEP) establece los objetivos estándar del colesterol para las personas según su riesgo de enfermedades coronarias, historial familiar y diabetes. El NCEP aún no ha estudiado las recomendaciones para los casos de alzhéimer, pero nos podemos apropiar de sus pautas como estrategia preventiva: El panel de lípidos está dividido en muchas partes:

- HDL (lipoproteína de alta densidad, conocida como «colesterol bueno»).
- LDL (lipoproteína de baja densidad, conocida como «colesterol malo»).
- VLDL (lipoproteína de muy baja densidad, conocida como «colesterol muy malo»).
- Colesterol total (HDL + LDL + VLDL = CT).
- Ratio del colesterol (colesterol total/HDL).
- Triglicéridos (conocidos como grasas y lípidos).

¿Cuál es el porcentaje normal de colesterol total?
Menos de 199 mg/dl es lo más aconsejable, 200 hasta 239 mg/dl está en el límite y más de 240 mg/dl se considera un riesgo elevado.

¿Cuál es el porcentaje normal de LDL?
Menos de 100 mg/dl es lo más aconsejable, de 100 a 129 mg/dl está cerca de lo aconsejable, de 130 hasta 159 supone estar en el límite, de 160 hasta 189 se considera alto y más de 189 muy alto.

¿Cuál es el porcentaje normal de triglicéridos?
Menos de 150 mg/dl es normal, de 150 a 199 mg/dl se considera el límite, de 200 hasta 499 alto, y más de 499 muy alto.

¿Cuál es el porcentaje normal del ratio de colesterol?
Cuanto más bajo, mejor. Para los hombres lo más aconsejable es menos de 3,5 y para las mujeres menos de 3,3. El ratio medio de los hombres es de 5,0 y el de las mujeres de 4,4. El riesgo comienza cuando asciende por encima de 5,0 para los hombres y de 4,5 para las mujeres.

El nivel de colesterol debe medirse en ayunas. Consulte con el médico si los valores que he mencionado son correctos en sus análisis.

Mi colega, el doctor Larry Sparks (que ha dedicado toda su carrera al estudio del vínculo existente entre el colesterol y el alzhéimer) del Sun Health Research Institute ha trabajado para comparar el nivel elevado de colesterol con la función cerebral. Tomó muestras de sangre de personas que formaban parte de nuestro programa de donación de cerebros y órganos y midió tanto el nivel de colesterol como la aparición del amiloide en el tejido cerebral de los pacientes que, al morir, eran cognitivamente normales, tenían deterioro cognitivo ligero o sufrían de alzhéimer.

El doctor Sparks descubrió que el nivel de colesterol aumenta progresivamente a medida que la persona pasa de la función cognitiva normal al alzhéimer, pero deja de hacerlo en cuanto el enfermo padece dicha enfermedad. Eso indica que el colesterol está involucrado en la primera serie de cambios producidos en el cerebro, además de que respalda la muy extendida tesis de que el control del colesterol debe incluirse en cualquier programa de prevención de alzhéimer. Hablaremos de ello más detalladamente en el capítulo 13.

Conclusiones y sugerencias

- Existen riesgos claros de desarrollar el alzhéimer. Algunos son modificables y otros no.
- Entre los riesgos que no se pueden alterar se incluye la edad, el historial familiar, las influencias genéticas y pertenecer al sexo femenino.
- Los riesgos modificables son la hipertensión, el colesterol, las enfermedades cardíacas, la obesidad, las enfermedades cerebrovasculares, los golpes en la cabeza, las deficiencias vitamínicas, la diabetes y un nivel elevado de homocisteína.

- Pídale a su médico que supervise el nivel de la tiroides.
- Pídale a su médico que supervise el nivel de vitamina B_{12} y de ácido fólico.
- Pídale a su médico que revise periódicamente el nivel de homocisteína.
- Pídale a su médico que revise la diabetes y la resistencia a la insulina.
- Consulte la posibilidad de hacerse una prueba de apolipoproteína E si sospecha que puede ser un factor de riesgo.
- Pídale a su médico que revise el nivel de colesterol.

5. La diabetes

El número de casos de diabetes del tipo 2 ha aumentado desorbitadamente en Estados Unidos y el resto del mundo. La Organización Mundial de la Salud calculó que el número de personas que padecía diabetes en el mundo ascendía a 177 millones, una cifra que se ha acercado a los 300 millones en el año 2005. De acuerdo con los datos de la Asociación Americana de la Diabetes, en Estados Unidos se diagnostica una persona con dicha enfermedad cada minuto, a los que hay que añadir los 18 millones de pacientes que ya han sido diagnosticados y los 9 millones que quedan por hacerlo. Una de las razones de ese incremento es la obesidad.

Pero ¿qué tiene eso que ver con el alzhéimer? Los científicos están descubriendo que mucho. Los vínculos entre una regulación anormal de insulina o una resistencia a la insulina, ambas precursoras de la diabetes del tipo 2, y los riesgos de padecer alzhéimer han quedado patentes en numerosos estudios clínicos y epidemiológicos.

Pero veamos primero lo básico: ¿qué es la diabetes? ¿Quién la tiene? ¿Supone un riesgo más de padecer alzhéimer?

Definición

La diabetes es una enfermedad que provoca que el cuerpo pierda su capacidad para producir insulina o ignora la insulina que produce. Aunque es una definición muy escueta, es la más apropiada para que nos entendamos. La diabetes se divide normalmente en dos categorías: tipo 1 y tipo 2. El tipo 1 se caracteriza porque el cuerpo no produce suficiente insulina (una hormona fabricada por el páncreas). Como consecuencia de esa deficiencia, el cuerpo no puede metabolizar el azúcar en la sangre, por lo que las células carecen de esa sustancia, esencial para la producción de energía. La diabetes del tipo 1 se diagnostica normalmente durante la infancia, la adolescencia o el inicio de la madurez, cuando los síntomas son tan obvios que no se pueden confundir. Se trata normalmente inyectando insulina, aunque en la actualidad existen muchas formas alternativas de administrarla, entre las que se incluye un aerosol nasal o la implantación de una bomba de insulina. Los diabéticos del tipo 1 deben controlar su nivel de azúcar diariamente con el fin de asegurarse de que no ascienda o descienda mucho, ya que ambos extremos son muy peligrosos. La diabetes del tipo 1 no está relacionada con la enfermedad de Alzheimer.

La diabetes del tipo 2 es una enfermedad que se caracteriza porque las células se oponen a la entrada del azúcar sanguíneo, a pesar incluso de que haya un nivel adecuado de insulina en la sangre. El tipo 2 es la forma más común de diabetes, además de la primera causa que acapara nuestra atención cuando creemos que hay riesgos de padecer alzhéimer.

La diabetes es una enfermedad que incapacita y que puede causar daños muy graves en los órganos internos, especialmente los riñones, los ojos (la retina) y los nervios. Es una de las principales causas del infarto de miocardio, la apoplejía y el fallo renal. Si no se trata adecuadamente, puede producir un debilitamiento prolongado en forma de diálisis, fallo renal, pérdida de alguna extremidad y ceguera adquirida. En caso de neuropatía diabética periférica, los nervios de los pies se dañan y se produce una pérdida de equilibrio o una sensación constante de quemazón.

La insulina y el cerebro

Tiene sentido desde el punto de vista médico que exista un vínculo entre la diabetes, que afecta al nivel de insulina en el cuerpo, y la función cognitiva que depende de la insulina del cerebro. Nuestro cerebro necesita un suministro casi constante de glucosa (azúcar en la sangre) para seguir funcionando y la insulina es uno de los principales factores para proporcionar y regular ese nutriente al cerebro. La insulina también es responsable de la regulación de muchas de las actividades de las células cerebrales, además de que desempeña un papel muy importante en la transmisión de las señales entre neuronas. Puesto que la insulina se transporta constantemente a través de la sangre, los niveles de insulina encontrados en el resto del cuerpo están relacionados con el nivel existente en el cerebro. En consecuencia, cuando el metabolismo de la glucosa y de la insulina sufre algún daño, las funciones cognitivas padecen las consecuencias. Debido a esa estrecha relación, cualquier interrupción en el metabolismo de la insulina que provoque un incremento de dicha sustancia en la sangre (*hiperinsuli-nemia*) puede impactar de forma muy negativa a la memoria, además de aumentar los riesgos de padecer alzhéimer. Curiosamente, podemos medir los cambios metabólicos relacionados con el metabolismo de la glucosa en el cerebro de las personas utilizando el escáner PET, del que hablaré con más detalle en el capítulo 19.

Lo que sabemos

Hace una década, la diabetes del tipo 2 y el alzhéimer se consideraban mutuamente exclusivos, en parte porque resultaba muy poco corriente que se produjeran ambos casos. Algunos estudios realizados sobre poblaciones pequeñas descubrieron un riesgo neutro o menor entre los pacientes del tipo 2 y el inicio de alzhéimer. Sin embargo, algunos estudios realizados recientemente, que han utilizado diferentes criterios para determinar la presencia de diabetes y que se han basado más en un análisis completo del nivel de glucosa, han descubierto que la diabetes del tipo 2 supone un riesgo añadido de padecer alzhéimer. En esos últimos estudios se observó que las personas con diabetes mellitus tenían el doble de riesgo de desarrollar alzhéimer cuando se le realizaron los controles de edad, educación y otras variables. Si se trata de una mujer con el gen APO-E, entonces el riesgo es aún mayor.

Los estudios epidemiológicos han demostrado la existencia de unos vínculos muy sólidos entre el riesgo de demencia, el porcentaje de deterioro cognitivo, el historial de diabetes individual y la resistencia a la insulina. Un estudio ha demostrado que hasta el 43% de los casos de demencia se pueden atribuir a la diabetes mellitus o a la apoplejía, o bien a una combinación de ambas enfermedades.

En otro estudio realizado en el Instituto Karolisnka de Estocolmo, Suecia, se descubrió que los pacientes con prediabetes (definida en el capítulo 4) y mayores de setenta y cinco años, tenían un 77% de riesgo añadido de desarrollar alzhéimer en un período de tiempo de nueve años, si se los comparaba con los pacientes que tenían un nivel normal de azúcar en la sangre. Los autores lo atribuyeron a un «deterioro del proceso de la insulina». Otro estudio del Kaiser-Permanente Group de California del Norte relacionó el nivel elevado de hemoglobina glicosolotada (HbA1C; ver capítulo 4) con el riesgo de desarrollar alzhéimer. Los pacientes con un nivel elevado de HbA1C (superior al 15%) tenían un 78% más de probabilidades de desarrollar alzhéimer o deterioro cognitivo en los próximos diez años. Los enfermos con un nivel moderado de HbA1C tenían del 16 al 25% más de probabilidades.

Otro estudio ha demostrado que un nivel alto de insulina, como sucede en el caso de la diabetes del tipo 2, puede significar un riesgo específico de desarrollar alzhéimer, puesto que tanto el metabolismo cerebral del amiloide como la regulación del metabolismo de insulina dependen de la misma enzima: la *enzima degradante de la insulina* (IDE). Un nivel elevado de insulina puede provocar específicamente la inflamación del sistema nervioso central, evitando de esa forma la descomposición normal del beta-amiloide, la proteína tóxica que, como vimos en el capítulo 2, se acumula en un enfermo de alzhéimer. Cuando existe una resistencia a la insulina, la IDE no funciona tan bien como debiera, lo que resulta en una menor descomposición del beta-amiloide.

Lo que aún estamos estudiando

Aunque se pueden demostrar esos vínculos entre la diabetes y el comienzo de la enfermedad de Alzheimer, los investigadores aún no están seguros de lo que significan. ¿Cuánto riesgo supone padecer una patología de trastornos de insulina para desarrollar el alzhéimer? O dicho de otra manera: ¿puede ser el alzhéimer otra forma de diabetes? Es una sugerencia muy sugestiva sacada de un estudio recientemente publicado en el *Journal of Alzheimer's Disease*. Ese estudio demostró que la producción de insulina desciende considerablemente a medida que la enfermedad de Alzheimer progresa.

Lo que más sorprende acerca de ese descubrimiento es que, hasta hace muy poco, pensábamos que la insulina no se producía en el cerebro, sino en el páncreas. Sin embargo, los científicos han descubierto que los pacientes de alzhéimer producen menos insulina que sus homólogos no dementes, una tendencia que aumenta a medida que avanza la enfermedad. La insulina y la proteína que se relaciona con ella, primer factor del incremento de insulina, tienen la facultad de estreñir los sectores celulares creando una situación de resistencia a la insulina similar a la diabetes del tipo 2, causando, de esa forma, una carencia de glucosa en las células cerebrales y su posterior fallecimiento.

Los científicos no comprenden aún por completo el vínculo tan complejo que existe entre la diabetes del tipo 2 y el riesgo de demencia. Al igual que sucede con los pacientes de alzhéimer, las condiciones de salud y los trastornos en los enfermos de diabetes del tipo 2 son muy numerosos. El reto de los investigadores consiste en separar de esa red de síntomas y predisposiciones genéticas los vínculos casuales, de tal manera que, posteriormente, los médicos podamos ofrecer un tratamiento adecuado contra el alzhéimer a nuestros pacientes, o lo que sería aún mejor, desarrollar una forma de prevención. Los descubrimientos más recientes han demostrado que las consecuencias de una interrupción de insulina y la resistencia sobre la función de la memoria son complicadas y probablemente dependan de una combinación de distintos factores, como la edad, la composición genética y la fase que haya alcanzado la diabetes o la demencia.

Sin embargo, si el nivel de insulina y su admisión son tan influyentes en la función de la memoria como indican los datos, entonces los medicamentos antidiabéticos, los agentes antiinflamatorios y las modificaciones dietéticas podrían servir de ayuda para ralentizar el deterioro cognitivo y, en consecuencia, la aparición de la enfermedad de Alzheimer.

Un nuevo estudio demostró que un tipo de medicamentos que se utilizan para la diabetes y que se llaman tiazolidinedionas, como por ejemplo el Actos (pioglitazona), Arandia (rosiglitazona) y Avandamet (rosiglitazona y metformina) pueden tener un efecto protector cuando se trata del alzhéimer. En un estudio realizado a 142.328 personas adultas tratadas por diabetes durante seis años, los enfermos que fueron tratados con tiazolidinedionas mostraron un 19% menos de probabilidades de desarrollar el alzhéimer en comparación con los tratados con insulina. Tanto la rosiglitazona como la pioglitazona están siendo sometidas a exhaustivas pruebas clínicas como tratamientos potenciales contra el alzhéimer. De momento, las pruebas han dado resultados muy alentadores. Sin embargo, la investigación que se está llevando a cabo acerca de la rosiglitazona pende de un hilo debido a que se cree que puede causar complicaciones cardíacas, aunque dicha afirmación es muy debatida.

Igualmente, los resultados obtenidos en una prueba clínica de larga duración llamada Prueba de Control de Diabetes y sus Complicaciones (DCCT), demostraron que una administración agresiva a través de un control estricto de la glucemia (manteniendo poco nutrido el nivel de glucosa en la sangre) durante las fases iniciales de la diabetes previene el deterioro cognitivo posterior, además de reducir la progresión de otros síntomas perjudiciales de la diabetes.

El vínculo existente entre la diabetes del tipo 2 y el alzhéimer continúa siendo un objetivo terapéutico de primera índole para la comunidad científica nacional e internacional.

Lo que se puede hacer

No obstante, seguimos sin saber si la diabetes del tipo 2 es la principal responsable o desempeña tan sólo un papel sin importancia en los pacientes que desarrollan posteriormente la enfermedad de Alzheimer. Lo que sí tenemos claro es: primero, que la diabetes de tipo 2 está estrechamente vinculada al inicio de la demencia y al deterioro de la función cognitiva durante la madurez y la vejez. Segundo, esos vínculos son independientes de enfermedades vasculares como el infarto de miocardio, la hipertensión o la apoplejía.

Es importante revisar los niveles de insulina y de HbA1C regularmente por el gran número de problemas de salud que ocasiona la diabetes del tipo 2. Tal y como muestran los resultados del estudio de la DCCT, el tratamiento de la diabetes no incrementa el riesgo de un deterioro cognitivo y reducirá el riesgo de hipertensión, enfermedades cardíacas y apoplejía si ya ha sido diagnosticada la enfermedad. También es posible que reduzca las probabilidades de desarrollar alzhéimer.

Conclusiones y sugerencias

- La diabetes, especialmente la del tipo 2, incrementa el riesgo de padecer alzhéimer.
- La resistencia a la insulina, un componente clave de la diabetes del tipo 2, se ha encontrado en el cerebro de los pacientes afectados de alzhéimer.

• Pídale a su médico que realice las pruebas de la diabetes.

• Si tiene diabetes, trátela adecuadamente. Su nivel de azúcar debe ser de 70 a 110; el de hemoglobina glicosilada (HbA1C) menos de 6,6.

• Los medicamentos para la diabetes se están utilizando como medicamentos potenciales contra el alzhéimer.

• Si es usted diabético, pídale a su médico que considere la idea de administrarle tiazolidinedionas, conocidas también como glitazonas (rosiglitazona/Avandia y pioglitazona/Actos).

6. El peso corporal y la obesidad

La obesidad, definida científicamente como *índice de masa corporal* (IMC) de 30 o más gramos por metro de altura, es una epidemia nacional en Estados Unidos, y se está convirtiendo en un problema de salud mundial. Tener sobrepeso se define como tener un índice de masa corporal de 25 a 30. Ser un obeso mórbido (es decir, estar en una situación de riesgo) se define como tener un índice de masa corporal superior a 40.

Se pueden encontrar mensajes acerca de la obesidad por todas partes, desde los medios de comunicación hasta los establecimientos de alimentos. A pesar de todas esas advertencias acerca de la obesidad y de la excesiva alimentación, a pesar de los 8.000 millones que se gasta la industria dietética para que tengamos unas proporciones adecuadas, la medida de la cintura de los estadounidenses continúa aumentando al ritmo de nuestras raciones alimenticias. La obesidad, al margen de sus implicaciones ascéticas, aumenta el riesgo de contraer muchas enfermedades, entre las que cabe destacar la presión alta (hipertensión), la diabetes del tipo 2, las enfermedades coronarias y la artritis. Aparte de esos perjuicios para la salud, ¿cómo se relaciona la obesidad con el alzhéimer?

El vínculo entre la obesidad y el alzhéimer

Las pruebas más recientes muestran que la obesidad desempeña un papel importante en el deterioro cognitivo y la demencia, incluida la enfermedad de Alzheimer. Se ha demostrado, además, que ese vínculo se da especialmente cuando la obesidad aparece durante la madurez.

Uno de los estudios seminales sobre la obesidad y el alzhéimer se llevó a cabo en Finlandia. Los científicos evaluaron a casi 1.500 personas durante un período de veinte años, midiendo el índice de masa corporal de los pacientes, además del nivel de colesterol, la presión sanguínea, la altura y el peso. Los pacientes se dividieron en tres grupos: los que tenían un índice de masa corporal normal (menos de 25), los que tenían sobrepeso (entre 25 y 30) y los obesos (los que tenían más de 30).

DETERMINAR EL ÍNDICE DE MASA CORPORAL																
IMC	19	20	21	22	23	24	25	26	27	28	29	30	31	32	33	34	35
Altura en cm	peso corporal en kilogramos																
145	41	43	45	47	50	52	54	56	58	60	62	64	66	68	70	72	74
147	42	44	46	49	52	54	56	58	60	62	64	66	68	70	72	74	76
150	44	46	48	51	54	56	58	60	62	64	66	68	70	72	74	76	78
152	45	47	49	53	56	58	60	62	64	66	68	70	72	74	76	78	80
155	47	49	51	55	58	60	62	64	66	68	70	72	74	76	78	80	82
157	48	50	52	57	60	62	64	66	68	70	72	74	76	78	80	82	84
160	50	52	54	59	62	64	66	68	70	72	74	76	78	80	82	84	86
162	51	53	55	61	64	66	68	70	72	74	76	78	80	82	84	86	88
165	53	55	57	63	66	68	70	72	74	76	78	80	82	84	86	88	90
167	54	56	58	65	68	70	72	74	76	78	80	82	84	86	88	90	92
170	56	58	60	67	70	72	74	76	80	80	82	84	86	88	90	92	94
172	57	59	61	69	72	74	76	78	82	82	84	86	88	90	92	94	96
175	59	61	63	71	74	76	78	80	84	84	86	88	90	92	94	96	98
177	60	62	64	73	76	78	80	82	86	86	88	90	92	94	96	98	100
180	62	64	66	75	78	80	82	84	88	88	90	92	94	96	98	100	102
182	63	65	67	77	80	82	84	86	90	90	92	94	96	98	100	102	104
185	65	67	69	79	82	84	86	88	92	92	94	96	98	100	102	104	106
187	66	68	70	81	84	86	88	90	94	94	96	98	100	102	104	106	108
190	68	70	72	83	86	88	90	92	96	96	98	100	102	104	106	108	110

El índice de masa corporal (IMC) es una forma bastante rigurosa de determinar si se tiene sobrepeso. Busque con el dedo su altura, luego sigua la línea hacia la derecha para encontrar su peso. Después suba hasta la línea de arriba (IMC). Si su índice es superior a 25, entonces tienes sobrepeso. Si es superior a 30, entonces padece obesidad.

Los científicos descubrieron que la obesidad adquirida durante la madurez aumentaba el riesgo de padecer alzhéimer posteriormente. Los que padecían obesidad durante la madurez tenían más del doble de probabilidades de desarrollarlo, siempre y cuando no se incluyera en ese grupo a los fumadores con presión arterial alta o con un nivel elevado de colesterol. Cuando se *añadía* la obesidad al perfil de los que padecían presión arterial alta y un nivel elevado de colesterol, el riesgo de padecer alzhéimer aumentaba hasta seis veces, lo que sugería que la suma de todos esos síntomas incrementaba enormemente el riesgo de padecer posteriormente alzhéimer.

Otro estudio demostraba el vínculo existente entre la obesidad durante la madurez y el riesgo de demencia. Los científicos de la Universidad de Washington evaluaron los datos obtenidos en un estudio que duró cinco años en el que participaron 3.602 personas pertenecientes al Estudio Cognitivo de Salud Cardiovascular, un subestudio del Estudio de Salud Cardiovascular. Durante ese período, 480 participantes fueron diagnosticados de demencia. Los investigadores midieron la altura y el peso de los participantes en el momento de ser admitidos en el subestudio con el fin de calcular su índice de masa corporal. Para estimar su índice de masa corporal se les preguntó cuánto habían pesado a la edad de cincuenta años. Un índice de masa corporal de 20 a 25 kg por metro cuadrado se consideraba normal, estar delgado significaba estar por debajo de los 20 kg por metro cuadrado, tener sobrepeso estar entre 26 y 30 y obeso más de 30. Los investigadores tuvieron en cuenta factores como la edad, la raza, el sexo, la educación, además de factores de riesgo como la demencia y las enfermedades cardiovasculares. Después de tener en consideración todos esos factores, el estudio concluyó que estar obeso a la edad de cincuenta años aumentaba un 40% los riesgos de padecer demencia.

Otro estudio llevado a cabo en Suecia demostró que un índice de masa corporal elevado estaba relacionado con un mayor incremento de la demencia. En un estudio realizado sobre el envejecimiento en Honolulu, se demostró que un elevado índice de masa corporal incrementaba los riesgos de padecer demencia vascular (demencia provocada por una apoplejía, ver capítulo 1), así como otros tipos de demencia, pero no alzhéimer.

Al parecer, estos descubrimientos son ciertos en la mayoría de la población. Un estudio sobre los escáneres cerebrales MRI descubrió que las personas obesas con una medida de cintura muy por encima de lo normal tenían el hipocampo más pequeño (la parte del cerebro responsable de la memoria) que los de menor medida de cintura. Eso indica que la obesidad acelera la degeneración neurológica o provoca los cambios que se producen en los vasos sanguíneos de las estructuras cerebrales relacionados con la demencia.

Los científicos aún están estudiando qué aspectos de la obesidad pueden desempeñar un papel significativo en el desarrollo de la enfermedad de Alzheimer. Un estudio sacado del Kaiser-Permanente de California observó a 10.276 personas con una edad de cuarenta y tantos años durante más de treinta años. Los investigadores tuvieron en cuenta factores como la edad, el género, la raza, la educación, el consumo de tabaco y alcohol, la diabetes, la hipertensión y las enfermedades cardíacas. Descubrieron que las personas obesas tenían un 75% más de riesgos de padecer demencia, mientras que las personas con sobrepeso, es decir con un índice de masa corporal de 25 a 30, sólo tenían un 35% más de riesgo que los de índice de masa corporal normal.

Sin embargo, lo más intrigante que se descubrió en el estudio de Kaiser —más significativo incluso que el IMC, que representa el nivel de grasa general en el cuerpo— es que lo importante radica en dónde se encuentra la grasa. Los pacientes cuya grasa tendía a asentarse en la cintura tenían un porcentaje de riesgo del 72% de desarrollar alzhéimer posteriormente. Ese factor de riesgo se conoce con el nombre de *obesidad central* y se mide por la grosura del pliegue de la piel (pídale a su médico que se lo mida). Incluso aquellos individuos que no estaban clasificados como obesos, pero cuya grasa se aposentaba desproporcionadamente en la parte media del cuerpo, mostraban una mayor probabilidad de desarrollar alzhéimer posteriormente, lo que indica que existe evidentemente una mayor relación entre el peso corporal, la distribución de la grasa y el comienzo de la demencia de lo que se pensaba al principio.

La obesidad y los factores de riesgo vascular

La obesidad es, sin duda, un factor de riesgo. Los estudios han demostrado que tener sobrepeso de una forma constante y significativa provoca muchos

trastornos de salud. Los más serios son presión arterial alta, un nivel elevado del colesterol y la diabetes. Puesto que todas esas enfermedades son, a
su vez, riesgos potenciales de padecer alzhéimer, los científicos están tratando de desenredar la red de interrelaciones que existe entre esos factores de riesgo para poder comprender su fisiología. Los investigadores del
famoso estudio de Framigan examinaron a 1.300 participantes durante
un período de trece años. Uno de sus objetivos primordiales consistía en
evaluar la interacción entre la diabetes y la obesidad. Al principio del estudio, todos los participantes se sometieron a una serie de test cognitivos
y físicos que demostraron que no padecían demencia, apoplejías o enfermedades cardiovasculares diagnosticadas. Los investigadores descubrieron que tanto el estatus del IMC (si se es obeso o no) y la presencia o ausencia de la diabetes estaban íntimamente relacionadas con una gran
variedad de destrezas cognitivas. En los hombres la obesidad era más
que suficiente para causar un impacto en el rendimiento cognitivo: cuanto más tiempo tenía una persona diabetes, más dificultosamente realiza-
ba los test cognitivos. Esos resultados específicos de género para la obesidad, pero no para la diabetes, indican que los mecanismos subyacentes
que vinculan cada uno con la función cognitiva puede que difiera en los
hombres de las mujeres. Ese efecto tan adverso de la obesidad en las funciones cognitivas de los hombres es posible que se deba a su interacción
con la diabetes.

¿Qué se sabe de la interacción de la obesidad, la presión arterial alta y
la función cognitiva? Un estudio reciente llevado a cabo en personas saludables de noventa años o más que no tenían ningún antecedente de apoplejía o demencia examinó precisamente esa cuestión. Al igual que el estudio Kaiser-Permanente, los investigadores buscaron los vínculos entre la
obesidad central (evaluada midiendo la cintura), la presión sanguínea sistólica y diastólica (ver capítulo 9) y la función cognitiva.

En general, las personas con una circunferencia de cintura superior y
una presión sanguínea alta obtuvieron peores resultados en los test cognitivos. Las personas con una combinación de índice de masa corporal
alto y presión sanguínea alta también obtuvieron unos resultados muy
pobres en comparación con los que tenían un IMC y una presión sanguínea normal. Teniendo en cuenta esos descubrimientos, hay que decir que
nuestra cintura y nuestro cerebro no son tan independientes como pudiera

parecer. A la larga, cuanto más ancha sea nuestra cintura, mayor es el daño producido en el cerebro.

Entonces, ¿por qué la obesidad es un riesgo tan problemático para el alzhéimer? Las respuestas más adecuadas proceden de nuestro laboratorio y de los estudios realizados en animales. Mi colega, el doctor Richard Pratley de la Universidad de Vermont, ha descubierto que la APP, la molécula madre de la proteína tóxica beta-amiloide que se acumula en el cerebro de los pacientes de alzhéimer, está excesivamente presente (lo que quiere decir que hay gran cantidad de ella) en las células de grasa que se encuentran en la región abdominal. Encontrar la APP en esa parte del cuerpo resulta sorprendente ya de por sí. Sabemos que cuanta más cantidad haya de APP, más reacciones inflamatorias veremos en el cuerpo; y, puesto que la inflamación es una de las principales agresoras del cerebro de los enfermos de alzhéimer, es concluyente que si se aceleran las causas de esa inflamación tan perjudicial, la obesidad puede ser un factor de riesgo en el desarrollo de la enfermedad de Alzheimer.

Existe una evidencia cada vez más sólida de que la restricción de calorías es la estrategia más básica que se puede utilizar contra el envejecimiento en ese caso. La restricción calórica provoca un descenso del nivel de insulina en el cuerpo. Una prueba controlada clínicamente demostró que las personas que tenían exceso de peso y redujeron sus calorías en un 25% durante seis meses lograron reducir su nivel de insulina y, en consecuencia, incrementar su longevidad.

Al margen de sus efectos en el nivel de insulina durante el ayuno y en la temperatura corporal, una dieta baja en calorías también modifica algunos, aunque no todos, de los factores metabólicos que se han relacionado con la longevidad y el envejecimiento. Evan Hadley, director del Instituto Nacional de Geriatría y del Programa de Gerontología Clínica, dijo que los descubrimientos obtenidos en el proyecto CALERIE (Evaluación Completa de los Efectos a Largo Plazo de la Reducción de Energía), una prueba clínica de reducción calórica que duró dos años, plantean más cuestiones para los investigadores acerca de los efectos que producen en el envejecimiento las dietas bajas en calorías mantenidas durante largo tiempo. Hasta la fecha, los datos obtenidos nos dicen que la reducción de calorías puede hacer que el péndulo cambie de dirección en lo que se refiere al deterioro cognitivo. Por otro lado, ha quedado demostrado en algunos estudios animales que la reducción calórica alarga la vida. Sin embargo, ninguno de los estudios llevados a cabo hasta ahora puede respaldar la hipótesis de que la reducción de calorías prevenga el alzhéimer.

¿Cuál es el impacto del peso corporal después de la madurez?

Todos estos estudios se centran en la obesidad de personas maduras relativamente saludables y activas. Las personas de la tercera edad también se preocupan del peso. Yo normalmente les pregunto por ello. Muchos se quejan de que ya no lo pierden con tanta facilidad como antes y les encantaría tener la figura estilizada que tuvieron de jóvenes.

Irónicamente, es posible que sea el único doctor en Phoenix que aconseje a mis pacientes geriátricos que *no* pierdan peso. La razón de ello es que perder peso cuando se es maduro es saludable; pero perder peso (especialmente si es involuntariamente) en la tercera edad ya *no* resulta tan beneficioso. De hecho, perder peso durante la tercera edad incrementa el riesgo de demencia. Desde hace mucho tiempo, he tenido el presentimiento de que la pérdida de peso sin planificación o involuntariamente es un mal presagio durante la vejez y ahora hay algunos estudios recientes que así lo corroboran. Los ancianos que pierden peso involuntariamente durante la tercera edad tienen más probabilidades de desarrollar alzhéimer que los que mantienen su peso o engordan. Un estudio que duró diez años llevado a cabo entre clérigos católicos descubrió que cada unidad de descenso en el índice de masa corporal aumentaba el riesgo de alzhéimer en un 35%. Incluso antes de que aparezca el alzhéimer, la pérdida de peso espontánea se relaciona con el deterioro cognitivo moderado en los ancianos. Un estudio publicado en el año 2006 muestra que los efectos del envejecimiento en las personas con o sin alzhéimer están relacionados con la pérdida de peso. Ese estudio señala también que la pérdida de peso se acelera normalmente antes de que aparezca el alzhéimer. Los investigadores descubrieron que antes de ser diagnosticado el alzhéimer, los pacientes, sin poner de su parte en ello, perdieron peso el doble de rápido que los que no tenían la enfermedad. Eso indica que una pérdida de peso involuntaria puede ser un indicador preclínico de que se padece la enfermedad de Alzheimer.

En un estudio sobre el envejecimiento llevado a cabo en Honolulu con ciudadanos japoneses-americanos, y que duró treinta años, una enorme proporción de participantes que desarrollaron demencia perdieron hasta un 10% del peso corporal dos o cuatro años antes de que apareciese la enfermedad. Los investigadores descartaron otras enfermedades y trastornos, concluyendo que la pérdida de peso durante la tercera edad está estrechamente vinculada con la demencia.

Los investigadores del Estudio Cognitivo de Salud Cardiovascular descubrieron que la obesidad en la tercera edad tenía un efecto protector contra el desarrollo de la demencia, mientras que la pérdida de peso durante ese mismo período incrementaba los riesgos de padecerla. Perder peso en la tercera edad aumentaba en un 70% los riesgos de padecer demencia. Perder peso a la edad de cincuenta años, sin embargo, no estaba asociado con la demencia. En contraste con los descubrimientos llevados a cabo sobre la obesidad en la madurez, los investigadores observaron que ser obeso en la tercera edad *disminuía* los riesgos de padecer demencia en un 38%. Los investigadores advirtieron que la «paradoja de la obesidad» —es decir, que el exceso de peso puede en los ancianos tener un efecto protector contra algunas enfermedades— podría explicarse, en parte, por la posibilidad de que los síntomas físicos de demencia en los pacientes más ancianos, como puede ser la pérdida de peso, aparezcan antes de manifestarse los síntomas de deterioro cognitivo.

Una hipótesis que puede explicar por qué sucede eso es que la pérdida inexplicable de peso en la tercera edad representa un factor de riesgo para el alzhéimer. Sin embargo, puesto que la pérdida de peso es un caso frecuente en los pacientes diagnosticados de alzhéimer, es posible que los mismos factores que contribuyen al desarrollo del alzhéimer contribuyan también a la pérdida de peso. Una tercera posibilidad es que los centros del cerebro que son responsables del peso y del sentimiento de saciedad (sentirse lleno cuando aún tenemos hambre) pueden verse afectados por la patología del alzhéimer antes incluso de que resulte patente el deterioro de las funciones cognitivas por el inicio de la demencia.

Los descubrimientos de ambos estudios deben acogerse con suma cautela; tanto el estudio de los clérigos como el llevado a cabo en Honolulu utilizaron una población bastante homogénea, por lo que algunas conclusiones puede que no sean válidas para la población en general. Hay que añadir también que porque un anciano pierda peso no significa automáticamente que vaya a desarrollar el alzhéimer. Yo mismo he visto a un paciente perder peso de forma inexplicable, lo que me hizo pensar en el cáncer o en efectos secundarios de los medicamentos, no en el alzhéimer. Al margen de estos dos responsables, hay otras muchas razones para que un anciano pierda peso: depresión, pérdida del sentido del gusto (llamado *anosmia*), los medicamentos, la enfermedad de Parkinson entre otras. Muchos medicamentos provocan pérdida de apetito e incluso náuseas. Los ancianos también pueden perder peso si viven solos y no se alimentan apropiadamente. No obstante, los médicos y los familiares deben observar la pérdida de peso por si es un indicio de demencia. La pérdida de peso puede ser también un indicativo de padecer dificultades al tragar, lo que debería ser evaluado más cuidadosamente. Las dificultades al tragar pueden terminar en aspiración y, en consecuencia, en neumonía.

Una nueva amenaza: el síndrome metabólico

El *síndrome metabólico*, conocido también como *síndrome X*, es una enfermedad muy común en Estados Unidos y un factor de riesgo bastante considerable de los infartos y las apoplejías. Ahora también parece ser un factor de riesgo del alzhéimer. El síndrome metabólico se caracteriza por una resistencia a la insulina, alta presión arterial y un elevado nivel de lípidos/colesterol.

Los médicos reconocen actualmente una tríada de enfermedades constituida por la resistencia a la insulina (diabetes del tipo 2), el colesterol alto y la hipertensión en el marco de la obesidad. Esa tríada en el marco de la obesidad se denomina síndrome metabólico. Para tener síndrome metabólico hace falta padecer esas tres enfermedades, tener un IMC superior a 30 y una cintura muy amplia (más de 1 metro para los hombres, más de 90 centímetros para las mujeres).

El síndrome metabólico se ha vinculado con el deterioro cognitivo y la enfermedad de Alzheimer. En un estudio que duró cinco años, publicado por el *Journal of the American Medical Association*, el doctor Kristine Yaffe y sus colegas investigaron el efecto del síndrome metabólico en el deterioro cognitivo en más de 2.600 personas con una edad media de setenta y

109

cuatro años. Las personas con síndrome metabólico tenían un 20% más de probabilidades de desarrollar alzhéimer que las personas que no lo padecían. En otro estudio realizado en Finlandia sobre casi mil personas, los investigadores encontraron que las personas con síndrome metabólico tenían casi un 300% más de riesgos de padecer alzhéimer en comparación con las personas que no lo tenían. En otro estudio llevado a cabo sobre 50 pacientes de alzhéimer y 75 controles compatibilizados, tener el síndrome metabólico aumentaba el riesgo de padecer alzhéimer de tres a siete veces. Eso lo convierte en un factor de riesgo bastante considerable, además de un importante objetivo de intervención.

Aunque todavía estamos estudiando la relación existente entre el peso corporal, la obesidad y el alzhéimer, controlar el peso y mantenerlo dentro de unas proporciones saludables es clave para evitar el deterioro cognitivo. El peso corporal está vinculado a otros muchos aspectos de la salud que comento en este libro. A medida que la investigación progresa, la interrelación entre el peso corporal, la obesidad y la salud cerebral resulta más patente. Reducir el peso hasta unas proporciones normales (un IMC inferior a 25) es una meta importante, ya que reduce considerablemente los riesgos de enfermedades como el colesterol, la diabetes y, en muchos casos, el alzhéimer.

Conclusiones y sugerencias

- La obesidad es un factor de riesgo para el desarrollo del alzhéimer. El riesgo puede comenzar décadas antes de que los síntomas se manifiesten.
- La obesidad puede duplicar los riesgos de padecer alzhéimer.
- La obesidad, cuando va acompañada de hipertensión y un elevado nivel de colesterol, aumenta hasta seis veces el riesgo de padecer alzhéimer.
- La obesidad, en el contexto del síndrome metabólico, aumenta incluso más el riesgo de alzhéimer.
- La obesidad provoca cambios inflamatorios en el cuerpo que posiblemente impulsen esa serie de cambios cerebrales que se producen con el alzhéimer.

- Controlar el IMC. El objetivo para tener una buena salud corporal y mental es que sea inferior a 25. Pregúntele a su médico las distintas formas de lograrlo.
- Una pérdida de peso involuntaria durante la tercera edad es síntoma de que posiblemente se esté desarrollando el alzhéimer u otra enfermedad de carácter grave.

7. La apoplejía, las enfermedades cardiovasculares y las enfermedades cardíacas

La apoplejía es la tercera causa principal de muertes en Estados Unidos. Es también la principal causa de discapacidad física y mental a la edad de cincuenta años, además de ser, como se mencionó en el capítulo 1, una de las causas más comunes de la demencia.

La apoplejía y la enfermedad cerebrovascular como contribuidoras de la enfermedad de Alzheimer

Hay varias clases de apoplejías, entre las que cabe destacar la *trombótica* (el bloqueo de las arterias priva al tejido cerebral del flujo sanguíneo y del oxígeno), *embólica* (cuando un coágulo sale del corazón o de la aorta y va al cerebro provocando la muerte del tejido cerebral al bloquear el flujo sanguíneo), *hemorrágica* (conlleva el desangramiento fuera de los vasos sanguíneos, causando un daño directo en el tejido cerebral) y *lagunar* (pequeñas apoplejías que tienen lugar en lo más profundo del cerebro, relacionadas normalmente con la hipertensión). Las embolias más normales suelen estar causadas por bloqueos de las arterias que van directamente al cerebro. La más larga de todas es la carótida y se encuentra en el cuello. No obstante, el bloqueo puede involucrar a otras arterias del cuello, e incluso dentro del cráneo.

Los estrechamientos de los vasos sanguíneos que van directamente al cerebro no provocan obligatoriamente apoplejías. La apoplejía se da cuando los vasos sanguíneos se bloquean o estallan. El término *enfermedad cerebrovascular* se refiere a cualquier endurecimiento o estrechamiento de los vasos sanguíneos del cerebro que causa una disminución del flujo sanguíneo. Al disminuir dicho flujo aumentan los riesgos de demencia, deterioro cognitivo e incluso alzhéimer.

En otras palabras, ¿puede que la enfermedad de Alzheimer sea una serie de miniapoplejías severas o el resultado de una mala circulación sanguínea?

Ése era el concepto general de la comunidad científica a finales del siglo XIX. Durante muchos años se creyó que la *aterosclerosis* (una serie de bloqueos en las arterias) era la causa de la demencia senil y el alzhéimer, aunque esa teoría fue rebatida por el mismo Alzheimer en 1910. Los textos de medicina de la primera mitad del siglo XX continuaron considerando la *arteriosclerosis* (bloqueo y endurecimiento de las arterias) como la principal causa del envejecimiento, como recalcaba entre 1920 y 1947 el texto médico *Principios y práctica de la medicina*, en el que se afirmaba que «la vejez era una cuestión de vasos sanguíneos», y donde se consideraba la arteriosclerosis cerebral como la principal causa de la demencia senil. Esa teoría se consideró irrefutable hasta que una serie de autopsias cerebrales realizadas a mediados del siglo XX demostraron una escasa relación entre la aterosclerosis y el alzhéimer.

Obviamente, las apoplejías pueden causar demencia. El término *demencia multiinfarta* (conocida normalmente como demencia vascular) se propuso para definir la demencia causada por el daño constante de los vasos sanguíneos —«infartos» (o apoplejías)— y se consideraba muy extraña entre los casos de demencia. En la actualidad, la demencia vascular se considera la segunda o tercera causa de demencia en Estados Unidos y puede aparecer separadamente del alzhéimer aunque exista una coincidencia considerable. Las apoplejías también se relacionan con otras discapacidades, como puede ser la debilidad o la paralización de un lado del cuerpo.

Lo que realmente necesitamos descubrir es si existe un vínculo entre la enfermedad cerebrovascular y la enfermedad de Alzheimer. Algunas pruebas recientes, incluido un impresionante estudio llevado a cabo por algunos de mis colegas en el SHIR, señalan que la investigación del alzhéimer ha entrado en un círculo vicioso. El trabajo del doctor Thomas Beach comparó los cerebros normales con los cerebros de los pacientes de alzhéimer y descubrió que el *Círculo de Willis* (nombre que reciben un grupo de vasos sanguíneos del cerebro) era mucho más severo en los pacientes de alzhéimer que en las personas bajo control. Así se muestra en la fotografía de la página siguiente.

Las tres filas de arriba son secciones de vasos sanguíneos de personas que fallecieron sin padecer alzhéimer ni mostrar signos de deterioro cognitivo. Las tres filas de abajo son secciones de vasos sanguíneos de personas que fallecieron con alzhéimer. Resulta muy fácil observar que los vasos

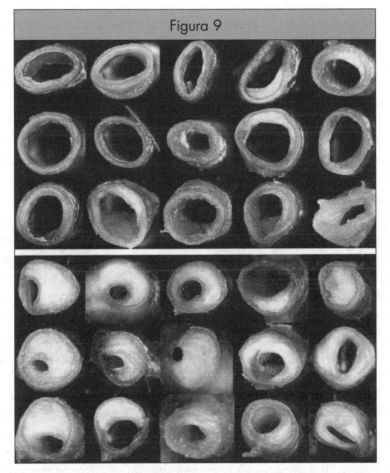

Figura 9

Aquí aparecen las fotografías de las secciones transversales de los vasos sanguíneos con el cerebro. La fotografía de arriba muestra los vasos sanguíneos de las personas sin demencia. La de abajo, los vasos sanguíneos de las personas con enfermedad de Alzheimer. Obviamente, se observa un estrechamiento de los vasos sanguíneos en los pacientes de alzhéimer.

sanguíneos sufrían un estrechamiento bastante considerable. Los pacientes con ese estrechamiento tan severo tenían casi *cuatro veces* más probabilidades de padecer alzhéimer que los demás. En otras palabras, cuanto peor sea la aterosclerosis en el cerebro, más cambios producidos por el alzhéimer se acumulan en él.

Esos descubrimientos motivaron que otro de mis colegas, el doctor Alex Roher, investigara si ese estrechamiento pudiera detectarse mientras

115

el paciente vive. Para hacerlo probó un ultrasonido cerebral (llamado *Doppler trascraneal*) en 25 pacientes de alzhéimer y en 25 personas normales.

El doctor Roher descubrió que el estrechamiento de los vasos sanguíneos del cerebro era superior en los pacientes de alzhéimer que en las personas normales. La figura que aparece en la página 117 muestra la diferencia: cuanto más grandes son las barras, más pronunciados son los estrechamientos de los vasos sanguíneos. Observará que las personas con enfermedad de Alzheimer sufrieron un mayor estrechamiento de los vasos sanguíneos.

En otro intento por determinar si el alzhéimer estaba provocado por una serie de miniapoplejías, un grupo de científicos de Manchester, Inglaterra, compararon la frecuencia de los minicoágulos que llegan hasta el cerebro (*embolia cerebral espontánea*) en pacientes con alzhéimer y en personas que no padecían demencia. Los investigadores midieron la frecuencia de la embolia cerebral espontánea mediante un Doppler trascraneal durante el transcurso de una hora en 170 pacientes con demencia (85 con enfermedad de Alzheimer y otros 85 con demencia vascular) y 150 personas normales. Lo que descubrieron resultó sorprendente. Sus descubrimientos se publicaron en el *British Medical Journal*. La embolia cerebral espontánea se detectó en el 40% de los pacientes con alzhéimer y en el 37% de los enfermos de demencia vascular, pero sólo en el 15 y el 14% de las personas bajo control. Esas embolias no podían atribuirse a la enfermedad carótida (es decir, no podía justificarse su estrechamiento en las arterias carótidas, las más gruesas del cuello), ya que eran igualmente frecuentes en los pacientes con demencia. Los investigadores terminaron por concluir que esas embolias cerebrales espontáneas estaban relacionadas estrechamente con el alzhéimer y la demencia vascular, abriendo, de esa forma, un nuevo campo para la prevención y el tratamiento de la demencia.

En el Estudio de Salud Cardiovascular, donde se examinó a más de cuatro mil personas con riesgos de infarto y embolia, los que tenían un mayor riesgo de padecer una apoplejía demostraron tener una menor función cognitiva al principio del estudio y un mayor riesgo de desarrollar el deterioro cognitivo durante el transcurso del estudio.

Recuerde que hace décadas solíamos achacar todos los casos de demencia, incluido el alzhéimer, al «endurecimiento de las arterias». Algunas pruebas recientes indican que la investigación del alzhéimer ha dado

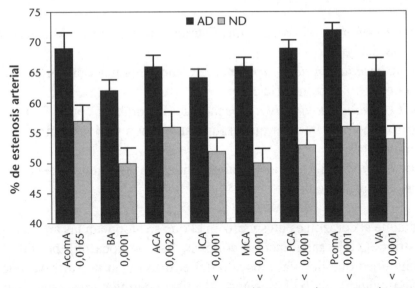

Estos son los datos gráficos de los ultrasonidos Doppler trascraneales que se realizaron a las personas con y sin alzhéimer. Cuanto más altas son las barras, mayores son los estrechamientos observados por el ultrasonido. Obviamente, los enfermos de alzhéimer (representados por las barras oscuras) tenían un mayor estrechamiento (llamado estenosis) si son comparados con las personas que no estaban afectadas por dicha enfermedad.

un giro completo, y que las personas que utilizaban esa frase de «endurecer las arterias» probablemente estuviesen en lo cierto, aunque no supieran con certeza a qué se referían. El mensaje que nos interesa es que la enfermedad cerebrovascular provocada por el estrechamiento o bloqueo de los vasos sanguíneos es uno de los principales causantes de la demencia vascular y el alzhéimer, por lo que se debe contrarrestar de forma tajante. Hable con su médico para ver de qué forma puede prevenirla.

Algunos tipos de enfermedades cardíacas aumentan el riesgo de alzhéimer

El término *enfermedad cardíaca* es muy amplio y abarca muchas enfermedades, entre las que cabe destacar:

- *La enfermedad cardíaca aterosclerótica*. Bloqueo y estrechamiento de las arterias del corazón encargadas de suministrarle el flujo sanguíneo para su supervivencia.

117

- *La enfermedad cardíaca valvular*. Estrechamiento e inmovilidad de las válvulas del corazón.
- *La enfermedad cardíaca arrítmica*. Ritmo irregular del corazón que provoca un bombeo insuficiente.
- *El fallo cardíaco congestivo*. Incapacidad de bombear con la fuerza necesaria como para impedir que el flujo sanguíneo vuelva a entrar en los pulmones.
- *La miocardiopatía*. Debilidad e inmovilidad de las paredes del corazón, formadas por músculos.

Un ataque al corazón es un suceso en el que se bloquean las arterias que suministran el flujo sanguíneo al corazón. Eso provoca una pérdida del flujo sanguíneo que llega al músculo del corazón y, si no se trata, puede causar la muerte de todo el músculo. El infarto de miocardio es la principal causa de muerte en Estados Unidos, pero ¿cómo se relaciona con el alzhéimer?

Tal y como he mencionado en los capítulos anteriores, cuanto más descubrimos acerca del alzhéimer, más estrecha es la conexión que observamos entre el corazón y el cerebro. Muchos estudios han vinculado las enfermedades coronarias con el alzhéimer y el deterioro cognitivo en general. El vínculo entre las enfermedades cardíacas y el alzhéimer se observó por primera vez hace quince años, cuando mi colega el doctor Larry Sparks estaba en la Universidad de Kentucky.

En esa época, el doctor Sparks desempeñaba un trabajo secundario en el Juzgado de Primera Instancia y, durante las autopsias, descubrió que las personas que no tenían síntomas cognitivos de demencia, pero habían muerto de un ataque al corazón, habían desarrollado los cambios cerebrales característicos del alzhéimer, lo que le hizo postular que las enfermedades cardíacas, el colesterol y la enfermedad de Alzheimer estaban vinculadas.

En un estudio práctico llevado a cabo en el Mount Sinai School of Medicine Department of Psychiatry Brain Bank, los investigadores examinaron el corazón y el cerebro de 99 personas que fallecieron sin padecer ninguna enfermedad cerebrovascular. Los científicos descubrieron que la enfermedad de la arteria coronaria, y en menor grado la aterosclerosis, tenían unos vínculos muy significativos con la densidad de las placas neuríticas y los ovillos neurofibrilares en el cerebro de una persona. Ese vínculo era especialmente sólido entre los portadores del alelo APO-Eϵ4.

Otros estudios de autopsias han corroborado que los pacientes sin demencia que fallecieron de una enfermedad coronaria crítica tenían más placas seniles que los que fallecieron por otras causas. Los resultados reforzaron la hipótesis actual de que las enfermedades de la arteria coronaria contribuyen de forma significativa a la neuropatología de la enfermedad de Alzheimer.

Los investigadores de UCLA sugieren, además, que la interacción entre la enfermedad coronaria y el alzhéimer no es mera coincidencia. Descubrieron que las personas que se habían visto sometidas a una angioplastia o al injerto de un *bypass* aortocoronario tenían mayores riesgos de desarrollar alzhéimer con el paso del tiempo. Hablando en términos comparativos, las personas sometidas a un injerto de un *bypass* aortocoronario tenían un 70% más de probabilidades de desarrollar alzhéimer que los que habían padecido una angioplastia o algún procedimiento *stent* que no requería un injerto de un *bypass* aortocoronario.

Como hemos visto, la presencia del alelo APO-Eϵ4 incrementa notablemente el riesgo de alzhéimer en presencia de hipertensión, nivel elevado de colesterol, resistencia a la insulina o ataques isquémicos. Eso recalca aún más la relación tan directa que existe entre el alzhéimer y las enfermedades cardíacas. Otras causas comunes son el metabolismo incorrecto del colesterol, la diabetes o un nivel elevado de homocisteína. Todos ellos se han visto implicados en el proceso del beta-amiloide y del tau, los principales componentes de los ovillos neurofibrilares de los que hablé en el capítulo 2. Diferenciar entre las contribuciones relativas o independientes de cualquiera de estos factores en los cambios cerebrales que se producen en el alzhéimer es difícil de estudiar en los humanos, por lo que es necesario efectuar más estudios con animales que nos ayuden a comprender los mecanismos y los factores que intervienen.

Al parecer, el fallo cardíaco también puede incrementar el riesgo de padecer alzhéimer. Un estudio llevado a cabo en 1.300 personas en el Instituto Karolinska, y que se publicó en el 2007 en la revista *Archives of Internal Medicine*, demostró que las personas que habían padecido fallos cardíacos tenían un mayor riesgo de desarrollar alzhéimer.

Qué se puede hacer

Los riesgos que provocan una enfermedad cardíaca se suman a los riesgos de desarrollar la demencia relacionada con el alzhéimer. Un estudio prominente de la doctora Rachel Whitmer publicado a principios de 2006 señaló el vínculo tan estrecho que existe entre los factores de riesgo cardiovasculares que aparecen en la edad madura y las probabilidades de desarrollar alzhéimer posteriormente.

Se evaluaron a casi nueve mil miembros del Kaiser-Permanente en California, donde el equipo de la doctora Whitmer tuvo en cuenta factores como el colesterol total, la diabetes, el consumo de tabaco y la hipertensión. Padecer uno de esos factores de riesgo durante la madurez (es decir, cuando los pacientes contaban de cuarenta a cuarenta y cuatro años) incrementaba entre un 20 y un 40% las probabilidades de desarrollar alzhéimer, una probabilidad que aumentaba según los riesgos (es decir, cuanto más factores de riesgo se padecían, más se incrementaban las probabilidades). Los pacientes que tenían los cuatro factores tenían más del doble de probabilidades de desarrollar alzhéimer que los que no tenían ninguno.

Por tanto, ¿cuál es el mensaje? Cuida del cerebro cuidando del corazón, y viceversa. Como neurólogos y cardiólogos que somos, nuestro trabajo consiste, ahora más que nunca, en establecer esa conexión cuando acuden a nuestro despacho. Desafortunadamente, la mayoría de los neurólogos y cardiólogos no ven a los pacientes hasta que la enfermedad o el deterioro se ha manifestado. En el caso de la demencia, una vez que los síntomas se han manifestado, sabemos que ya está muy avanzado el camino del alzhéimer como para poder dar marcha atrás.

Ésa es la razón por la que considero tan importante este libro. Si logramos advertir a la población de los vínculos tan estrechos que existen entre los factores de riesgo de las enfermedades cardiovasculares y cognitivas, podremos darles las herramientas necesarias para que reduzcan los riesgos, siempre y cuando nos visiten con cierto tiempo de antelación. Si tenemos éxito, significa que con el tiempo se podrán dejar de hacer esas visitas regulares al neurólogo o al cardiólogo. Como he dicho desde el principio, ésa es la meta: llevar a cabo mi labor fuera de mi puesto de trabajo.

Conclusiones y sugerencias

• Tanto las enfermedades cardiovasculares como la apoplejía son causas principales de demencia vascular e incrementan las probabilidades de desarrollar alzhéimer.

• Las nuevas investigaciones respaldan la vieja teoría de que el alzhéimer puede ser una ampliación de una serie de casos ateroscleróticos. Después de todo, puede ser resultado de un «endurecimiento de las arterias».

• Las pruebas acumuladas señalan a los cambios cerebrovasculares que tienen lugar en el cerebro de los pacientes de alzhéimer.

• Las enfermedades coronarias también se han vinculado al alzhéimer, pero la relación existente no se conoce por completo, ya que tanto unas como otras comparten los mismos factores de riesgo.

• La apoplejía y la enfermedad cerebrovascular son factores de riesgo modificables. Un tratamiento agresivo de prevención contra las enfermedades cardíacas y la apoplejía reducirán los riesgos de padecer alzhéimer.

8. Los asesinos cognitivos

Hasta el momento he hablado extensamente de los factores de riesgo, algunos de los cuales pueden modificarse mediante una forma y un estilo de vida. En este capítulo estudiaremos algunos casos, trastornos y comportamientos —o como mi colega el doctor Donald Connor los denomina, «los asesinos cognitivos»— que pueden incrementar el riesgo de alzhéimer.

La profesión y la exposición tóxica

Para algunos de nosotros nuestro trabajo está presente desde las nueve hasta las cinco, pero para muchos su ocupación significa algo más que eso: una carrera, una fuente de ingresos, de satisfacción y de estrés. Sin embargo, al margen de los días que estamos enfermos, ¿con qué frecuencia relacionamos nuestra labor con la salud?

La forma más obvia en que su ocupación o trabajo puede afectar al desarrollo del alzhéimer es mediante la exposición tóxica. La exposición a metales, gases y químicos tóxicos provoca un amplio espectro de demencias y enfermedades neurológicas. La demencia resultante de los gases o metales tóxicos aparece cuando ha habido una exposición masiva o muy prolongada a unos niveles elevados de polvo, humo o bien se han absorbido líquidos mediante la respiración, a través de la piel o por ingestión. El lugar de trabajo es, generalmente, el sitio donde ocurre dicha exposición. La demencia por exposición a los metales tóxicos suele aparecer en casos muy extraños, debido en parte a la mejora de las normas de seguridad y a la eliminación de riesgos medioambientales. Sin embargo, y a pesar de que se mantienen las normas, las empresas no las cumplen con todo rigor.

Un envenenamiento agudo puede provocar síntomas neurológicos entre los que cabe destacar confusión, mareo, pérdida de coordinación y daños en los órganos internos. En una situación semejante se requiere de una intervención inmediata. La demencia permanente puede estar provocada por un solo envenenamiento, con frecuencia como efecto secundario del daño cerebral que se ha producido por la carencia de oxígeno. Actividades con grandes riesgos potenciales son la minería, los trabajos de fundición, soldar, la fontanería y las labores de construcción. Cualquier tipo de exterminación o fumigación, al igual que los trabajos agrícolas que conllevan la manipulación de herbicidas, pesticidas o fungicidas, pueden suponer una exposición a elementos tóxicos muy dañinos para el cuerpo. Igualmente, si se trabaja fabricando o haciendo trabajos de artesanía con metales, cristal, cerámica, pinturas, barnices y tintes se corre un gran peligro si no se toman las precauciones adecuadas. Los dentistas y sus ayudantes que trabajan con amalgama dental, que normalmente se hace de mercurio, también corren sus riesgos. Los mecánicos de coches que manipulan repuestos, agentes químicos o baterías deben ser cautos a la hora de exponerse a ellos.

Los metales relacionados con la exposición tóxica son el plomo, mercurio, manganeso, arsénico, cobre, cromo, níquel, estaño, hierro, zinc, antimonio, bismuto, bario, plata, oro, platino, litio, talio y aluminio. Algunas exposiciones muy comunes se describen en este capítulo.

La exposición excesiva y prolongada al monóxido de carbono, disulfuro de carbono, insecticidas organofosfatos y muchos disolventes industriales (como por ejemplo el tolueno, los hexacarbonos y los hidrocarbonos) pueden causar daño cerebral. El envenenamiento puede estar provocado también por una inhalación intencionada (esnifar o resoplar) de vapores de disolventes volátiles con intención de colocarse. Entre los disolventes que se usan cabe mencionar el tolueno, los hidrocarbonos halogenados, la benzina y la acetona. Muchos de ellos se encuentran en productos como el pegamento, la gasolina, los aerosoles de pintura y los líquidos de limpieza. Una práctica recreativa de dichas sustancias puede causar obviamente daños cerebrales, pero aún se desconoce si existe un vínculo entre esa clase de actividades y la aparición posterior del alzhéimer.

EL PLOMO

El envenenamiento crónico por plomo suele darse con más frecuencia en los niños expuestos a partículas de plomo medioambientales, normalmente en forma de viritas de pintura o el polvo de las casas viejas. En los adultos, la exposición crónica a focos de plomo es mucho menos corriente, pero puede deberse al contacto con cerámicas vidriadas con plomo o pinturas con partículas de plomo, además de las labores que conllevan el contacto con el plomo, como los trabajos de cerámica y metal, la construcción y la fontanería.

El riesgo de demencia se presenta cuando los niveles en sangre son superiores a 80 mg/dl. El tratamiento por envenenamiento de plomo implica la identificación y alejamiento del foco, además del uso de quelatos (medicamentos que eliminan los metales del cuerpo) cuando el aturdimiento es muy agudo o se manifiestan algunos otros síntomas de forma muy severa.

EL MERCURIO

El mercurio es un metal especialmente particular, con muchos usos industriales. Se presenta de tres maneras: mercurio elemental (conocido también como azogue), las sales de mercurio inorgánicas (por ejemplo, el cloruro de mercurio) y los compuestos orgánicos de mercurio (metilmercurio). La exposición puede darse oralmente, por inhalación de vapores o a través de la piel. La exposición crónica a los vapores de mercurio se asociaba antiguamente a los dolores de cabeza, fatiga, deterioro cognitivo, depresión y psicosis; este ultimo quedó perfectamente ilustrado en el personaje del Sombrerero Loco de la novela *Alicia en el país de las maravillas* de Lewis Carroll; durante el siglo XIX, los sombrereros utilizaban los vapores de mercurio para que los sombreros que fabricaban no quedaran flácidos y se mantuviesen derechos. Aquellos hombres pasaban horas todos los días expuestos a grandes cantidades de mercurio. Desde principios de siglo, en pocas ocasiones se ha relacionado los vapores de mercurio con la demencia, salvo cuando existía un envenenamiento agudo o una exposición crónica. Los síntomas pueden variar, pero pueden ir desde el deterioro neurológico (fatiga, inestabilidad al andar, sensación de hormigueo en todo el cuerpo, deterioro visual y auditivo y temblores) hasta erupciones cutáneas. Si la exposición prolongada no se trata debidamente, puede provocar un fallo renal o la muerte.

La fuente de exposición al mercurio elemental o inorgánico normalmente procede de los humos industriales, termómetros, las baterías, los tubos fluorescentes, la amalgama dental y el mercurio que contienen los conservantes cosméticos y los antisépticos. Los compuestos de mercurio orgánico como el metilmercurio, etilmercurio (timerosal) y el fenilmercurio también se han utilizado en la elaboración de pesticidas, fungicidas, cosméticos antibióticos en grano, pinturas y vacunas. Con el tiempo, muchos de esos productos se han prohibido o se han ido sustituyendo. La presencia de mercurio en la amalgama dental, sin embargo, no se ha demostrado que cause ningún daño en los pacientes ni que provoque demencia. Los más vulnerables en ese sentido son los dentistas, ya que a diario tienen que elaborar dicha amalgama. El metilmercurio en el medio ambiente puede presentarse de forma natural o debido a la contaminación industrial. En dosis elevadas puede ser fatal.

Se ha demostrado que el mercurio se acumula en los tejidos adiposos de ciertas variedades de peces, especialmente los que están en la parte superior de la cadena alimenticia, como el tiburón. Los estudios realizados en mujeres y niños de las Islas Feroe, donde la dieta es muy rica en pescado y carne de ballena, se ha descubierto cierta relación entre los niveles de mercurio y el deterioro neuropsicológico, lo que indica que la exposición al mercurio tuvo lugar cuando el bebé estaba en el vientre de la madre o lo ingería a través de la leche materna. Un trágico caso de envenenamiento por mercurio tuvo lugar en la Bahía de Minamata, en Japón, en el año 1955, debido a la ingestión de pescado expuesto a residuos industriales. Durante la hambruna que tuvo lugar en Irak en 1970, un número incontable de personas se envenenaron por unos cereales que contenían mercurio. En ambos casos, las personas sufrieron deterioros neurológicos, andar inestable, daños nerviosos, trastornos visuales, cognitivos y conductuales.

EL MANGANESO

El manganeso es un oligoelemento, además de un mineral esencial en la formación de la piel, los nervios, los huesos y cartílagos. Junto con el zinc y el cobre desempeña un papel importante en la producción de enzimas antioxidantes. La toxicidad al manganeso es bastante rara, pero puede darse en casos de exposición industrial o farmacéutica, como por ejemplo el manganeso en metal o en forma de polvo en la minería, en la fabricación de aleaciones metalúrgicas, las baterías, barnices, fungicidas y aditivos para la gasolina. Los mineros son los que han padecido con más frecuencia una exposición crónica al manganeso. La «locura por manganeso» se caracteriza por trastornos psicóticos y conductuales, además de por un deterioro del lóbulo frontal (por ejemplo balanceos y conducta compulsiva) seguido de los síntomas de la enfermedad de Parkinson. La terapia por quelación y el uso de los medicamentos para la enfermedad de Parkinson no son efectivos.

EL ARSÉNICO

La exposición tóxica al arsénico y a los compuestos de arsénico se ha asociado normalmente con la industria de la fundición, en la que es posible que los trabajadores inhalen humos que contienen partículas químicas de arsénico. Las fábricas que producen componentes microelectrónicos son también focos de envenenamiento por arsénico. Una exposición prolongada a los pesticidas y fungicidas, ya sea efectuando labores en el jardín o realizando trabajos agrícolas, también puede provocar la acumulación de arsénico en el cuerpo. Igualmente, los conservantes para la madera, los colorantes y las pinturas que se utilizan en la restauración de las casas o de los muebles pueden contener arsénico. El envenenamiento agudo por arsénico produce dolor en los tendones y músculos, hemorragia gastrointestinal, fallo cardíaco y convulsiones. La exposición crónica también puede provocar confusión mental, dolor de cabeza, cambios en la piel y las uñas, dificultad al andar o parálisis, debilidad física y fatiga, además de que incrementa los riesgos de padecer cáncer. El daño nervioso en las extremidades, los dedos y los pies persiste incluso después del tratamiento.

EL COBRE

El envenenamiento por cobre es bastante extraño y normalmente se manifiesta dentro de lo que en medicina se denomina *enfermedad de Wilson*. Dicha enfermedad conlleva una deficiencia de la ceruloplasmina, es decir, de la proteína encargada de transportar el cobre. La deficiencia hace que el cobre se deposite en los tejidos de todo el cuerpo, especialmente en el hígado, el cerebro, los riñones y las córneas. Suelen comenzar con un deterioro de la función hepática y, cuando avanza, se manifiesta mediante un deterioro neurológico que provoca un andar inestable, síntomas muy parecidos a los de la enfermedad de Parkinson, temblores corporales, falta de coordinación y una forma de hablar peculiar en el 40% de los pacientes entre veinte y treinta años. Sin un tratamiento adecuado, un 25% de los pacientes desarrolla síndromes de demencia que incluyen trastornos conductuales y psicóticos.

EL MONÓXIDO DE CARBONO

La exposición tóxica al monóxido de carbono es uno de los envenenamientos más comunes, consecuencia normalmente de una exposición prolongada a los humos de los vehículos o algunos sistemas de calefacción que

127

carecen de una ventilación adecuada. El envenenamiento por monóxido de carbono se produce cuando se está dentro de un garaje cerrado con el coche en marcha, o incluso en una habitación adyacente al garaje. Un horno en mal estado puede provocar el envenenamiento silencioso de personas que vivan incluso en los pisos superiores. Este gas es particularmente dañino porque es inodoro e incoloro, lo que dificulta su detección incluso utilizando sensores eléctricos. El monóxido de carbono se adhiere estrechamente a los glóbulos rojos, provocando la asfixia (falta de oxígeno) y la muerte en cuestión de horas. Las personas que sobreviven a un envenenamiento de monóxido de carbono normalmente se recuperan por completo, aunque un porcentaje bastante significativo desarrolla algunos efectos permanentes, como el deterioro cognitivo o síntomas muy parecidos al parkinsonismo.

Apartarse de la fuente de exposición es siempre la primera fase del tratamiento. También se deben prescribir medicamentos colinérgicos (ver capítulo 19) para minimizar la duración de los daños neurológicos. Si se tiene la impresión de estar expuesto constantemente a químicos, gases o materiales tóxicos en el lugar de trabajo o en casa, entonces se debe consultar con el médico para ver si se ha empezado a desarrollar demencia. Si se trabaja en un medio ambiente de ese tipo, entonces también debe someterse a un chequeo regular por el médico de la empresa.

La apnea del sueño

La *apnea del sueño* obstructiva es una enfermedad que aparece cuando el conducto de aire que va desde la nariz hasta los pulmones (orofaringe) colapsa o se obstruye en muchas ocasiones durante el ciclo del sueño. El cerebro es básicamente sensible a la cantidad de oxígeno que hay en la sangre. Cuando se produce la apnea del sueño por bloqueo o colapso del conducto respiratorio, el cerebro percibe la disminución del nivel de oxígeno y envía señales que obligan a la persona a despertarse.

Las personas con apnea del sueño severa pueden llegar a despertarse docenas de veces en una noche, causando un estado constante de sueño durante el día y un deseo enorme de volverse a quedar dormido. La apnea del sueño se ha vinculado a la hipertensión y a los fallos cardíacos ocurridos durante la noche. Es, además, un contribuyente de las enfermedades

EL MITO MÉDICO: EL ALZHÉIMER Y EL ALUMINIO

Hace veinticinco años, la prensa publicó que el alzhéimer se debía al aluminio. Esa noticia alarmó a la población hasta tal punto que dejó de utilizar desodorantes con aluminio y sartenes y ollas hechas con ese metal. Los datos de esos informes se basaron en encuestas realizadas a suministradores de agua y en el hecho de que los pacientes de diálisis se volvían dementes por la ingesta de dializados hechos de aluminio, además de que se identificó la presencia de aluminio en el cerebro de los pacientes de alzhéimer.

La investigación, sin embargo, no señala al aluminio como uno de los riesgos potenciales del alzhéimer. De hecho, esa teoría quedó descartada por la comunidad científica hace cosa de una década. Al parecer se encuentran muchos iones metálicos en el cerebro de los pacientes de alzhéimer, entre ellos el zinc, el cobre y el aluminio. Se descubrió, además, que no existía ningún vínculo entre los productos fabricados de aluminio (por ejemplo, los utensilios de cocina y los antiperspirantes) y el desarrollo del alzhéimer.

Todavía hoy, siempre que doy una conferencia, hay alguien que me hace alguna pregunta sobre el aluminio. El mito se resiste a desaparecer.

vasculares y un factor de riesgo de la apoplejía. La apnea se ha visto implicada en acontecimientos provocados por la falta de sueño, como los accidentes de coche, y es, sin duda, un factor de riesgo del deterioro cognitivo. Aunque se ha vinculado con más frecuencia con la demencia vascular, la apnea del sueño está relacionada con todos los tipos de deterioro cognitivo.

Los hombres obesos con un cuello muy grueso son los que padecen más riesgo, pero también pueden padecerlo otras personas, ya que intervienen otros factores como la desviación del tabique nasal, las amígdalas inflamadas o la obstrucción nasal. Los problemas respiratorios durante el sueño, roncar, dormir durante el día o los dolores de cabeza por la mañana pueden ser síntomas claros de padecer apnea del sueño. Normalmente, la persona que duerme al lado del paciente oye ronquidos muy fuertes seguidos de largos períodos sin respiración (como si la persona hubiera fallecido), a los que les sigue un sonoro jadeo y una vuelta al ritmo respiratorio normal. Si se experimentan algunos de estos síntomas, es conveniente visitar al médico y consultar si la apnea es la posible causa. En tal caso, se debe tratar.

El diagnóstico conlleva someterse a una evaluación de sueño llamada *estudio del sueño*. En el argot científico se le denomina *polisomnograma* (PSG). Un PSG típico obliga al paciente a pasar la noche en el laboratorio mientras los técnicos le colocan cables desde la cabeza hasta los dedos del pie y supervisan su sueño con una cámara. El PSG detecta la cantidad de oxígeno que inhala y el número de veces que se despierta durante la noche.

El tratamiento para la apnea del sueño conlleva la implantación de un compresor de presión positiva continua de aire denominado CPAP, el cual introduce aire caliente y húmedo dentro de la boca y de la nariz a través de una máscara. Para ser honestos, hay que decir que la mitad de las personas no toleran esa máquina, pero los que lo hacen mejoran ostensiblemente. También existen alternativas quirúrgicas que suponen la reconstrucción del conducto respiratorio.

La depresión

La depresión y los síntomas depresivos son muy comunes en las personas con alzhéimer. Normalmente, esos síntomas se observan mucho antes de que empiecen a aparecer los problemas de memoria que se manifiestan en las primeras fases de la enfermedad, y pueden representar los síntomas iniciales de demencia. Con el fin de estudiar esa relación, el Multiinstitutional Research in Alzheimer's Genetic Epidemiology (MIRAGE) Group (Grupo de Investigación Multiinstitucional de la Epidemiología Genética del Alzhéimer), al cual pertenezco, examinó casi a dos mil pacientes de alzhéimer y más de dos mil parientes aún no afectados por la enfermedad. Descubrimos el vínculo tan estrecho que existe entre los síntomas depresivos y el desarrollo de la enfermedad. Las personas diagnosticadas de alzhéimer tenían más del doble de probabilidades de mostrar síntomas de depresión el año anterior a su diagnosis que sus parientes normales. No obstante, lo más fascinante fue descubrir que los síntomas de depresión durante la juventud —hasta veinticinco años antes de que se diagnosticara el alzhéimer— era un factor que tener en cuenta en el desarrollo de la enfermedad. Mis colegas concluyeron que la depresión es un factor de riesgo para el posterior desarrollo del alzhéimer.

En un estudio llevado a cabo entre quinientas personas de Leiden, Holanda, los investigadores descubrieron que los síntomas de depresión aparecían con más frecuencia entre las personas con menor memoria y capacidad de atención. Ese estudio fue uno de los muchos que ha investigado el lazo existente entre los pacientes con un historial de depresión y aquellos que posteriormente desarrollaron alzhéimer.

Esos estudios han concluido que las personas depresivas tienen casi un 70% más de riesgo de padecer alzhéimer. Aunque el alzhéimer puede causar también un deseo de alejamiento social y manifestar unos síntomas muy parecidos a la depresión, todos estos estudios se basaron en la depresión *antes* de la fase preclínica del alzhéimer.

En un estudio cohorte reciente, las personas con depresión duplicaban el riesgo de pasar del deterioro cognitivo ligero (DCL) a la demencia. No obstante, sigue sin saberse si la depresión es también un factor de riesgo para desarrollar DCL a partir de un estado de cognición normal. Un grupo de científicos de la Clínica Mayo en Minnesota comprobaron la hipótesis de que los ancianos con depresión tenían más riesgos de desarrollar DCL mediante un seguimiento que se realizó durante doce años a 840 personas sin demencia y sin síntomas de padecer depresión. Durante ese período, el 17% desarrolló depresión y el otro 83% no. Los que pertenecían al grupo de depresivos tenían más del doble de probabilidades de desarrollar DCL que los restantes, incluso después de tener en cuenta la edad, la educación y el sexo. La relación entre depresión y DCL era mucho más fuerte en los hombres que en las mujeres, y los portadores del gen APO-E∈4 eran los que tenían más riesgos de desarrollarlo. Curiosamente, no se observó ninguna relación entre la intensidad de los síntomas depresivos y el riesgo de desarrollar DCL.

El grupo Mayo ha propuesto varias posibilidades que explicarían cómo la depresión puede ser un factor de riesgo para el deterioro cognitivo y el DCL. Primero, especulan que la depresión puede causar DCL porque afecta a la química del cerebro. O también que la depresión no sea la causa, pero está relacionada con un tercer factor que puede ser genético, medioambiental o de ambas clases. La tercera posibilidad es que las personas con un cierto grado de deterioro cognitivo pueden padecer depresión al darse cuenta de que padecen tal deterioro. Una cuarta hipótesis es que la depresión puede provocar deterioro cognitivo sólo en presencia de una susceptibilidad genética u otro factor de riesgo, una teoría respaldada por el vínculo existente entre el genotipo APO-Eϵ4 y la depresión. La conexión entre el DCL y la depresión también puede ser una combinación de algunos de esos factores.

Los investigadores han empezado a estudiar muy recientemente las posibles conexiones entre los trastornos conductuales y el posterior deterioro cognitivo. Por ese motivo, de momento, los estudios enfocados a la relación existente entre la depresión y la demencia son muy escasos. No obstante, en el Estudio de las Órdenes Religiosas y en el Estudio Longitudinal de Baltimore se observó que las personas con depresión tenían más probabilidades de desarrollar demencia, o experimentar deterioro cognitivo, que los no depresivos. Si también se revisa todo lo que se ha escrito recientemente, un estado anímico bajo predice de alguna manera un deterioro cognitivo posterior durante la vejez. Al parecer, el vínculo entre la depresión y la demencia, aunque no esté totalmente comprobado, es bastante sólido y merece ser investigado más profundamente.

Hay que recordar que la patología del alzhéimer y la demencia empieza mucho antes de que aparezcan los síntomas, y los resultados del estudio MIRAGE parecen indicar que el vínculo entre los trastornos conductuales se puede forjar durante la fase preclínica. La depresión, aunque signifique un gran riesgo de padecer alzhéimer, se puede tratar. Los factores psicosociales, como pueden ser las redes de respaldo social y emocional, y un bajo nivel de estrés, se han vinculado también a una mayor salud cognitiva y emocional durante la vejez. Por tanto, si algún familiar suyo o usted mismo empiezan a experimentar síntomas de depresión, deben visitar al médico para recibir el tratamiento adecuado. Mejorar la calidad de vida y tratar los trastornos emocionales puede mantener a distancia el deterioro cognitivo y el alzhéimer.

¡No boxear!

Cuando era un niño me encantaba ver los combates de boxeo. El boxeo data de la antigua Grecia y era uno de los eventos deportivos que se practicaban en los primeros juegos olímpicos. Los boxeadores se consideraban los deportistas por excelencia. Sin embargo, desde que me he convertido en neurólogo cognitivo, me horroriza ver un combate de boxeo porque sé los daños que producen en el cerebro los golpes en la cabeza. El daño cerebral en los boxeadores es tan frecuente como ver los pulmones negros en un minero.

Sabemos desde hace décadas que el boxeo causa daños cerebrales. De hecho, el término «atolondramiento por golpes» se utilizó por primera vez en 1928. El cerebro es un órgano muy sensible a los golpes. Los golpes que se reciben practicando el boxeo dilatan las fibras nerviosas interrumpiendo la función celular normal. Otra consecuencia es que los golpes repetidos en la cabeza provocan apoplejías microscópicas (microhemorragias) que dejan cicatrices en el cerebro interrumpiendo el funcionamiento químico normal del mismo. Es concluyente, por tanto, que el boxeo sólo trae malas consecuencias.

Nosotros los médicos tenemos nuestros propios términos para designar ese atolondramiento producido por los golpes, *daño cerebral crónico traumático, encefalopatía del boxeador* o *demencia pugilística*. Sin embargo, cuanto más se investiga sobre ello, más incriminatorias son las pruebas contra ese asesino cognitivo. Se ha observado que el 50% de los boxeadores profesionales padece esa enfermedad, entre los que vale la pena mencionar a Joe Louis y Sugar Ray Robinson. De hecho, la demencia afecta al 15% de los boxeadores a los dieciséis años de dedicarse a esa actividad. Los factores de riesgo aumentan en aquellos boxeadores que han luchado un mayor número de asaltos, se han retirado más tarde de lo normal, o han sido noqueados en repetidas ocasiones.

Estamos empezando, como quien dice, a saber por qué ocurre eso. En un estudio publicado en el 2006, los científicos compararon el fluido espinal de los boxeadores después de enfrentarse a un combate con el de un grupo de personas normales. Descubrieron que los indicadores del fluido espinal del alzhéimer se detectaban inmediatamente y eran mucho más elevados entre los boxeadores. Eso respalda la sólida evidencia de una lesión cerebral a nivel celular mucho antes de que el boxeador manifieste síntomas de pérdida de memoria o demencia.

No obstante, la lesión cerebral crónica traumática que se observa en los boxeadores tiende a manifestar síntomas más parecidos al alzhéimer y a la demencia que a la enfermedad de Parkinson, ya que boxear daña gravemente ciertas áreas del cerebro que son responsables de la función motora, cognitiva y conductual. Los problemas más característicos de la función motora son la dificultad al hablar y la poca y lenta coordinación de los movimientos; entre los problemas cognitivos cabe destacar la escasa concentración, la pérdida de memoria y la lentitud en el proceso de información; problemas conductuales muy comunes entre los boxeadores son la irritabilidad, la falta de percepción y la paranoia.

Los estudios han demostrado también que los boxeadores con el gen APO-Eϵ4 tienen muchas más lesiones cerebrales que los que no padecen ese riesgo genético. Igualmente, un estudio retrospectivo descubrió que los pacientes de alzhéimer que habían tenido una lesión cerebral antes de los sesenta y cinco años desarrollaron los síntomas clínicos mucho antes que los que no habían sufrido ningún tipo de lesión cerebral.

Yo suelo utilizar el boxeo como ejemplo ilustrativo, ya que es uno de los casos prácticos más claros del vínculo entre la lesión cerebral y la demencia. Mi propósito es que, cuando lea esto, sea consciente de que los traumas serios en la cabeza, incluidas las conmociones cerebrales, pueden alterar de forma significativa las probabilidades de desarrollar demencia posteriormente. Algunos estudios han demostrado que las lesiones cerebrales con pérdida de conciencia duplican los riesgos de padecer posteriormente demencia.

La lesión cerebral repetitiva no es exclusiva del boxeo. Es un riesgo para todos aquellos deportes que implican impactos craneales repetitivos, como el hockey sobre hielo, el fútbol y el rugby. Un estudio llevado a cabo entre los jugadores de fútbol demostró que lo que se denomina popularmente «rematar con la cabeza» está muy relacionado con el deterioro cognitivo. De hecho, los jugadores que se caracterizaban por rematar frecuentemente el balón dieron peores resultados en las pruebas cognitivas que los que no solían hacerlo. Los escáneres CT muestran cambios sutiles, pero distintivos, provocados por una lesión repetitiva.

Aunque nadie puede reducir los riesgos de lesión cerebral a cero —la vida misma puede ser un deporte de impactos— se deben tomar medidas poniéndose un casco siempre que practiquemos deportes o actividades en las que se puedan sufrir impactos craneales fuertes o repetitivos, como montar en bicicleta, montar a caballo, practicar deportes como el fútbol, el rugby o el hockey sobre hielo. Yo siempre llevo mi casco cuando monto en bicicleta.

No fumar

Ya sabe que fumar es muy perjudicial para su salud. Añada el alzhéimer como una consecuencia más de ese hábito.

El vínculo entre fumar y el alzhéimer ha generado mucho interés e investigación. Los estudios iniciales indicaron que fumar protegía de algún modo contra el alzhéimer, pero no todos los estudios han confirmado semejante cosa. En un estudio realizado sobre 258 pacientes de alzhéimer, con 535 controles, el Estudio Canadiense de Salud y Envejecimiento, demostró que fumar no tenía ningún efecto protector. Igualmente, el Consejo de Investigación Médica del Reino Unido realizó un caso práctico controlado de 50 pacientes de demencia y 223 controles incompatibles. En dicho estudio se concluyó que los fumadores moderados (menos de diez cigarros al día) incrementaban en un 40% sus probabilidades de desarrollar alzhéimer, mientras que los fumadores empedernidos (más de diez cigarros) llegaban hasta el 250%. Un metaanálisis (es decir, un análisis de todos los estudios combinados) de varios estudios basados en la población, demostró que el riesgo de desarrollar demencia o alzhéimer se incrementaba entre los fumadores.

Otros estudios recientes demuestran que fumar puede ser perjudicial. En un estudio basado en la población de la tercera edad en Holanda, la doctora Ann Ott y sus colegas de la Universidad de Róterdam descubrieron que el riesgo de demencia se duplicaba entre los fumadores, y el riesgo de alzhéimer era incluso superior. La doctora Suzanne L. Tyas y sus colegas de la Universidad de Kentucky, en conjunción con la Universidad de Hawái, encontraron una relación de dependencia entre fumar y el riesgo de alzhéimer en el estudio sobre el envejecimiento de Honolulu (es decir, cuantos más cigarros se fume, mayor es el riesgo).

Mis colegas y yo llevamos a cabo un estudio para examinar cómo afectaba fumar a las características patológicas y clínicas del alzhéimer. Descubrimos que las personas que eran fumadoras cuando se iniciaba la enfermedad solían desarrollar la enfermedad ocho años antes y morían también ocho años antes. Ese efecto no estaba motivado por la presencia del gen APO-E∈4, ya que observamos sólo a personas que no eran portadores de dicho alelo. La cantidad fumada, medida en paquetes por año (el número de paquetes al día multiplicado por el número de años que se llevaba fumando) afectaba a la duración de la enfermedad y dependía de la dosis (cuantos más cigarros se fumaban, antes fallecía el paciente). Si se cesaba de fumar antes de que se manifestasen los síntomas del alzhéimer, entonces el historial de fumador no tenía ningún efecto en la duración, fenotipo o resultado, y los antiguos fumadores eran iguales que los no fumadores en lo que se refiere al desarrollo de la enfermedad de Alzheimer. Nuestro estudio no respaldó la hipótesis de que fumar protegía de algún modo contra el alzhéimer, sino todo lo contrario, ya que los estudios epidemiológicos indicaron que fumar podía contribuir al desarrollo de la enfermedad. En conclusión, fumar no tiene ningún efecto protector, sino más bien lo contrario, ya que puede acelerar el desarrollo de la enfermedad.

Qué se puede hacer

Durante todo el libro no he dejado de enfatizar que estos asesinos cognitivos no son una garantía de que se desarrollará la enfermedad de Alzheimer, como tampoco que evitar la lesión cerebral y tratar la depresión sean formas infalibles de evitar la demencia. Sin embargo, en este capítulo hemos analizado algunas de las advertencias y consejos que pueden causar un posterior desarrollo de la enfermedad. ¿Cómo se puede proteger contra ellos? Manténgase alejado y procure no exponerse a materiales tóxicos y lleve siempre un casco cuando practique deporte, o lo que es mejor, deje de practicar deportes donde existen riesgos de sufrir una lesión cerebral. Cuide también su forma de dormir. A medida que sepamos más acerca del alzhéimer podrá seguir introduciendo nuevas pautas de prevención.

Conclusiones y sugerencias

- Evitar una exposición prolongada a sustancias y materiales tóxicos.
- Si sospecha que padece apnea del sueño usted mismo o alguien de su familia, visite al médico para que sea tratada.
- Tratar la depresión.
- No practicar boxeo.
- Evitar las lesiones cerebrales llevando un casco en los deportes de contacto o cuando monte en bicicleta.
- No fumar.

9. La presión arterial y la hipertensión

La presión arterial alta (llamada *hipertensión* entre los profesionales de la medicina) es quizás la enfermedad más común que afecta a los adultos. Unos 60 millones de estadounidenses padecen hipertensión, factor que contribuye al desarrollo de otras enfermedades como el infarto, la apoplejía y las enfermedades del riñón. Lo positivo es que la hipertensión se supervisa y se trata con suma facilidad, además de que se cuenta con una amplia gama de medicamentos para contrarrestarla.

¿Qué es presión arterial alta y por qué se debe tratar?

La presión arterial alta tiene lugar en las arterias. Imagina las arterias como las mangueras flexibles que se utilizan para regar el jardín. Cuando el agua corre por ellas, aumentan de diámetro y, cuando no lo hace, se contraen. Cuando el corazón bombea, las arterias se llenan de sangre y se expanden. Cuando se contraen es porque están vacías. Cuando una persona padece hipertensión, las arterias pierden la elasticidad y se vuelven rígidas. En consecuencia, el corazón tiene que bombear con más fuerza para vencer esa falta de elasticidad en las arterias, cuya resistencia provoca un declive del flujo sanguíneo en los órganos vitales. Las partes más alejadas del corazón, es decir, las extremidades, reciben menos sangre.

Las consecuencias de la hipertensión son enormes. Al tener que bombear con más fuerza, el corazón realiza un trabajo parecido al levantamiento de pesas, las veinticuatro horas del día y siete días a la semana. Como resultado, se endurece. Y a medida que se endurece aumenta el riesgo de infarto. Otra de las consecuencias de la hipertensión es el fallo renal. De hecho, la hipertensión es una de las principales razones por las que se requiere de la diálisis. Una tercera consecuencia de la hipertensión es la apoplejía.

Una presión sanguínea normal es de 90 a 120 mmHd *sistólica* (el mayor número, la fuerza con que la sangre es bombeada a través de las arterias) y de 50 a 80 *diastólica* (el menor número, la presión del corazón cuando se relaja y se vuelve a llenar de sangre). La prehipertensión es de 120 a 140 sistólica y de 80 a 90 diastólica. La hipertensión se define como tener una presión sistólica superior a 140 y una presión diastólica por encima de 90.

¿Cuál es la relación entre la hipertensión y la enfermedad de Alzheimer?

Muchos estudios basados en la población han dejado clara la relación entre la hipertensión y el deterioro cognitivo avanzado. La presión arterial alta puede incrementar el riesgo de demencia. La preponderancia de los datos indica que la hipertensión durante la madurez causa un deterioro cognitivo más rápido y una mayor probabilidad de desarrollar alzhéimer. Ha quedado muy claramente establecido que el porcentaje de deterioro cognitivo de una persona se relaciona directamente con su elevada presión sistólica y diastólica, además de con un elevado nivel de colesterol (consultar capítulos 4 y 13). Hay que tener en cuenta que, si se padece una combinación de presión arterial alta, un nivel elevado de colesterol, el hábito de fumar y se ha sufrido algún infarto o apoplejía, el porcentaje se cuadriplica.

El impacto causado por la hipertensión es muy amplio y duradero. En un estudio realizado en Suecia con un grupo de personas de setenta y cinco años o más que se sometieron a un seguimiento durante seis años, se observó que la hipertensión no tratada aumentaba el riesgo de padecer demencia en un 84%, y que una presión arterial moderada ya significaba un incremento del riesgo de desarrollar alzhéimer. En otro estudio longitudinal sueco, los científicos descubrieron que las personas con unos niveles sistólicos y diastólicos elevados durante la madurez tenían más probabilidades de desarrollar demencia posteriormente. En un estudio publicado en 2006, se señalaba que la presión sanguínea sistólica es un indicador predecible del futuro desarrollo de la demencia. La doctora Lenore Launer, del Instituto Nacional de Envejecimiento en Bethesda, Maryland, junto con sus colegas, han observado que la presión sanguínea sistólica en la madurez, especialmente una elevada presión sanguínea sistólica, sirve para predecir el futuro deterioro cognitivo y la demencia. Sus conclusiones las obtuvieron de un estudio llevado a cabo durante más de veinte años entre una población de japoneses-americanos de Honolulu, cuya edad oscilaba entre setenta y un años y noventa y tres. Cuando observaron a las 189 personas que habían desarrollado alzhéimer o demencia vascular durante ese período de tiempo, descubrieron que cuanto más alta era la presión arterial sistólica, mayor era el riesgo de padecer demencia. Las personas con una presión arterial superior a 140/90 tenían mucho más riesgos que los de presión normal o baja, 120/80 o menos. Además, la cifra resultaba excesivamente pronunciada entre aquellas personas cuya presión arterial elevada no había sido tratada. Eso indica que el proceso que conduce a la demencia comienza muchos años antes de ser diagnosticada. La doctora Launer afirmó que sus descubrimientos demostraban que la prevención y el tratamiento de la hipertensión durante la madurez podían prevenir la aparición de una posterior demencia, y recalcó la urgencia de un tratamiento agresivo lo antes posible. Ha llegado la hora de comenzar a prevenir.

Curiosamente, los pacientes de alzhéimer normales tienen una presión arterial más baja que la de sus homólogos no dementes. Zhenchao Guo y sus colegas del Instituto Karolinska de Estocolmo, descubrieron que a medida que aumenta la demencia disminuía la presión arterial. La razón de ello, así como de la cadena de consecuencias, se desconoce por ahora.

Los posibles mecanismos

Uno de los mecanismos mediante el que una elevada presión arterial incrementa el riesgo de padecer alzhéimer está relacionado con la enzima convertidora de la angiotensina (ECA). Los riñones excretan esta enzima, que desempeña un papel muy importante en la regulación de la presión arterial, así como en el metabolismo del amiloide; el bloqueo de esta enzima reduce la presión sanguínea. La ECA no es la única responsable de la hipertensión, pero puede estar relacionada con el revestimiento interior de los vasos sanguíneos. Las mutaciones de la ECA también pueden incrementar el riesgo, ya que fomenta las enfermedades cardiovasculares, que son un riesgo añadido del alzhéimer.

Un estudio realizado en la Universidad de Pittsburgh demostró que los pacientes hipertensos tenían un flujo sanguíneo cerebral restringido, lo que causaba un peor rendimiento cognitivo que las personas con una presión arterial normal. Ese descubrimiento indica que la hipertensión contribuye al deterioro cognitivo o la demencia vascular, y nos presenta un mecanismo mediante el cual la regulación de la presión sanguínea mejoraría ostensiblemente el rendimiento cognitivo y la salud mental.

Otra forma mediante la cual la hipertensión contribuye o acelera el inicio de la demencia es a través de la lesión isquémica (es decir, la lesión producida por la privación crónica de oxígeno y nutrientes) en el cerebro. Como mencioné en el capítulo 7, cada año se encuentran más evidencias que conectan la salud cerebrovascular y cardiovascular con el desarrollo de la demencia y el cerebro. Sabemos que una presión arterial elevada puede causar o contribuir a la descomposición de la materia blanca (las conexiones del cerebro) al dejar esas conexiones sin suministro de sangre, causando explosiones microscópicas de los vasos sanguíneos y lesiones cerebrovasculares en el cerebro; es decir, todos los indicadores patológicos que se ven con más frecuencia en el cerebro de los pacientes de alzhéimer o demencia.

El estrés oxidativo, que acelera la acumulación de la proteína beta-amiloide y de los ovillos neurofibrilares, es también otro factor a tener en cuenta. Lo cierto es que el mecanismo mediante el cual se relaciona la presión sanguínea con el alzhéimer, posiblemente sea una combinación de algunos o de todos estos posibles casos, dificultando y complicando aún más el reto terapéutico de los médicos.

El tratamiento de la presión arterial

Puesto que muchos escritos científicos relacionan la presión arterial baja durante la madurez con unos porcentajes más reducidos de alzhéimer, son los investigadores los que deben responder a la siguiente pregunta: ¿Puede la presión arterial baja por sí sola reducir los riesgos de desarrollar dicha enfermedad? ¿Existe algún tipo de medicación clave en esa relación protectora? Los medicamentos que durante décadas se han utilizado para reducir la hipertensión se están poniendo de nuevo a prueba para ver si también sirven para contrarrestar el alzhéimer.

El proyecto Kungsholmen (en Estocolmo) descubrió que los medicamentos para reducir la presión arterial alta reducen la incidencia de alzhéimer en las personas de la tercera edad. Sin embargo, el estudio de Róterdam (en Holanda) descubrió que, aunque los medicamentos para la presión arterial reducían los porcentajes de demencia vascular, esos mismos medicamentos no alteraban las probabilidades de desarrollar alzhéimer. El Cache County Study Group, liderado por mi colega y colaborador el doctor John Breitner de la Universidad de Medicina de Washington en Seattle, examinó los porcentajes de incidencia de alzhéimer para ver si los riesgos de padecerlo se alteraban entre los pacientes que tomaban diferentes clases de agentes para la hipertensión. Su equipo hizo un seguimiento de más de tres mil personas de la tercera edad que habían tomado parte en el estudio de UTA en los años noventa, en el cual casi la mitad de los pacientes habían tomado medicamentos para la hipertensión durante aquella época. Entre los medicamentos que se utilizaron se incluyen: betabloqueantes (por ejemplo, propranolol, metoprolol, atenolol, nadolol y timolol), bloqueadores de los canales de calcio (por ejemplo, verapamil, diltiazem, amlodipine, nifedepine y felodepine) y diuréticos.

Cuando esos investigadores analizaron los datos de acuerdo con el tipo de medicamento utilizado descubrieron que sólo los diuréticos y los betabloqueantes disminuían las probabilidades de desarrollar alzhéimer. Después de clasificarlos por edad, educación, sexo, número de alelos APO-Eϵ4, además de otros factores potenciales y un tanto confusos, descubrieron que los betabloqueantes reducían casi un 50% las probabilidades de desarrollar alzhéimer, mientras que los diuréticos lo hacían en un 40%. Tras investigar un poco más, descubrieron que ciertos subtipos de medicamentos conferían incluso una mayor protección. Los diuréticos con escaso contenido de potasio, como por ejemplo el triamtereno, amilorida y espironolactona habían logrado reducir el riesgo de alzhéimer en casi un 70%. El bloqueador de calcio dihidropiridina redujo las probabilidades a la mitad. Los descubrimientos obtenidos señalaron que no todos los medicamentos para la hipertensión producían los mismos efectos protectores, y que los mencionados anteriormente eran los que habían logrado tener, en ese aspecto, un mayor efecto.

Las pruebas que se habían realizado previamente dieron unos resultados muy similares, aunque otras descubrieron que el uso de cualquier medicamento hipertensivo básicamente disminuía la incidencia de alzhéimer en un 36%. Sin embargo, la prueba del Consejo de Investigación Científica la Hipertensión Sistólica en el Proyecto de la Tercera Edad (SHEP), y el Estudio sobre la Cognición y la Prognosis en la Tercera Edad (SCOPE) descubrieron que los betabloqueantes, los diuréticos tiazidas (que no son parcos en potasio) y los bloqueadores receptores angiotensina II-tipo I, no tenían ningún efecto sobre la función cognitiva en las personas de la tercera edad.

Un estudio europeo llamado Hipertensión Sistólica en Europa (SYST-EUR) estudió un medicamento en especial para la presión arterial llamado nitrendipina, que es un bloqueador del canal de calcio (como el verapamil, el nifedepina y el diltiazem en Estados Unidos). El estudio demostró que las personas que tomaron dicho medicamento durante dos años redujeron los riesgos de padecer alzhéimer en un 50%, y aquellos que lo hicieron durante más tiempo incluso más.

Un equipo de investigadores, utilizando los datos obtenidos en el estudio sobre la vejez realizado en Honolulu con ciudadanos japoneses-americanos, evaluaron el riesgo de demencia y de deterioro cognitivo asociado a la duración del tratamiento para la hipertensión, agrupando a los participantes según el tiempo que habían tomado dicho medicamento (los grupos eran: personas que jamás se habían tratado de hipertensión; los que habían sido tratados durante menos de cinco años; los tratados entre cinco y doce años, y los tratados durante más de doce años). Los científicos descubrieron que, por cada año adicional de tratamiento, se redujeron los riesgos en un 6% en la incidencia de demencia. Eso indica, en los hombres al menos, que la duración del tratamiento contra la hipertensión está relacionado con la reducción de riesgo de padecer demencia o deterioro cognitivo. Si esa duración tiene también esos efectos protectores en las mujeres, es algo que está por ver.

Lo que no sabemos

Todavía estamos estudiando los mecanismos por los cuales los medicamentos para reducir la presión arterial confieren cierta protección contra la demencia en aquellas personas a las que se les administra durante la madurez. En ese aspecto, esa asociación protectora es bastante oscura en lo que se refiere a los diuréticos, ya que ellos no atraviesan la barrera sanguínea del cerebro como hacen los bloqueadores del canal de calcio. También sería importante comprobar mediante pruebas clínicas que los betabloque-antes y los medicamentos diuréticos bajos en potasio evitan el desarrollo del alzhéimer. Sin embargo, es poco probable que dichos estudios se lleven a cabo porque requieren de mucho tiempo y dinero.

Igualmente, necesitamos averiguar si reduciendo la presión arterial mediante un cambio en el estilo de vida es suficiente para reducir las probabilidades de desarrollar alzhéimer, o si existen medicamentos antihipertensivos que tienen beneficios adicionales que protegen la función cognitiva.

Qué se puede hacer

De momento, lo más importante es saber que, si se tiene la presión arterial alta —es decir un nivel sistólico superior a 130 y un nivel diastólico por encima de 90— y no se trata, se debe visitar al médico para que nos explique las posibles terapias. Si la prevención del alzhéimer es una de sus prioridades, háblele al doctor acerca de los medicamentos que se han comentado en este capítulo. Finalmente, tratar la hipertensión como medida de prevención del alzhéimer es lo mismo que tratar la hipertensión como medida de prevención del infarto de miocardio o la apoplejía. Las pruebas de investigación nos comunican que los cuidados que llevemos a cabo durante la madurez influencian enormemente en las probabilidades de contraer alzhéimer posteriormente.

Conclusiones y sugerencias

- La hipertensión es un riesgo independiente para el desarrollo del alzhéimer. El riesgo es más pronunciado durante la madurez, aunque las consecuencias aparezcan décadas después.
- Los estudios han demostrado que un tratamiento riguroso de la hipertensión reduce los riesgos de padecer alzhéimer.
- Procura mantener la presión sanguínea sistólica por debajo de 130 y la diastólica por debajo de 90. Es beneficioso para el corazón y el cerebro.

- No todos los medicamentos contra la hipertensión reducen los riesgos de alzhéimer, tan sólo los que incluyen diuréticos tiazida, los boqueadotes beta y ciertos tipos de bloqueadores del canal de calcio (nitrendepina en Europa).
- Consulta con el doctor para saber si esas opciones son las más apropiadas para ti.

10. La terapia de sustitución hormonal con estrógeno

Cuando se trata de la medicina femenina de la última década, la terapia de sustitución hormonal debería ser considerada como la reina de la fiesta. Lo que en un momento se creía que era simplemente una hormona sexual, ha demostrado ser un factor de primordial importancia en una amplia variedad de procesos conductuales y biológicos del ser humano.

Sin embargo, como medicamento, la deslumbrante reputación del estrógeno se vio ensombrecida por una nueva serie de informes condenatorios, destacando entre ellos las pruebas llevadas a cabo por la Iniciativa de Salud Femenina, que demostraron que la terapia de sustitución hormonal (TSH) no es nada más que una engañifa que produce unos efectos tan dañinos para la salud que no compensan los beneficios que por otro lado reporta.

Así sucede, al menos, cuando se trata del alzhéimer o la demencia. Al principio, una serie de controles prácticos y estudios epidemiológicos indicaron que el estrógeno podía tener algunos beneficios saludables en la salud cognitiva de las mujeres después de la menopausia. Sin embargo, esa teoría se ha visto refutada por un gran número de estudios en gran escala y muy bien diseñados en los que ha quedado demostrado que el estrógeno no sólo no ofrece ningún efecto protector sobre la función cognitiva, sino que además incrementa los riesgos de desarrollar demencia o alzhéimer.

En este capítulo vamos a ver esa investigación, examinaremos algunas hipótesis acerca de cómo las hormonas afectan a la demencia y explicaremos por qué, por ahora, la terapia de sustitución hormonal con estrógeno debe mantenerse al margen.

Los efectos del estrógeno en el cerebro y la protección del alzhéimer: los posibles mecanismos

Durante décadas se creyó que el estrógeno era tan sólo una hormona sexual que desempeñaba un papel muy importante a la hora de regular los aspectos conductuales y fisiológicos de la mujer. Los estrógenos se encuentran sintetizados en muchas células y tejidos humanos, incluidos los ovarios, la placenta, el tejido adiposo (la grasa) y el cerebro. Antes de la menopausia, los ovarios son la mayor fuente de estrógeno sistémico en las mujeres no embarazadas. Después de la menopausia, los ovarios reducen la producción de estrógeno y son otros sitios de biosíntesis del estrógeno los que se convierten en la principal fuente de dicha sustancia. Esos sitios son el tejido adiposo, la piel, los huesos y el cerebro. Las consecuencias a corto plazo de esa pérdida de estrógeno son los síntomas que describen la menopausia: períodos irregulares, disminución de la fertilidad, brotes de calor, secreciones vaginales, cambios de humor, interrupciones del sueño, sudores nocturnos y cambios de apariencia. Las consecuencias a largo plazo de ese descenso de estrógeno son la pérdida de calcio en los huesos que frecuentemente resulta en osteoporosis, un mayor riesgo de enfermedades cardíacas y el deterioro cognitivo.

En el laboratorio animal y en el plato de Petri, el estrógeno es un medicamento maravilloso, ya que ha demostrado mejorar los efectos de los neurotransmisores (químicos cerebrales que utilizan las células para comunicarse entre sí) y fomenta el desarrollo saludable de las neuronas, su crecimiento y su mantenimiento. En el laboratorio también ha demostrado disponer de poderes antioxidantes, además de fomentar la degradación de la proteína precursora del amiloide (recuerda que en el capítulo 2 mencioné lo positivo que resultaba eso) mediante la alfa-secretasa (reduciendo la producción de la proteína tóxica beta-amiloide que se acumula en el cerebro de los pacientes afectados de alzhéimer). Además, mejora el crecimiento de las células cerebrales que producen la acetilcolina protectora, el químico cerebral más importante para la memoria. El estrógeno también ha demostrado ser muy importante en el mantenimiento de las ramas de las células cerebrales llamadas dendritas. Ha demostrado también aumentar el nivel de factores de crecimiento que ayudan a devolver la salud a las células cerebrales. El estrógeno puede incluso ser un protector contra la excitotoxicidad (estimulación excesiva de las células que posteriormente causa su muerte).

Puesto que el estrógeno tiene todos esos beneficios para el cerebro, es razonable considerar esa hormona como posible tratamiento preventivo del alzhéimer. Sin embargo, debo mencionar que los estudios que he señalado no se han llevado a cabo con humanos, por lo que de momento se desconoce si se puede conseguir tales beneficios cuando se aplica a las personas.

Lo que sabemos

El vínculo existente entre el estrógeno y el alzhéimer se ha investigado después de observar que las mujeres tienen mayores riesgos de padecerlo que los hombres. El estrógeno se propuso hace una década como tratamiento para el alzhéimer. Durante un tiempo, los investigadores creyeron que el estrógeno y una combinación de terapia de sustitución hormonal tenían el potencial de reducir los riesgos de demencia y alzhéimer, un descubrimiento que cobró enorme importancia en lo referente a la salud.

Sin embargo, en 1998 la comunidad científica estaba muy lejos de estar de acuerdo sobre ese asunto. Un metaanálisis realizado ese año estudió retrospectivamente los datos obtenidos en 10 estudios más, y examinó los lazos entre el estrógeno y un mayor riesgo de demencia, un menor riesgo de demencia, o ninguna relación con la demencia o el alzhéimer. En el año 2000, otro metaanálisis riguroso y completo llevado a cabo sobre una serie de estudios publicados anteriormente, señaló un ligero, casi inconsistente, efecto positivo del estrógeno en la salud cognitiva. Por el contrario, dos años después, otro metaanálisis concluyó que, teniendo en cuenta los problemas y dificultades de cómo se habían dirigido y analizado los estudios originales, la relación entre la terapia de sustitución hormonal y el riesgo de demencia seguía siendo dudosa. El estudio epidemiológico realizado en Cache County, UTA, descubrieron que el estrógeno reducía la incidencia de alzhéimer en las mujeres a las que se les aplicaba la terapia de sustitución hormonal. Las mujeres sometidas a dicha terapia durante más de diez años tenían 2,5 menos probabilidades de contraer alzhéimer que las que no recibieron dicha terapia. Curiosamente, los investigadores descubrieron que desaparecían todos los efectos beneficiosos si la terapia se comenzaba diez años antes de manifestarse el inicio de alzhéimer, lo que indicaba que si el estrógeno tenía algún efecto protector, entonces debía ser durante la fase preclínica de la enfermedad.

En los últimos años, el péndulo ha oscilado en sentido opuesto a la creencia de un efecto protector de la terapia de sustitución hormonal. Los resultados de varios estudios que se han realizado como parte del Women's Health Initiative Memory Study (WHIMS) indican que la terapia de sustitución hormonal no sólo no está relacionada con una disminución del riesgo de demencia, sino que su uso puede incrementarlo. En un estudio realizado sobre un régimen combinado de terapia de sustitución hormonal (estrógeno y progestina) y su asociación con la demencia, la doctora Rally Shumaker y sus colegas descubrieron que los que tomaban la combinación de hormonas tenían casi el doble de probabilidades de padecer demencia si se les comparaba con el grupo de placebo. En un estudio posterior del WHIMS, dedicado exclusivamente al uso del estrógeno en mujeres que anteriormente habían padecido histerectomía, observaron que las mujeres a las que se les había aplicado la terapia de sustitución hormonal tenían un 49% más de incidencia de demencia durante el seguimiento en comparación con el grupo placebo.

Las dos ramificaciones de esta prueba clínica se concluyeron —estrógeno y progestina en julio de 2002 y estrógeno solo en febrero del 2004— debido a un mayor número de casos de apoplejía y cardiovasculares, así como a un mayor interés por estudiar otros riesgos de salud, como el cáncer de mama y las enfermedades cardíacas.

Además, se han llevado a cabo algunas pruebas clínicas para determinar el efecto del estrógeno durante el curso de la enfermedad de Alzheimer. Otros estudios muy bien diseñados y realizados posteriormente han concluido que no existe un beneficio significativo del estrógeno sobre la cognición o la progresión en las mujeres postmenopáusicas con alzhéimer. Sin embargo, un estudio reciente realizado en la Clínica Mayo, presentado en una amplia convención de neurología, indica que un suplemento de estrógeno postmenopáusico —del mismo tipo que la mayoría de las mujeres toman para los brotes de calor— no previene el alzhéimer. Los científicos analizaron los datos recogidos de más de doscientas mujeres postmenopáusicas con alzhéimer, así como de un número similar de mujeres que no padecían demencia clasificadas por edad. Aunque el estudio demostró que las personas que habían tomado estrógeno no tenían mayor incidencia de alzhéimer, tampoco mostró proporcionar ningún beneficio.

Lo que no sabemos

Una vez establecidos los riesgos para la salud, la terapia de sustitución hormonal con estrógeno nos plantea nuevas cuestiones: la dosis y el momento. ¿Cuándo se debe empezar a aplicar la terapia de estrógeno y qué dosis debe emplearse para producir beneficios?

Las pruebas más recientes demuestran que el momento más adecuado para aplicar la terapia con efecto protector es durante la menopausia. Posponerla significaría empeorar las cosas por el impacto que pueden causar en las células cerebrales. Un estudio llevado a cabo en Australia con el fin de evaluar las tendencias relacionadas con el momento y la duración de la terapia de sustitución hormonal tuvo en cuenta el historial de sustitución hormonal, el estilo de vida y los expedientes de salud de 400 mujeres de sesenta años o más. Todas las participantes realizaron las pruebas estándar de memoria y depresión, donde se tuvieron en cuenta factores como la edad, la educación, el estado de ánimo, el índice de masa corporal, el consumo de tabaco o alcohol y el historial de enfermedades cerebrovasculares. Los investigadores descubrieron que las mujeres con el útero y los ovarios intactos, y que empezaron la terapia de sustitución hormonal antes de cumplir los cincuenta y seis años, además de las que fueron sometidas a una histerectomía o extirpación de un ovario a los cinco años de comenzar la terapia, tuvieron un mejor rendimiento en los test cognitivos y en las pruebas que sirven para evaluar el lóbulo frontal que las mujeres que empezaron la terapia posteriormente. Cuanto antes se administró las hormonas, mejor fue el rendimiento de la función cognitiva en algunos aspectos. Los investigadores, no obstante, creen que se necesita de un estudio más prolongado para saber cuál es el momento adecuado para aplicar la terapia de sustitución hormonal.

Otro estudio llevado a cabo por una serie de investigadores de la Universidad de California, San Francisco, se cuestionó si las mujeres postmenopáusicas sometidas a una dosis muy reducida de estradiol transdérmico (una placa de estrógeno) mostraban algún beneficio cognitivo o de calidad de vida después de dos años. Tras un seguimiento no se encontró ninguna relación significativa en términos estadísticos entre las pruebas cognitivas realizadas por las pacientes que tomaban estradiol y las del grupo de placebo.

Otro tema importante que aún no se ha tratado, al margen del momento de aplicación, es saber cuál de las terapias de sustitución de estrógeno es la que proporciona mejores resultados. En la actualidad se utilizan muchas clases de estrógenos para la terapia de sustitución hormonal. Entre ellos cabe destacar los derivados sintéticos del estrógeno, los estrógenos naturales y los estrógenos bioequivalentes. Los estrógenos sintéticos están fabricados por el hombre. Un ejemplo de fuentes naturales son el estrógeno conjugado (Premarin, Estratest) y el estradiol (Activella, Climara, Estrace, Menostar, CombiPatch, Prefest, Vagifem, Vivelle, Alora y las marcas genéricas). Un ejemplo de estrógenos sintéticos conjugados es el Cenestin. Los estrógenos bioequivalentes se sacan de fuentes vegetales. La mayor fuente vegetal es la soja (por ejemplo, Menest). Todos los estudios se han centrado principalmente en el Premarin, con o sin progesterona. El Premarin es un estrógeno natural extraído de los equinos (caballos).

Si un estudio científico se ha diseñado cuidadosamente y se ha llevado a cabo al pie de la letra, nos proporcionará respuestas a algunas cuestiones, pero no a todas, además de que abrirá nuevos campos de investigación y estudio. En el caso de la terapia de estrógeno, una de las nuevas cuestiones que se plantea es si una menopausia temprana y la terapia de sustitución de estrógeno pueden afectar al proceso de la enfermedad y a la patología del alzhéimer. Sabemos que las mujeres padecen alzhéimer con más frecuencia que los hombres, y que esa disparidad no se debe exclusivamente a que vivan más años. En los próximos años, descubriremos que el estrógeno es una de las piezas de ese rompecabezas que es el alzhéimer.

¿Qué sabemos de los hombres?

Tal y como he mencionado, el alzhéimer es más frecuente en las mujeres que en los hombres, pero sólo ligeramente. En consecuencia, nos preguntamos: ¿qué relación existe entre el estrógeno y el riesgo en los hombres? La respuesta no es tan simple. En primer lugar, los hombres disponen de un suministro de estrógeno que puede proporcionarles un efecto protector. La testosterona se convierte, en niveles muy bajos, en estrógeno. Segundo, los hombres, de alguna manera, también sufren una especie de menopausia (denominada *menopausia masculina*), pero es un tema muy controvertido. Una de las características de la menopausia masculina es la pérdida de testosterona, que se traduce en una posterior pérdida de estrógeno en los hombres. Tercero, la biología del estrógeno y la del cerebro de los hombres, en lo que se refiere a los riesgos de padecer alzhéimer y su prevención, no se conocen completamente.

Qué se puede hacer

Hay que tener en cuenta las advertencias de esta investigación, así como las ofrecidas por la Administración de Alimentos y Medicamentos: si el médico de cabecera no lo considera esencial, *no* debe aplicarse la terapia de sustitución hormonal. Si se decide administrar estrógeno, entonces hay que hacerlo durante breves intervalos de tiempo y en las dosis más pequeñas posibles. El consumo de estrógenos, hormonas, hormonas sintéticas o hormonas bioequivalentes debe hacerse bajo la estricta vigilancia del médico de cabecera. Por lo que sabemos hasta la fecha, la ingesta de estrógenos sólo debe aplicarse para tratar los síntomas perimenopáusicos o postmenopáusicos (brotes de calor, pérdidas de sangre, etcétera). No se debe aplicar la terapia de sustitución hormonal con estrógeno teniendo como expectativa la prevención del alzhéimer. Los datos obtenidos no respaldan dicha teoría.

Conclusiones y sugerencias

- Las mujeres tienen mayor riesgo de padecer alzhéimer que los hombres.
- Aunque el estrógeno se caracteriza por tener unas propiedades protectoras en el laboratorio, no ofrece los mismos resultados cuando se trata de personas.
- La terapia de sustitución hormonal puede ir acompañada de ciertos riesgos, incluidos el incremento de demencia.
- Una vez que los síntomas se manifiestan, la terapia de sustitución hormonal no es un tratamiento muy efectivo para combatir el alzhéimer.
- La recomendación más sensata es aplicar el estrógeno o la terapia de sustitución hormonal sólo después de consultar con el doctor, y sólo para tratar los síntomas peri o postmenopáusicos como los brotes de calor. Esos medicamentos no deben tomarse como forma de prevención del alzhéimer.

Recomendaciones reales

11. Formas de prevenir el alzhéimer

Lo que comemos no nos afecta exclusivamente a la cintura, sino también a nuestro cerebro. De hecho, la dieta es uno de los factores principales de nuestro estilo de vida que determinará nuestra propensión a contraer el alzhéimer, además de que resulta fácil de modificar si se pretende reducir ese riesgo. La conexión entre la dieta y la demencia es un campo de investigación que cada día cobra más importancia. Una serie de evidencias, obtenidas de una serie de estudios basados en la población, además de otros realizados con animales, demuestran que lo que comemos, o no comemos, afecta determinantemente al alzhéimer. La dieta y las recomendaciones dietéticas que aconsejo en este capítulo no sólo reducirán potencialmente los riesgos de padecer alzhéimer, sino también los riesgos de enfermedades cardíacas, y beneficiarán el estado general de salud.

Reducir las grasas saturadas

Imagino que ya lo habrá oído con anterioridad: las dietas altas en grasas saturadas no son beneficiosas para la salud. Las grasas saturadas se han visto implicadas en numerosos problemas de salud, entre los que cabe destacar un nivel elevado de colesterol, obesidad, enfermedades cardíacas y diabetes del tipo 2. Los investigadores tienen razones para creer que la presencia de grasas saturadas en nuestra dieta puede afectar a la función de la memoria, además de incrementar el riesgo de padecer alzhéimer.

Muchas, aunque no todas, de las evidencias que tenemos al respecto provienen de los estudios realizados en animales. En dichos estudios, los ratones y las ratas se alimentaron con diferentes niveles de grasa y luego se les sometió a pruebas de aprendizaje y memoria. Los ratones que fueron alimentados con mayor proporción de grasas saturadas obtuvieron peores resultados que los que fueron sometidos a dietas con bajo contenido.

En un estudio llevado a cabo con ratas, los investigadores examinaron si los efectos procedían de las grasas saturadas o de cualquier otro tipo de grasa. Uno de los grupos fue alimentado con aceite de coco, conocido por su elevado contenido de grasas saturadas, durante ocho semanas. Otro grupo fue alimentado con aceite de soja, muy bajo en grasas saturadas, pero con un elevado contenido de grasa no saturada, durante el mismo período de tiempo. Después de esas ocho semanas, los animales alimentados con aceite de coco tenían un mayor número de triglicéridos, un mayor nivel de colesterol total y un mayor número de lipoproteínas de baja densidad (LDL, conocidas como «mal colesterol»; ver capítulo 13 para más información). Las ratas que fueron alimentadas con aceite de soja obtuvieron mucho mejores resultados en las pruebas de aprendizaje y memoria que las ratas que fueron alimentadas con grasa saturada. En otro estudio, los científicos de la Universidad de Medicina de Carolina del Sur, alimentaron a ratones genéticamente tratados para que desarrollaran el alzhéimer con una dieta rica en grasas saturadas y colesterol junto con otro grupo que no recibía ese tipo de dieta. Después de dos meses se les sometió a las pruebas de memoria. Los que habían sido alimentados con grasa no podían recordar las tareas, mientras que los del otro grupo sí. Cuando examinaron los cerebros, los científicos encontraron un elevado nivel de proteína tóxica beta-amiloide en los ratones alimentados con grasa saturada. Esos datos indican que existe una relación entre una dieta con un elevado nivel de grasa saturada y los cambios que se producen en el cerebro cuando se desarrolla alzhéimer.

Obviamente, las ratas y los ratones no son seres humanos, por lo que resultaría atrevido sacar conclusiones definitivas sobre la patología humana basándonos en esos estudios. La vida del ser humano es más compleja, y llevar a cabo esos experimentos en humanos no es posible sin suscitar muchas cuestiones de carácter biomédico y bioético. Por esa razón, lo único que podemos inferir de esos estudios es que una dieta con alto contenido de grasas saturadas puede tener consecuencias en la capacidad cognitiva del ser humano. Para complicar las cosas, la dieta americana moderna es muy rica en azúcares y grasas saturadas. Se sabe que la interacción genética, la obesidad, un elevado nivel de azúcar en la sangre y un alto nivel de colesterol son muy dañinos para la salud cognitiva. Por ese motivo, los investigadores tienen mucho trabajo por hacer para poder determinar si es la ingesta de grasas saturadas por si sola, o una combinación de esos factores, la que ocasiona fallos de memoria y problemas de aprendizaje en las ratas.

Los investigadores descubrieron que los portadores del APO-E∈4 (descrito en el capítulo 4), que además se alimentaban con un nivel elevado de grasas saturadas, tenían mayores riesgos de desarrollar alzhéimer que los portadores del APO-E∈4 que no se habían alimentado con grasas saturadas. Por otro lado, la ingesta de grasas no saturadas no parecía influenciar en las probabilidades de desarrollar alzhéimer entre los portadores del ∈4, ni en los no portadores. Sin embargo, los investigadores que llevaron a cabo un estudio basado en la población de Róterdam, no encontraron relación ninguna entre un nivel elevado de grasas saturadas y un mayor riesgo de demencia, complicando aún más ese vínculo que, al parecer, se había establecido en los estudios realizados con ratas.

Esos descubrimientos resultan prometedores por varias razones, además de que abren nuevos campos de investigación con el fin de discernir la compleja relación que existe entre una dieta con un alto contenido de grasa, el colesterol, la obesidad, los genes y los riesgos de desarrollar alzhéimer. Por ahora, lo único que podemos concluir es que algunos cambios no excesivamente grandes en nuestra dieta, como por ejemplo sustituir parcial o completamente las grasas hidrogenadas por aceite de oliva o cualquier otro aceite no saturado, reduce enormemente la ingesta de grasa e incrementa la lipoproteína de alta densidad (HDL o colesterol «bueno»), lo cual es ya un paso para mejorar nuestra salud general y, probablemente, una ayuda para mantener la función cognitiva en buen estado.

Ingerir más ácidos grasos omega-3

Los ácidos grasos omega-3, conocidos vulgarmente como ácidos grasos n-3, son una subclase de esas grasas poliinsaturadas que utiliza el cuerpo para el mantenimiento, estructura y función de muchos órganos y tejidos. Son importantes para el desarrollo y mantenimiento de muchas funciones del sistema nervioso central (el cerebro y la espina dorsal). Los ácidos grasos constituyen una quinta parte del peso del cerebro humano y, de esa parte, el 20% es un ácido omega-3 denominado *ácido docohexanoico*, lo que se llama DHA (oirás hablar mucho de él en este capítulo y en el capítulo 18). La mayor parte de ese DHA se concentra en las sinapsis nerviosas (las conexiones entre las células nerviosas), que son las partes de las células nerviosas con apariencia de cola, convirtiéndolas en parte fundamental de la *transducción neuronal de la señal* (las comunicaciones entre las células cerebrales). Hay que añadir que el DHA tiene propiedades antiinflamatorias que posiblemente sean los mecanismos de protección que contrarrestan o ralentizan el desarrollo del alzhéimer. En muchos estudios controlados, los ratones que estuvieron sometidos a una dieta diaria de ácidos grasos omega-3, incluido el DHA, mostraron una enorme superioridad en las pruebas de aprendizaje y memoria en comparación con los ratones que no fueron alimentados con tales sustancias.

El DHA se obtiene principalmente a través de la dieta. Sus fuentes principales son los pescados grasos (como por ejemplo el fletán, la caballa, el salmón, las truchas, las sardinas y el atún), los huevos y las aves de corral. El pescado contiene dos importantes ácidos grasos: el DHA y el *ácido α-linolénico* (ALA). Los estudios epidemiológicos sobre la ingesta de ácidos omega-3 procedentes del pescado, han demostrado que tomar pescado una vez por semana reduce de un 40 a un 60% las probabilidades de desarrollar alzhéimer. Tras esos estudios, se puede concluir que una ingesta elevada de ácidos grasos omega-3 es esencial tanto para el desarrollo cognitivo neural como para la función normal del cerebro. El pescado con mayor contenido en DHA es el que tiene más propiedades de reducción de riesgo. El DHA también desempeña un papel importante en la conservación de la memoria, según se ha observado en estudios realizados con animales viejos. Otro ácido graso omega-3 de bastante importancia es el ácido eicosapentaenoico (EPA). Los alimentos ricos en ácidos grasos omega-3 se muestran en la tabla que aparece en la página siguiente.

El Chicago Health y el Aging Project (CHAP) fue un estudio amplio y birracial realizado en más de ochocientas personas mayores de sesenta y cinco años que confiaron en los sondeos dietéticos para evaluar los niveles de ácido graso omega-3 en la dieta de los pacientes. En el cuestionario se preguntaba con qué frecuencia tomaban una lista de 139 alimentos diferentes, entre ellos pescados como el atún, croquetas de pescado, empanada de pescado, sándwiches de pescado, pescado fresco como plato principal, camarones, langosta y cangrejo. Se les administró pescado cada semana y se les sometió a pruebas de memoria sencillas y complejas durante más de cuatro años.

ALIMENTOS RICOS EN ÁCIDOS GRASOS OMEGA-3*

	EPA + DHA	ALA		EPA + DHA	ALA
Pescado (100 g cocinados)			**Aceites**		
Boquerones	✔		Colza		✔
Fletán	✔		Hígado de bacalao	✔	
Arenques, Atlántico	✔		Semillas de lino		✔
Pacífico	✔		Arenques	✔	
Caballa, Atlántico	✔		Menhaden	✔	
Pacífico	✔		Salmón	✔	
Salmón, Atlántico**	✔		Sardinas	✔	
Sardinas	✔		Soja		✔
Truchas, Arcoiris	✔		Nueces		✔
Atún	✔		Germen de trigo		✔
Atún rojo	✔				
Carne (100 g cocinados)			**Semillas**		
Sesos de cordero	✔		Semillas de lino		✔
Sesos de cerdo	✔				
Otros alimentos					
Caviar (30 gramos)***	✔				
Soja, cocinada (1/2 taza)		✔			
Espinacas, cocinadas (1/2 taza)		✔			
Tofu, regular (1/2 taza)		✔			
Nueces (1/4 taza)		✔			
Germen de trigo (1/4 taza)		✔			

* Alimentos que proporcionan (por ración) el 10% o más de la ingesta adecuada (IA) de ALA o el porcentaje aceptable de distribución de macronutrientes (PADM) de EPA y DHA (10% del PADM por ALA). La ingesta adecuada (IA) es el nivel medio recomendado diario basándose en las valoraciones obtenidas mediante la experimentación con un grupo de personas aparentemente saludables (por eso se consideran adecuadas) cuando no se puede determinar un RDA. Un PADM se define como un «porcentaje de ingestas de una fuente de energía en particular que se relaciona con la reducción del riesgo de una enfermedad crónica, al mismo tiempo que se proporciona una ingesta adecuada de nutrientes esenciales».

** El salmón criado de las piscifactorías tiene casi el mismo nivel de ácidos grasos omega-3 que el salmón del Atlántico y bastante más que el salmón del Pacífico.

*** La medida estándar por ración no se ha establecido.

Los investigadores descubrieron que una ingesta semanal de pescado estaba relacionada con un descenso del porcentaje de deterioro cognitivo (10%) si se comparaba con una dieta de menos de una toma semanal de pescado, y un 12% menos entre las personas que tomaban dos o más raciones de pescado semanal. La ingesta de pescado se asociaba con un menor porcentaje de deterioro cognitivo en los modelos combinados, incluso después de que los investigadores los clasificaran por edad, sexo, raza, educación, actividad cognitiva, actividad física, consumo de alcohol y cantidad total de energía ingerida. Sin embargo, las personas que se habían alimentado de croquetas de pescado no parecían gozar de los mismos efectos protectores que los que habían ingerido pescado graso.

En los descubrimientos del CHAP, las propiedades protectoras del consumo de pescado no podían ser excluidas por otros hábitos dietéticos protectores, como por ejemplo el consumo de verduras y frutas, pero puede que no sean tan fuertes después de considerar la ingesta de grasas saturadas, poliinsaturadas y transaturadas. Por tanto, el papel que desempeña el consumo de pescado en la ralentización del deterioro cognitivo no se puede determinar de forma concluyente. Se requiere de más estudios para decir que esos compuestos de grasa son un factor relevante en la ralentización del deterioro cognitivo. No obstante, podemos decir que los consumidores regulares de ácidos grasos omega-3 experimentan un menor deterioro cognitivo y una menor pérdida de memoria.

No obstante, se han realizado otros estudios basados en la población que han respaldado la hipótesis de que el consumo de pescado tiene poderes protectores para una gran variedad de funciones neurológicas. Un estudio descubrió que el consumo de pescado cuantificado proporcionaba una significativa reducción del deterioro cognitivo en los hombres que tomaban pescado una vez por semana. Por tanto, aunque no hayamos desentrañado los mecanismos bioquímicos exactos por los cuales la ingesta de pescado a largo plazo mejora la salud mental, sabemos que comer pescado una o dos veces por semana tiene efectos protectores contra el posterior deterioro cognitivo.

Las evidencias de que los ácidos grasos omega-3 tienen efectos protectores aumentan día por día. Los pacientes diagnosticados de alzhéimer tienen un nivel más bajo de DHA, así como un nivel más reducido de ácidos grasos omega-3 (hablaré más detenidamente del DHA en el capítulo 18).

COMER PESCADO: LOS QUE PROTEGEN EL CEREBRO Y LOS QUE NO

Los que protegen:

- Ensalada de atún (siempre y cuando contenga muy poca mayonesa, ya que la mayoría de las marcas están hechas con grasas saturadas).
- El *sushi* hecho de atún, salmón, arenques, caballa, fletán o trucha.
- Los filetes de fletán.
- El salmón a la parrilla y las hamburguesas de salmón.
- El salmón ahumado.
- Las sardinas.
- Las recetas que contengan los pescados mencionados anteriormente.

Los que no protegen:

- La mayoría de las croquetas de pescado en paquetes que venden en los supermercados. Casi todas están hechas de bacalao, muy bajo en DHA.
- El pescado con patatas (por la misma razón).
- La mayoría de los pescados fritos que se preparan en los establecimientos de comida rápida (por la misma razón).

Otras fuentes alternativas de ácidos grasos omega-3, especialmente de ácido α-linolénico (ALA) son las espinacas y las semillas de lino. Hay otras fuentes de ácidos grasos omega-3 (especialmente ALA) que no son tan ricas, pero proporcionan una buena cantidad: el aceite de grosella, de colza, de semilla de mostaza, de soja, de nueces y el germen de trigo. Por lo tanto, si se trata de mantener una buena salud mental, tome una dieta rica en DHA.

Tomar una dieta rica en verduras y frutas

Las frutas y verduras que son de color oscuro son también un buen recurso para mantener una buena salud cognitiva. Como parte de su campaña Mantenimiento del Cerebro, la Asociación Alzhéimer recopiló una lista de verduras y frutas que han demostrado mejorar la salud cognitiva. Entre ellas cabe destacar:

FRUTAS Y VERDURAS RECOMENDABLES PARA EL CEREBRO

Verduras crucíferas	No crucíferas	Frutas
Berenjenas	Berenjenas	Arándanos
Brócoli	Cebollas	Cerezas
Col	Espinacas	Ciruelas
Col china	Maíz	Frambuesas
Col rizada	Pimientos	Fresas
Coles de Bruselas		Moras
Coliflor		Naranjas
Nabos		Pasas
Rúcula		Uvas rojas

La clave de estas verduras y frutas es que contienen un elevado nivel de antioxidantes, de ahí sus propiedades cognitivas. Es fácil recordar los productos que se deben elegir, ya que cuanto más intenso sea su color, más antioxidantes tienen.

Todos han oído hablar de los antioxidantes, pero en realidad muchos desconocerán la razón por la que son tan saludables. ¿Qué es un antioxidante y por qué son tan importantes para nosotros?

Separando el anti de los oxidantes

Los antioxidantes reducen el *estrés oxidativo*. El estrés oxidativo es un término médico que designa el daño que se le infiere a las células de los animales o las plantas y, por tanto, a los órganos y tejidos formados por esas células. El estrés oxidativo está causado por las reacciones químicas que tienen lugar en las células implicadas en el oxígeno y en los subproductos de su descomposición. Algunos de los productos descompuestos en el interior de las células son el superóxido, el oxígeno, el peroxinitrito o el peróxido de hidrógeno.

El efecto resultante de estos subproductos es que interfieren en el funcionamiento normal de las células. Cuando existe un desequilibrio entre los prooxidantes (que causan que los subproductos del oxígeno formen y dañen las células) y los antioxidantes (que limpian estos subproductos del oxígeno y evitan el daño celular), al empezar los prooxidantes a inundar a los antioxidantes, las células comienzan a descomponerse.

Se cree que el estrés oxidativo (aunque no esté demostrado) es causa de enfermedades neurodegenerativas, como la enfermedad de Lou Gehrig (conocida como ALS), la enfermedad de Parkinson, el alzhéimer y la enfermedad de Huntington. El estrés oxidativo también es una de las principales causas de la enfermedad cardiovascular, y se cree, además, que contribuye al proceso de envejecimiento.

El estrés oxidativo en las células cerebrales se ha visto implicado en la descomposición neuronal relacionada con el comienzo de la demencia y el alzhéimer. Las pruebas indican que el daño oxidativo causado por el péptido beta-amiloide en la patogénesis del alzhéimer puede estar mediado por el peróxido de hidrógeno. El estrés oxidativo se ha detectado en el cerebro, en el fluido cerebroespinal, en la sangre y en la orina de los enfermos de alzhéimer.

Puesto que existen pruebas de múltiples fuentes que indican que el daño oxidativo desempeña un papel importante en la patogénesis del alzhéimer, resulta sensato buscar una dieta basada en antioxidantes. Algunos estudios epidemiológicos han descubierto que una ingesta alta de nutrientes antioxidantes reduce el riesgo de alzhéimer y ralentiza el deterioro cognitivo. Mientras que los estudios realizados sobre los suplementos de vitamina C y E han demostrado no causar impacto alguno en el riesgo de desarrollar alzhéimer, los datos obtenidos por el Chicago Health y el Aging Project demostraron que una dieta rica en vitamina E disminuía el porcentaje de deterioro cognitivo, especialmente entre los portadores de APO-E∈4. El estudio de Róterdam también indica que una dieta a largo plazo rica en vitaminas C y E mejora la salud cognitiva, especialmente entre los fumadores, lo que demuestra que las propiedades antioxidantes de esos nutrientes ayudan a bloquear la patogénesis de la demencia provocada por la presencia de radicales libres en el cuerpo.

Al igual que resultó en los estudios de los ácidos grasos omega-3 y las grasas saturadas, la mayoría de las pruebas de que el consumo de antioxidantes tiene un efecto protector procede de investigaciones hechas con animales.

Dichas investigaciones han demostrado que los animales alimentados con una dieta con un alto contenido de antioxidantes tenían mejor memoria, menos estrés oxidativo y menos cambios etiológicos que los que no se sometieron a ella.

Sabemos de sobra que el consumo de frutas y verduras es un componente muy importante para llevar una vida sana, ya que proporcionan al cuerpo nutrientes tan cruciales como el beta-caroteno, flavonoides, caretonoides y vitamina C y E. Estos nutrientes son las principales armas de que dispone el cuerpo para combatir enfermedades como la apoplejía, las enfermedades coronarias y una gran variedad de tipos de cáncer. Los investigadores del Chicago Health y del Aging Project descubrieron que el consumo de verduras reducía en cuatro años los riesgos de alzhéimer. Las personas que consumían tres raciones de verdura al día lograban una reducción significativa de padecer la enfermedad en comparación con los que sólo tomaban una ración. El consumo de todo tipo de verduras, excepto las legumbres (judías, garbanzos y lentejas) reducía enormemente el deterioro cognitivo.

En otras palabras, que nuestras madres estaban en lo cierto cuando nos decían «come verduras, que son buenas para la salud». Cuantas más verduras adecuadas se tomen, menor será el deterioro cognitivo. Los análisis realizados sobre cada fruta y verdura específica revelaron que muchas de ellas estaban relacionadas con una disminución del deterioro cognitivo. Entre las más importante vale la pena mencionar las patatas dulces, el calabacín, los zumos de verduras, las berenjenas, la lechuga y las ensaladas, el apio, la col y la col china, las manzanas y la compota de manzana. Las personas que comieron mayores cantidades de verdura con hojas demostraron tener menos riesgos de desarrollar alzhéimer. Los investigadores del CHAP concluyeron que un consumo considerable y regular de verduras verdes (de dos a cuatro raciones diarias), amarillas o crucíferas proporcionaba un beneficio protector contra los cambios cognitivos relacionados con la edad.

En un estudio longitudinal que duró treinta años basado en la población, cuyos resultados se han publicado recientemente en el *Annals of Neurology*, los científicos descubrieron que las mujeres que consumían más verduras de color verde o crucíferas mostraban un menor deterioro cognitivo que las que comían poco o no comían. Curiosamente, en ese estudio realizado con más de trece mil mujeres, el consumo de fruta no afectaba al deterioro cognitivo, ni tampoco ejercía ningún efecto protector contra el desarrollo del alzhéimer. La diferencia entre los datos obtenidos de la fruta y las verduras estriba en la cantidad de nutrientes individuales antioxidantes que abundan en las verduras.

Dicho esto, los arándanos han demostrado de forma muy contundente gozar de propiedades antioxidantes, tanto en el laboratorio como en los estudios epidemiológicos. Los arándanos y otros alimentos ricos cn antioxidantes, como las espinacas y las fresas, han evitado o ralentizado el deterioro cognitivo y el desarrollo del alzhéimer incluso más que los antioxidantes purificados que se administran en forma de suplementos.

De hecho, los zumos de frutas y verduras desempeñan un papel importante en lo referente al retraso del inicio del alzhéimer. Entre todos los antioxidantes que se pueden encontrar en una dieta, los *polifenoles* (es decir, los antioxidantes exclusivos de las plantas) que se encuentran en los zumos de frutas protegen mejor las células nerviosas contra el peróxido de hidrógeno que los suplementos vitamínicos antioxidantes. En un estudio realizado con más de 1.800 japoneses-americanos de King County, Washington, los investigadores comprobaron si el consumo de zumos de frutas y verduras que contenían grandes concentraciones de polifenoles reducía la incidencia de alzhéimer. Los participantes del estudio, cuando comenzó, no padecían signo alguno de sufrir demencia y se les hizo un seguimiento que duró hasta nueve años. Los investigadores descubrieron que, tras hacer algunos ajustes teniendo en cuenta otros aspectos como las enfermedades cardíacas, las personas que tomaban zumos al menos tres veces por semana, tenían un 76% menos de riesgo de desarrollar alzhéimer que los que sólo ingerían uno o menos. La diferencia llegaba incluso a ser más pronunciada entre los portadores del alelo APO-Eϵ4 y los participantes que no realizaban ninguna actividad física. Los investigadores concluyeron: «Los zumos de verduras y de frutas desempeñan un papel muy importante en el retroceso de la aparición de la enfermedad de Alzheimer, especialmente entre los pacientes con un alto riesgo de padecerla». Lo que no sabemos es si los zumos de verduras frescas tienen ventajas sobre los zumos envasados o congelados.

Cuando se trata de elegir frutas que prevengan el alzhéimer, recomiendo esas que se conocen por tener grandes propiedades antioxidantes, como por ejemplo los arándanos, las fresas y el zumo de granada.

Beber té verde

Un ingrediente que parece gozar de especiales propiedades beneficiosas es un flavonoide llamado epigallocatechin-3-gallate (EGCG). Los flavonoides son unos antioxidantes muy potentes, puesto que son limpiadores de radicales libres que atrapan las moléculas perniciosas y evitan el daño que pueden ocasionar éstas.

El EGCG se encuentra en grandes cantidades en el té verde. Los estudios epidemiológicos y los que se han realizado con animales han demostrado que el consumo regular de té verde puede proporcionar grandes beneficios en la función cognitiva, ya que desprende sus propiedades antialzhéimer de neuroprotección, neurorrescate y procesamiento de la proteína precursora del amiloide que proporciona una mejora de la función cognitiva.

El EGCG parece tener propiedades protectoras que reducen la generación de la proteína tóxica beta-amiloide y aumentan la actividad alfasecretasa del

LA DIETA Y LOS SUPLEMENTOS

Los estudios que han tratado de descubrir la relación causal entre ciertos nutrientes y la salud cognitiva han llegado a diferentes conclusiones cuando los nutrientes en cuestión se han administrado en forma de suplementos en lugar de alimentos no procesados. La mayoría de las pruebas actuales indican que se necesita de una ingesta dietética a largo plazo de antioxidantes protectores para conseguir unos beneficios considerables. Eso significa que las modificaciones dietéticas a largo plazo tendrán un mayor impacto en la salud mental que las dosis de suplementos que se administran a corto plazo. En muchos casos, además, aún nos queda mucho por descubrir acerca de la interacción biológica entre los nutrientes antes de saber con certeza cuáles son sus propiedades protectoras. Esas interacciones tan sutiles y aún misteriosas son posiblemente las responsables de tantos beneficios saludables.

¿Conclusión? Que si hay que elegir entre una zanahoria y una cápsula de beta-caroteno, es preferible escoger la zanahoria.

cerebro, crítica para prevenir la excesiva manifestación de la proteína precursora del amiloide (APP) del cerebro, una de las principales responsables del daño a nivel neuronal en la enfermedad de Alzheimer.

En un estudio reciente, los investigadores de Japón examinaron a más de mil japoneses ancianos (mayores de setenta años) para determinar los efectos del té verde en la función cognitiva. Los participantes rellenaron un cuestionario donde se les preguntaba con qué frecuencia tomaban té verde. Los científicos examinaron la función cognitiva utilizando el *Mini-Mental State Examination* (un test de memoria utilizado muy frecuentemente). Descubrieron que cuanta más cantidad de té se ingería, menor era la frecuencia del deterioro cognitivo. Cuando se analizó la cantidad de té ingerida, los participantes que tomaban un par de tazas al día tenían la mitad de deterioro cognitivo que los que sólo tomaban tres tazas a la semana. Esos efectos protectores del té verde no se encontraron ni en el té negro ni en el café. Los investigadores terminaron por concluir que, cuanto más té verde se consumía, menor era la frecuencia del deterioro cognitivo en los humanos.

La dieta mediterránea

La dieta mediterránea se considera un modelo en los países que bordean el Mediterráneo. Dicha dieta ha demostrado ser muy beneficiosa contra una serie de enfermedades que abarcan desde la obesidad, las enfermedades cardiovasculares, la hipertensión, el colesterol alto y el cáncer. Rica en verduras, frutas, cereales, frutos secos y pescado, la dieta evita las carnes rojas y los productos que contienen grasas saturadas que son tan típicos de la dieta americana. El aceite de oliva y un consumo moderado de vino son también ingredientes fundamentales. Una de las diferencias principales entre la dieta mediterránea y la moderna dieta americana es el bajo nivel de grasas saturadas y el alto nivel de grasas «beneficiosas», como por ejemplo los ácidos grasos monoinsaturados y poliinsaturados que se encuentran en el pescado, las nueces y el aceite de oliva.

En la actualidad se cree que los beneficios de la dieta mediterránea van más allá de prevenir las enfermedades cardíacas y reducir los riesgos del alzhéimer. Los investigadores de la ciudad de Nueva York hicieron un seguimiento que se prolongó durante trece años a más de 2.200 personas que no padecían demencia, con un tiempo medio de seguimiento de cuatro años. Recopilaron los historiales médicos y neurológicos, realizaron exámenes físicos y neurológicos, dirigieron algunas encuestas muy detalladas sobre la dieta y sometieron a todos los participantes a las pruebas de memoria. La encuesta contenía un detallado recuento de la cantidad de fruta, verduras, productos lácteos, carne, legumbres, cereales, pescado, grasas y consumo de alcohol que cada persona consumía. Basándose en los resultados de la encuesta, le dieron a cada participante una puntuación según la dieta mediterránea que iba del 0 al 9. Cada dieciocho meses se evaluaba de nuevo a los participantes. Los que se habían sometido a la dieta mediterránea tenían menos riesgo, un modesto 10% menos de posibilidades de desarrollar alzhéimer. Cuanta mayor era la puntuación de dieta mediterránea, menor era el riesgo: la tercera parte de los participantes con mayor puntuación redujeron el riesgo hasta un 40%. Además de ralentizar el desarrollo del alzhéimer, se observó que el mantenimiento de una dieta mediterránea estaba vinculado a un menor porcentaje de deterioro cognitivo, incluso después de que los investigadores clasificaran los datos por edades, género, raza, educación, ingesta de calorías, índice de masa corporal y el genotipo APO-E.

Unos cuantos años después se llevó a cabo un estudio de seguimiento de los mismos participantes, teniendo en cuenta su adherencia a la dieta mediterránea. Los investigadores descubrieron que los que habían mantenido más estrictamente la dieta redujeron los riesgos en un 24%. La tercera parte de los participantes que habían mantenido más estrictamente la dieta, y que continuaron manteniéndola, llegaron a reducir los riesgos de alzhéimer en un 68%, si se comparaba con los que apenas la habían mantenido. Este efecto protector tan impresionante siguió manteniéndose a pesar de haber tenido en cuenta factores como la diabetes, el colesterol o la presión arterial alta. Los investigadores concluyeron: «Una vez más se ha observado que una estricta dieta mediterránea reduce el riesgo de padecer la enfermedad de Alzheimer».

No obstante, el resultado más interesante que se obtuvo de ese estudio fue la credibilidad que se le dio a la teoría de la dieta. Es decir, que la suma de todos los componentes de la dieta proporcionaba un efecto protector. Cuando los investigadores separaron los nutrientes que ingería

UN EJEMPLO DE DIETA SANA PARA EL CEREBRO

Desayuno: Arándanos frescos con un vaso de zumo de granada y té verde.

Almuerzo: Sándwich de ensalada de atún (con mayonesa *light*) hecho de pan integral, ensalada de espinacas (con un poco de beicon) y té verde.

Cena: Sangría especial para el cerebro (ver capítulo 12) de aperitivo. De primer plato, un cuenco de lentejas con curry (hablaremos del curry en el capítulo 18). De segundo plato, salmón a la parrilla con aceite de oliva acompañado de verduras. De postre, fresas y uvas con una taza de té verde.

cada persona, ninguno de ellos mostró tener unos beneficios especiales con respecto al alzhéimer o el deterioro cognitivo. Y, sin embargo, todos sumados proporcionaban una reducción significativa del riesgo. Los investigadores terminaron por concluir que, cuanto mayor era la adherencia a la dieta mediterránea, menor era el riesgo de desarrollar alzhéimer, además de que eso les hizo respaldar la hipótesis de que el consumo de todos los ingredientes de esa dieta reportaba unos beneficios que no podían obtenerse con la ingesta de los nutrientes por separado o en forma de complejos vitamínicos.

Ese estudio basado en la encuesta probablemente no sea lo último que se diga acerca de la dietética y el alzhéimer. No obstante, los descubrimientos son prometedores, y la dieta mediterránea es la favorita de todas, puesto que ha demostrado proporcionar otros beneficios protectores y saludables, como la reducción del colesterol y las grasas saturadas del cuerpo, además de mejorar la salud vascular. Si hasta la fecha no ha pensado en mantener una dieta mediterránea por cuestión de peso, entonces quizás deba hacerlo teniendo en cuenta la salud mental.

Surtir la nevera

¿Lo que alimenta nuestro estómago alimenta también nuestro cerebro? La primera respuesta es sí, a pesar de las muchas cuestiones y advertencias que suscita cada nuevo estudio que se lleva a cabo. Como especialista en demencia, interesado desde siempre por la dieta de mis pacientes, se me han instado por parte de mis colegas a que fomente el interés por la nutrición, una ciencia que desde siempre se ha considerado de poca importancia. Cuanto más aprendemos, más nos damos cuenta de lo relacionada que está la dieta con la salud cardíaca y mental.

Por un lado, eso nos ha proporcionado una nueva serie de retos en lo que a la investigación se refiere. Ahora nos queda por descubrir cuáles son los mecanismos por los que ciertos nutrientes proporcionan beneficios para la salud a un nivel celular, genético y molecular. Aunque nos queda un largo camino por recorrer, los éxitos que hemos logrado convierten nuestro trabajo como científicos en algo más alentador. Cuando prescribo más pescado rico en ácidos grasos omega-3 en la dieta de un paciente, estoy seguro de que, además de lograr una mayor protección contra el alzhéimer, mi consejo probablemente reducirá el nivel de colesterol, triglicéridos, riesgo de diabetes y aterosclerosis. Aconsejarle a un paciente que tome más verduras y beba té verde o zumo de granada le proporcionará más beneficios para la salud que solamente regular el proceso de APP en el cerebro.

Otro aspecto positivo es que las recomendaciones dietéticas nos animan a participar en el cuidado general de la salud. La mayoría de mis pacientes están de acuerdo en que preparar una nueva receta con atún o surtir el frigorífico de productos mediterráneos es mucho más gratificante que ponerse en la cola de la farmacia para que nos proporcionen un medicamento muy caro.

Nuestra capacidad de controlar nuestro cuerpo y nuestra mente es una forma de prevención bastante prometedora.

Conclusiones y sugerencias

- Reducir la toma de alimentos ricos en grasas saturadas y colesterol.
- Comer pescado (salmón, caballa, trucha, fletán, sardinas y atún) rico en ácidos grasos omega-3, especialmente DHA, al menos tres veces por semana. Las croquetas de pescado y el pescado que se compra en los establecimientos de comida rápida no sirven.

- Consumir tres raciones diarias de las verduras de las de la lista.
- Aunque la fruta proporciona otros beneficios, sólo algunas han demostrado tener beneficios para la función cognitiva. Comer la mayor cantidad de arándanos y uvas rojas que se pueda.
- Tomar dos o más tazas de té verde al día.
- Mantener una dieta saludable para el cerebro (se pueden obtener de la campaña de Mantenimiento del Cerebro organizada por la Asociación del Alzheimer www.alz.org).
- Llevar una dieta mediterránea.

12. El vino tinto
y las bebidas alcohólicas

¿No sería maravilloso que esa copa de vino que tomamos para cenar fuese realmente saludable? Entonces siga leyendo: a lo mejor comprueba que es así.

Antes de considerar esa posibilidad, déjeme que le advierta de algo. El consumo de alcohol se da en todos sitios. En nuestra sociedad, así como en otras muchas, el alcohol se ha visto glorificado y estigmatizado, se ha considerado ingrediente esencial de cualquier celebración, pero también ha sido la causa de muchas muertes y de mucho sufrimiento. En Estados Unidos, el alcohol es el gran unificador social, encarnado tanto en *Cheers*, el bar donde todo el mundo sabe tu nombre, como en esa enorme plaga social encarnada por las reuniones de los Alcohólicos Anónimos, en las que millones de personas se reúnen todas las semanas y pronuncian sus nombres mientras admiten que no pueden luchar contra esa plaga por sí solos. Millones de personas más sufren en el anonimato. El alcohol es la principal causa de los accidentes de tráfico y, sin duda, el gran motor que impulsa la violencia de nuestras calles y hogares.

Dejando al margen ese vehículo social o estigma, el alcohol es un producto químico. Cuando se ingiere alcohol, el hígado lo metaboliza y lo convierte en otra molécula llamada *aldehído*. Se sabe de sobra que el alcohol y el aldehído son toxinas para el cerebro, los músculos y los nervios. Los riesgos que se corren por beber grandes cantidades de alcohol han sido ya más que comprobados. Demasiado alcohol causa intoxicación y, en consecuencia, un deterioro de la capacidad del juicio y de la coordinación. En cantidades muy grandes merma el suministro de tiamina (vitamina B_1) del cuerpo, causando una enfermedad conocida por el nombre de *encefalopatía de Wernicke*, caracterizada por una confusión aguda, además de problemas visuales, de equilibrio y de coordinación. Si no se trata, dicha encefalopatía termina por convertirse en demencia de Korsakoff, caracterizada por la pérdida de las funciones ejecutivas (capacidad para planear y completar las tareas) y la pérdida de memoria a corto plazo con confabulación (inventarse cosas para llenar esas lagunas de la memoria).

El consumo excesivo de alcohol también ha demostrado ser el causante de un daño estructural en el cerebro, especialmente en el cerebelo, así como en una estructura llamada *cuerpos mamilares*, que es la parte del cerebro responsable de integrar la contribución sensitiva con la función motora. Si todo esto no parece suficiente, mencionaré que el alcohol es, además, tóxico para los nervios y los músculos, y que puede causar problemas de movilidad y equilibrio, además de incrementar los riesgos de apoplejía hemorrágica (apoplejía por sangramiento en el cerebro) y convulsiones.

Recientemente, sin embargo, los investigadores se han interesado por tratar de encontrar algo positivo y se han preguntado si el consumo moderado de alcohol tiene los mismos efectos terapéuticos y protectores para el cerebro que los que ha demostrado tener para las enfermedades cardíacas y la apoplejía. Si nos remitimos a una serie de estudios largos y prolongados basados en la población, nuestra primera respuesta es que sí. Si comparamos las personas que consumen grandes cantidades de alcohol y los que no consumen nada, observamos que las personas que lo consumen moderadamente tienen menos riesgos de padecer demencia y deterioro cognitivo.

En un estudio realizado recientemente sobre la salud de las enfermeras, que siguió los patrones dietéticos, de salud y cognitivos de 12.000 enfermeras, de edades comprendidas entre los setenta y los ochenta y uno y que se prolongó durante más de dos décadas, las participantes que ingerían unos 15 gramos de alcohol al día (más o menos una bebida alcohólica, ver tabla de la página 176) demostraron tener un mejor rendimiento cognitivo que las que no consumían nada en absoluto. Las personas que tomaban una copa de alcohol al día tenían un 20% menos de riesgo de sufrir deterioro cognitivo que las que no tomaban ninguna rutinariamente. En otros estudios, un consumo superior a los 15 gramos se ha vinculado con un mayor rendimiento cognitivo y de memoria, pero en el estudio de las enfermeras no había las suficientes mujeres que bebieran esa cantidad como para determinar la presencia de un efecto similar. Los investigadores concluyeron que el tipo de alcohol que se consumía no influenciaba en el rendimiento cognitivo, ni tampoco la presencia del genotipo APO-Eϵ4.

En una serie de seguimientos que se realizaron durante dos años sobre una serie de participantes del Monongahela Valley Independent Elders

Survey (MoVIES), los investigadores observaron que los bebedores moderados mostraban un mejor rendimiento cognitivo general y menor deterioro en las pruebas de memoria que los que no consumían alcohol regularmente. Ese descubrimiento confirmó unos estudios preliminares donde quedaba patente que los bebedores moderados tenían, y mantenían, una mejor soltura verbal y un mejor rendimiento en las pruebas de memoria que los abstemios.

Los investigadores del estudio de Róterdam descubrieron que los participantes que decían consumir alcohol de forma moderada tenían menos riesgo de demencia vascular y no vascular, demostrando una mayor protección en los portadores del alelo APO-Eε4. Sin embargo, en un estudio finlandés, se observó que los portadores que consumían frecuentemente alcohol tenían muchas más probabilidades de desarrollar alzhéimer que los portadores que jamás bebían o lo hacían muy inusualmente. Eso indica que los portadores del APO-Eε4 parecen ser más vulnerables a los efectos medioambientales como el alcohol y la dieta. Los descubrimientos de ambos estudios se contradicen. Esa disparidad indica que la interacción entre ser portador del APO-Eε4 y el consumo de alcohol es más compleja de lo que se creía al principio, y que, aunque una cantidad moderada de alcohol al día resulta beneficiosa, puede no ser una buena combinación si se es portador del gen APO-Eε4.

¿QUÉ ES UNA COPA CON LOS AMIGOS?

Cuando se trata del consumo de alcohol, definir el término es importante. La mayoría de los investigadores de la comunidad científica han acordado definir una copa como una cantidad que oscila entre 8 y 12 gramos de alcohol. Veamos cómo se distribuye normalmente esa cantidad:

110 gramos de vino de mesa = 14 gramos de alcohol.
335 gramos de cerveza americana = 11,5 gramos de alcohol
40 gramos de licor de graduación normal combinado con alguna bebida = 18 gramos de alcohol.

Ir por delante de la curva J

Lo que sabemos acerca del consumo de alcohol y la salud cognitiva se ajusta a un modelo médico muy común llamado la *curva J* (en ocasiones llamada también curva U). La curva J se basa en un principio que dice que el consumo nulo de una sustancia produce mayores riesgos que el consumo moderado, pero si se consume más de lo normal, el riesgo vuelve a incrementarse.

En la figura siguiente, se puede ver que el menor riesgo de deterioro cognitivo está en la parte inferior de la J, un extremo que los estudios han demostrado que se encuentra entre una copa o dos al día (15 gramos aproximadamente), y que las personas abstemias y aquellos que dicen beber por encima de ese nivel tienen mayores riesgos de padecer problemas cognitivos y de demencia. En pocas palabras, que una cantidad moderada beneficia, pero por encima de esa cantidad afecta adversamente al cerebro.

También resulta interesante observar que el gráfico del consumo de alcohol y el porcentaje de muertes dibujan una curva J muy parecida, donde el consumo moderado de alcohol representa el grado de mortalidad más baja y las probabilidades de muerte por alcohol aumenta con el número de bebidas que se consume de una sola vez.

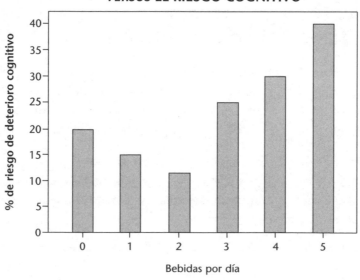

**LA CURVA J DEL CONSUMO DE ALCOHOL
VERSUS EL RIESGO COGNITIVO**

¿CUALQUIER TIPO DE BEBIDA O ES PREFERIBLE EL VINO TINTO?

En la actualidad, resulta difícil saber si los beneficios los reporta cualquier consumo de alcohol o si son específicos del vino tinto. La mayoría de los datos proceden de largas encuestas que cuantifican simplemente el consumo de alcohol y el riesgo de deterioro cognitivo o demencia sin especificar qué clase de bebida alcohólica maximiza el efecto. Aunque los datos distan de ser concluyentes, la mayoría nos indica que cualquier bebida alcohólica es protectora, pero es posible que la que goce de más ventajas sea el vino. Uno de los vínculos protectores potenciales entre el consumo de alcohol y la salud cognitiva es el *resveratrol*, una sustancia que se encuentra principalmente en el vino tinto y en las uvas que se utilizan para fabricarlo. El resveratrol ha demostrado ser capaz de combatir el cáncer de médula espinal mieloma y detiene el desarrollo de la placa que tiene lugar en el cerebro de los enfermos de alzhéimer y de la que hablamos en el capítulo 2.

El resveratrol previene o reduce el crecimiento de las células mieloma provocando la muerte de las células cancerígenas mediante una muerte celular programada que se denomina *apoptosis*. Cuando se aplica a la enfermedad de Alzheimer, un estudio reciente que se publicó en el *Journal of Biological Chemistry* indica que el resveratrol reduce de forma considerada los niveles de péptido amiloide segregado producido en diferentes células. Aunque el resveratrol no detuvo la producción del amiloide, fomentó su degradación. El resveratrol demostró también ser un activador de la enzima proteosoma con el fin de descomponer otras proteínas.

NO BEBO MUCHO... SÓLO UN PAR DE COPAS AL DÍA

La cantidad es importante. En Sun City he oído a mis pacientes decir en muchas ocasiones: «Sólo tomo un par de copas al día». Cuando hablamos con más detenimiento acerca del tema, ese «par de copas» no resultan ser tan pequeñas como dicen, ya que se sirven más cantidad de lo que creen. En ese contexto, un «par de copas» no es tan beneficioso para el cerebro, porque el número de copas no es equivalente al número de gramos de alcohol consumido.

Este proceso de activación resulta alentador, ya que la protección del amiloide y la formación de la placa tienen lugar muchos años antes de que el paciente de alzhéimer manifieste los síntomas. La toma preventiva y a largo plazo del resveratrol puede intensificar la depuración del péptido amiloide antes de que éste se arraigue en forma de placa, retrasando o previniendo de esa forma el inicio del alzhéimer.

El vino tinto contiene también *quercetina*, un nutriente que se encuentra en el ajo, la cebolla y la cáscara de manzana. La quercetina también ha demostrado poseer propiedades anticancerígenas y, en algunos estudios, se le ha vinculado con una reducción del riesgo de deterioro cognitivo.

El aumento del nivel de HDL (lipoproteína de alta densidad) en el flujo sanguíneo que produce la ingestión moderada de alcohol reduce el riesgo de deterioro cognitivo al disminuir algunos factores de riesgo como la apoplejía y las enfermedades cardíacas. Es posible que exista otro mecanismo de por medio. O es posible que el alcohol mejore el flujo sanguíneo, lo que explicaría de alguna forma los efectos tan beneficiosos que proporciona en la salud cognitiva y cardiovascular, además de que reduce las probabilidades de apoplejía.

El zumo de granada: una alternativa al alcohol

Los beneficios para la salud que proporciona el zumo de granada atraen cada vez más nuestra atención, pues no sólo es rico en resveratrol, sino que contiene polifenoles antioxidantes. Está demostrado que tomar zumo de granada regularmente reduce el colesterol LDL y previene el

SANGRÍA ESPECIAL PARA LA SALUD DEL CEREBRO

Prueba una sangría que recomiendo para la salud cerebral: se mezclan 110 gramos de vino tinto (el sauvignon cabernet es el que contiene más resveratrol) con la misma cantidad de zumo de granada y añádele algunos arándanos. No consumas más de esa cantidad al día y tampoco debes combinarla con ninguna otra cosa.

endurecimiento de las arterias, una de las principales causas de las enfermedades cardíacas y del infarto de miocardio.

Un estudio de la Universidad de Loma Linda observó que la administración de zumo de granada a los ratones que se les había tratado genéticamente para que desarrollaran la enfermedad de Alzheimer redujo la cantidad de proteína tóxica beta-amiloide encontrada en el cerebro de los ratones cuando se les practicó la autopsia. De esa manera, se demostró que el zumo de granada dispone de muchos mecanismos para proteger el cerebro y el cuerpo.

Proponer un brindis

Aunque a los científicos todavía les queda por descubrir si los componentes como el resveratrol o la quercetina (que se encuentran en el vino tinto) o el etanol (que contienen las bebidas destiladas) son los responsables del efecto protector que el consumo moderado de alcohol proporciona a la función cognitiva, la dosis parece ser el factor clave. Recuerda la curva J: el riesgo de apoplejía, de enfermedades cardíacas y de demencia es menor cuando se consumen de una a dos copas diarias. Por tanto, levantemos la copa y brindemos, pues es posible que dicha copa incremente también las defensas contra la enfermedad de Alzheimer.

Conclusiones y sugerencias

- Beber una cantidad moderada de alcohol diariamente proporciona un efecto protector sobre la función cognitiva y, posiblemente, reduzca las probabilidades de desarrollar alzhéimer. También ha demostrado reducir los riesgos de apoplejía y de enfermedades cardíacas.
- Más cantidad no proporciona más beneficios. Más de 60 gramos al día de alcohol puede ser perjudicial para el cerebro, incluso causar demencia por alcohol y apoplejías.
- Tomar vino tinto en lugar de otras bebidas alcohólicas parece ser más beneficioso, pero que proteja más que las demás contra la enfermedad de Alzheimer es algo que aún está por demostrar.

• Existen varios mecanismos posibles por los cuales el alcohol reduce el riesgo de deterioro cognitivo, incluidos el etanol y el resveratrol, que poseen propiedades específicas contra el alzhéimer y que se encuentran en el vino tinto y el zumo de granada.

13. El control del colesterol y los lípidos

Espero que vayas captando la idea de que hay muchas cosas que puedes hacer para reducir los riesgos de desarrollar alzhéimer. En este capítulo vamos a demostrar que un control exhaustivo del colesterol debe ser una de las premisas de su plan de salud.

Desde hace tiempo se conoce el vínculo que existe entre un elevado nivel de colesterol y las enfermedades coronarias, y de éstas con la demencia vascular (producida por las apoplejías). En la actualidad, los investigadores están tratando de determinar si hay una conexión entre el nivel de colesterol y el alzhéimer, especialmente en lo que se refiere a ciertos medicamentos para reducir los lípidos llamados *estatinas*. Aunque dicha teoría resulta alentadora, todo lo que se ha escrito hasta la fecha es bastante complejo y nada claro. Algunos estudios han demostrado que las estatinas tienen un efector protector bastante significativo sobre la salud cognitiva y el alzhéimer; sin embargo, otros estudios basados en la población han demostrado que carecen por completo de ello; y en otros estudios, el uso de la estatina ha demostrado incrementar los riesgos de desarrollar los síntomas del alzhéimer.

Hablaré de esos estudios posteriormente, incluyendo uno que fue dirigido por mis colegas y yo mismo en el Sun Health Research Institute, y que se centró en los mecanismos biológicos del colesterol y de la *hiperlipidemia* (el término médico que se emplea para designar un elevado nivel de lípidos en la sangre) que podían ayudar a comprender por qué las estatinas pueden ser otra de las herramientas de las que disponemos para prevenir el alzhéimer.

Lo que sabemos

La relación existente entre el colesterol y el alzhéimer no es accidental. Existe una interacción respaldada por las pruebas epidemiológicas y los estudios científicos. Este descubrimiento ha facilitado la posibilidad de utilizar los medicamentos para reducir el colesterol con la finalidad de tratar el alzhéimer.

UN ELEVADO NIVEL DE COLESTEROL PUEDE SER UN FACTOR DE RIESGO PARA EL ALZHÉIMER

Existen algunas pruebas que indican que un nivel elevado de colesterol puede estar relacionado con un incremento del riesgo de padecer alzhéimer. Algunos estudios recientes han demostrado que las personas que tienen un elevado nivel de colesterol son más propensas a desarrollar alzhéimer que las que mantienen un nivel normal. Ese aparente vínculo ha motivado que los científicos investiguen y traten de establecer una relación entre la enfermedad de la aterosclerosis y el riesgo de padecer alzhéimer. Los estudios resultantes descubrieron que el perfil de lípidos en los pacientes de enfermedades cardíacas era, realmente, una forma muy significativa de predecir el posterior inicio de la enfermedad de Alzheimer o del deterioro cognitivo moderado.

Los datos disponibles para establecer ese vínculo entre el colesterol y el alzhéimer pueden clasificarse en tres categorías: en primer lugar se encuentran los estudios epidemiológicos mediante los cuales los investigadores han elegido pacientes de alzhéimer y personas sin demencia para estudiar las relaciones entre el colesterol, el nivel de lípidos y las estatinas. Segundo, a medida que la comunidad científica sabe más acerca de esa enfermedad, los investigadores pueden retomar los datos obtenidos en amplios estudios basados en la población para plantearse cuestiones diferentes a las que se plantearon los primeros investigadores. Hoy en día, resulta más fácil buscar las diferentes conexiones que existen entre el alzhéimer, los factores de riesgo y el colesterol que al inicio de los estudios originales. Finalmente, los estudios llevados a cabo con animales en el laboratorio podrán ayudarnos a descubrir los posibles mecanismos biológicos que existen entre el colesterol y la patología del alzhéimer.

En un estudio llevado a cabo con 1.300 personas en Finlandia, y del que he hablado en capítulos anteriores, retomaron los datos obtenidos y descubrieron que un nivel elevado de colesterol total durante la madurez implicaba un mayor riesgo de desarrollar alzhéimer a la edad de sesenta y cinco, tal y como se estableció en el seguimiento de 1998. Esa relación resultó ser totalmente independiente de la presencia del alelo

APO-Eϵ4. No obstante, el riesgo de alzhéimer para las personas con alelo APO-Eϵ4 y un nivel elevado de colesterol era mayor que los que tenían solamente el alelo APO-Eϵ4 o solamente el nivel de colesterol elevado. En resumen, que tener el nivel de colesterol elevado y una copia del alelo APO-Eϵ4 duplica efectivamente los riesgos de desarrollar la enfermedad de Alzheimer.

Un grupo de investigadores concluyó que las mujeres con una enfermedad coronaria establecida (es decir, con coágulos en los vasos sanguíneos, causa muy conocida de los ataques al corazón si son suficientemente severos) eran más vulnerables al deterioro cognitivo moderado cuando el nivel de colesterol total y el de lipoproteína de baja densidad eran superiores a lo normal. Cuando esos mismos pacientes reducían el nivel de colesterol y LDL durante cuatro años, los investigadores observaron que los riesgos de deterioro cognitivo se reducían también casi a la mitad. Mostraban además una mejoría de la función cognitiva en general, incluso cuando se trataba de portadoras del APO-Eϵ4.

Algunos estudios han demostrado que un nivel reducido de lipoproteína de alta densidad (HDL), el colesterol bueno, podría ser el principal agente en el desarrollo del alzhéimer. Cuando se comparaba el nivel de suero HDL en los pacientes de alzhéimer con los que no padecían dicha enfermedad, se descubrió que la severidad del alzhéimer estaba en correlación con un nivel bajo de HDL. Cuanto más bajo era el nivel de HDL, más severo era el alzhéimer.

Las pruebas indican realmente que la HDL puede tener un efecto protector sobre la cognición. En un reciente estudio llevado a cabo con nonagenarios (personas con más de noventa años) y centenarios (personas con más de cien), los investigadores descubrieron que existía una correlación estadísticamente significativa entre los niveles de HDL y el rendimiento mostrado en el *MiniMental State Examination* (MMSE), lo que demostraba que, cuanto más alto era el nivel de HDL en una persona, mejor era su rendimiento en las pruebas de memoria.

MECANISMOS POSIBLES

Aunque todavía existen grandes interrogantes sobre el vínculo existente entre un nivel elevado de colesterol y el alzhéimer, existe un amplio respaldo de la comunidad científica por un modelo propuesto que explique de qué forma la hipercolesterolemia (un nivel elevado de colesterol) puede inducir a la patología del alzhéimer. A nivel celular, el colesterol incrementa el exceso de producción y secreción de la proteína tóxica beta-amiloide y, como ya sabe, esa acumulación proteínica es un factor bioquímico de primera importancia en la patología del alzhéimer.

Los estudios realizados con ratones en el laboratorio corroboran esa cadena de acontecimientos. Algunos estudios con animales han demostrado que un aumento del colesterol en la dieta provoca una aceleración de la deposición de la proteína beta-amiloide, mientras que una reducción del colesterol (ya sea por un cambio de dieta o por medicamentos) anula dicha deposición. Otra teoría es que la acumulación de colesterol acelera la oxidación (una reacción bioquímica tóxica), la cual, a su vez, precipita el daño vascular que contribuye al inicio de la enfermedad de Alzheimer.

Lo que no sabemos

Parte del misterio que existe sobre la relación entre el colesterol y el alzhéimer estriba en si el nivel de colesterol «malo» en el cuerpo produce un efecto distinto en la patología del alzhéimer, como por ejemplo la acumulación del beta-amiloide, o si la relación entre un nivel elevado de lipoproteína de baja densidad durante la madurez, el nivel de colesterol total y el inicio del alzhéimer es sencillamente una línea de conexión entre los efectos cumulativos vasculares del colesterol y sus efectos probados en la función cerebral.

LAS ESTATINAS: ¿TIENEN UNA DOBLE FUNCIÓN?

Aunque los estudios que han demostrado tal cosa son muy recientes y no unánimes, las estatinas, esa clase de *agentes reductores de lípidos* (LLA) que se prescriben para reducir el colesterol, pueden reducir también los riesgos de desarrollar alzhéimer. El primer estudio que sugirió tal cosa se publicó en el año 2000. Examinando una sección transversal de los antecedentes médicos de los pacientes, los investigadores descubrieron una disminución significativa de incidencia de alzhéimer entre los enfermos que tomaron inhibidores de la HMG-CoA reductasa (estatinas).

PREGUNTAS Y RESPUESTAS: MEDICAMENTOS PARA REDUCIR EL COLESTEROL

¿Son todas las estatinas agentes reductores de lípidos? Sí.

¿Son estatinas todos los medicamentos que reducen el colesterol? No.

¿Qué es una estatina? La producción de colesterol puede inhibirse por medio de medicamentos que mantienen a raya a la enzima involucrada en la producción de colesterol (3-hidroxi-3metilglutaril-coenzima A, o inhibidores de la HMG-CoA reductasa). Se conocen por el nombre de estatinas.

¿Qué hace una estatina? Puesto que las estatinas son medicamentos que bloquean el primer paso de la producción de colesterol, son reductores muy potentes del colesterol total sanguíneo y del colesterol malo (LDL).

¿Qué medicamentos son estatinas? Entre las estatinas cabe destacar la atorvastatina (Lipitor), pravastaina (Pravachol), rosuvastatina (Crestor), lovastatina (Mevacor), simvastatina (Zocor) y la fluvastatina (Lescol). En ocasiones, las estatinas se combinan con otros medicamentos, como por ejemplo la simvastatina (Zocor), que normalmente se combina con otro medicamento cuya finalidad es bloquear la absorción de colesterol, llamado ezetimiba (Zetia). Esta combinación se encuentra bajo el nombre de marca de Vytorin. Otro ejemplo es la combinación de amlodipina, un medicamento para la presión arterial, con la atorvastatina (Lipitor). Esa combinación se encuentra bajo el sobrenombre de Caduet.

¿La toma de estatinas requiere de supervisión? Sí. Las estatinas pueden afectar al hígado y a los músculos, aunque los daños son muy poco frecuentes. Por ese motivo, el médico debe supervisar la actividad hepática mediante una prueba sanguínea llamada *test de función hepática* (LFT), además de controlar el análisis muscular con una prueba sanguínea llamada *creatina fosfocinasa* (CPK). Cuando el LFT o la CPK aumentan de forma significativa, el médico debe cambiar de medicamento o dejar de suministrar estatinas.

¿Para qué se utilizan las estatinas? Son medicamentos que se utilizan para reducir el nivel de colesterol en la sangre. La toma de dichos medicamentos ha demostrado reducir los riesgos de enfermedades cardíacas y apoplejía.

¿Cuáles son los otros agentes reductores del colesterol? Entre ellos se encuentran la fenofibrata (Antara, Lofibra, Tricor y Triglide), agentes ácido nicotínicos (Advicor y Niaspan), gemfibrozil (Lopid), colestriramina (Questran) y ezetimibe (Zetia).

¿Los otros tipos de medicamentos para reducir el colesterol protegen contra el alzhéimer? No lo sabemos todavía.

Este descubrimiento ha sido corroborado por otros estudios epidemiológicos. En una evaluación de un registro nacional de salud llevado a cabo en Inglaterra, los investigadores estudiaron a un grupo de personas con una edad superior a los cincuenta años que reunían una de las tres condiciones:

1. Se les había prescrito al menos una estatina u otro agente reductor de lípidos.
2. Tenían un nivel elevado de colesterol que no había sido tratado.
3. No tenían ni un nivel elevado de colesterol ni se les había prescrito ningún agente reductor de lípidos.

El análisis de los datos obtenidos demostró que los pacientes a los que se les había prescrito estatinas tenían un 71% menos de riesgo de desarrollar demencia o alzhéimer.

Los científicos de Canadá revisaron los datos del Estudio de Salud y Envejecimiento para ver si existía alguna relación entre la demencia y los agentes reductores de lípidos. El estudio original examinó a más de 1.300 personas durante más de cinco años, durante los cuales casi 500 desarrollaron alzhéimer o demencia. Las demás no mostraron signos de demencia ni al comienzo ni durante el seguimiento. Descubrieron que el uso de estatinas estaba relacionado con un menor riesgo de demencia y alzhéimer en personas de menos de ochenta años, pero que después de esa edad los efectos protectores de las estatinas eran muy escasos.

Aprovechando los datos obtenidos en el Estudio de Salud Cardiovascular (descrito brevemente en el capítulo 7) se revisaron los diagramas de los pacientes y se observó que, en la primera visita oficial, los pacientes que tomaban estatinas tenían menos probabilidades de padecer demencia o alzhéimer. Durante el seguimiento —una media de diez a once meses desde la primera visita—, los pacientes del grupo de estatina mejoraron el rendimiento en las pruebas simples de memoria, mientras que los pacientes que no tomaron estatinas obtuvieron peores resultados. El 25% de la muestra se incluyó en este seguimiento. Esa relación entre el uso de estatina y unos mejores rendimientos en las pruebas simples de memoria es importante porque indica el potencial que tienen las estatinas para retrasar e incluso contrarrestar el deterioro cognitivo.

La preponderancia de los estudios epidemiológicos indica que el tratamiento con estatinas puede reducir también las probabilidades de desarrollar la enfermedad de Alzheimer posteriormente. Desde que se iniciaron las primeras investigaciones epidemiológicas que evaluaban los efectos de las estatinas en el posterior desarrollo del alzhéimer, se han llevado a cabo 10 estudios adicionales. Salvo dos de ellos, los demás demostraron que la terapia de reducción de colesterol producía algunos beneficios. Algunos de los resultados más conflictivos procedían de otro informe del Estudio de Salud Cardiovascular, donde se señalaba que no existía ninguna reducción significativa del alzhéimer con el uso de estatina, aunque los investigadores consideraron esa posibilidad si se aplicaba una terapia de estatina a largo plazo.

Mis colegas, los doctores Farrer y Green de la Universidad de Boston, que fueron los que dirigieron el grupo de estudio MIRAGE, también investigaron el uso de estatina en lo que se refiere al alzhéimer. Este grupo estudió a casi 900 personas que padecían esa enfermedad y casi 1.500 de la misma edad que no padecían signos de demencia. Descubrieron que las personas que tomaban estatinas reducían el riesgo de desarrollar alzhéimer en casi un 40%. Sin embargo, la toma de otros medicamentos para reducir el colesterol que no contenían estatinas no reducía el riesgo, a pesar de tener en cuenta factores como la presencia del APO-E, las enfermedades cardíacas, la diabetes, el consumo de tabaco, la presión arterial sanguínea o la apoplejía. Esos datos indican que las estatinas gozan de propiedades únicas que entran en juego cuando se trata de protección cognitiva.

Las pruebas, salvo en limitadas excepciones, indican que la terapia de estatinas proporciona ciertos beneficios, tanto en la posterior reducción de probabilidades de desarrollar alzhéimer como en el tratamiento de las personas afectadas por él.

CÓMO FUNCIONAN LAS ESTATINAS

Se sabe que el colesterol está implicado en la deposición de la proteína beta-amiloide en el cerebro. Algunos investigadores han sugerido que el colesterol interacciona con la cascada inicial del amiloide. Los estudios de los medicamentos están en marcha, y tratan de buscar la forma de influenciar en el metabolismo del colesterol. Por ejemplo, la simvastatina (Zocor) ha demostrado tener la capacidad de reducir el fluido cerebroespinal y el nivel de proteína beta-amiloide del tejido cerebral.

187

Cuando se trata de la enfermedad de Alzheimer, existen varios mecanismos potenciales por los que las estatinas pueden ejercer ciertos beneficios. Pueden funcionar simplemente reduciendo el colesterol, que, como sabemos, acelera la deposición de la proteína beta-amiloide transformando el metabolismo de la APP (la molécula madre del amiloide) desde la segmentación alfa (dirigida a los subproductos benignos) a la segmentación beta (dirigida a los subproductos tóxicos). De forma alternativa, las estatinas funcionan reduciendo la inflamación. Ya hemos hablado de que la inflamación es también una fuente de daño celular en el cerebro de los pacientes de alzhéimer. Las propiedades de las estatinas como antioxidantes y antiinflamatorios en las enfermedades cardíacas pueden influenciar de la misma manera en la inflamación neurológica que se produce en la cascada del alzhéimer, posiblemente reduciendo la activación de las células limpiadoras llamadas *microglías* que se activan para limpiar los residuos de las células muertas destruidas por el alzhéimer. Es probable que también existan otros mecanismos.

EL SIGUIENTE PASO

Nuestro grupo del Sun Health Research Institute, dirigido por mi colega el doctor Larry Sparks, realizó la primera prueba aleatoria y controlada por placebo que tenía como finalidad investigar los efectos de la atorvastatina (Lipitor) en el tratamiento del alzhéimer. Eso significa, esencialmente, que los participantes recibieron Lipitor o un placebo, y que ni los investigadores ni los participantes sabían quién recibía una cosa u otra. Todos los participantes fueron diagnosticados de deterioro cognitivo moderado o alzhéimer moderado, y se les permitió que continuaran tomando donepezil (Aricept), rivastigmina (Exelon) o galantamina (Reminy/Razadyne) durante toda la prueba. La primera medida de resultados fue una prueba de memoria de 45 minutos de duración, tal y como exige la FDA en las pruebas clínicas del alzhéimer (Subescala de la Escala Cognitiva para la Evaluación de la enfermedad de Alzheimer).

Descubrimos que la función cognitiva en los pacientes de alzhéimer se estabilizaba. A los seis meses de iniciarse el estudio, observamos que el grupo de placebo (que aparece en la figura anterior señalada con círculos negros) mostraba un deterioro constante (lo que se esperaba), mientras que las personas tratadas con Lipitor (las que aparecen con triángulos negros)

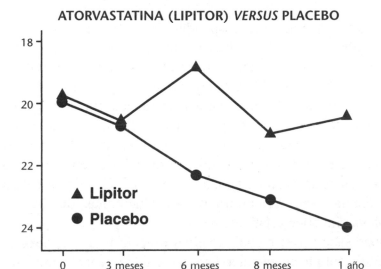

ATORVASTATINA (LIPITOR) *VERSUS* **PLACEBO**

Diferencias en el porcentaje de cambio en las pruebas cognitivas entre los pacientes de alzhéimer que toman Lipitor y los que toman placebo.

no mostraron ni la más mínima mejoría, pero tampoco ningún deterioro. Ese descubrimiento fue significativo porque demostró que la enfermedad podía ralentizarse. Tal y como se muestra en la figura anterior, eso se convirtió en una certeza a los doce meses de seguimiento.

Lo que no sabemos

Si es cierto que las estatinas protegen contra el alzhéimer, entonces la siguiente pregunta es: ¿qué estatinas? Cuando hablamos de alzhéimer, ¿todas las estatinas tienen los mismos efectos? Y, si es verdad que ejercen una protección cognitiva, ¿ejercen esa misma protección todos los tipos de estatinas?

Todas esas cuestiones suscitan grandes debates entre la comunidad científica, tanto en Estados Unidos como en otros países. En un estudio abierto (es decir, que tanto el investigador como el paciente sabían lo que tomaban) realizado en Europa demostró que los pacientes de alzhéimer que tomaban simvastatina (Zocor) habían sufrido menos deterioro cognitivo después de seis meses de tratamiento. No se han llevado a cabo otros estudios con otras estatinas, salvo los que se han realizado con simvastatina y atorvastatina.

189

Otra cuestión que debemos responder es: el nivel bajo de colesterol, u otro de los efectos secundarios de las estatinas, ¿es el vínculo clave entre ese tipo de medicamentos y la enfermedad de Alzheimer? Los datos obtenidos del estudio MIRAGE indican que el efecto protector procede de las estatinas y no de otros medicamentos para reducir el colesterol, resaltando la posibilidad de que las propiedades antiinflamatorias de las estatinas sean ese vínculo de reducción del alzhéimer. Los estudios de autopsia realizada en el cerebro de los pacientes con alzhéimer demostraron que los usuarios crónicos de estatinas tenían menos activación de las células relacionadas con la respuesta antiinflamatoria (microglías) que los pacientes que no habían ingerido estatinas.

Tampoco sabemos si reducir el nivel de colesterol por otros medios, como por ejemplo mediante una dieta y ejercicio, reduce también el riesgo de alzhéimer, y si esa reducción es similar a la ingesta de estatinas.

Como investigadores, los recientes estudios basados en la población nos plantean algunas cuestiones a las que debemos responder mediante pruebas clínicas rigurosas, como por ejemplo la que nosotros llevamos a cabo con el Lipitor como forma de tratamiento del alzhéimer. Sabemos que las estatinas estabilizan los cambios cognitivos relacionados con esa enfermedad, pero aún nos queda mucha investigación clínica para determinar si tomar estatinas previene o retrasa realmente la aparición del alzhéimer.

Qué se puede hacer

A pesar de que la opinión científica sobre la toma de estatinas o el seguimiento de una dieta que reduzca el nivel de colesterol no sea unánime, resulta bastante alentadora. El incentivo de controlar el nivel de colesterol (tal y como se discutió en el capítulo 4) y buscar una terapia para tener un nivel alto de lipoproteína de baja densidad, son dos pautas de suma importancia para prevenir las enfermedades cardíacas. No sabemos si las investigaciones futuras demostrarán que existe una conexión independiente entre el colesterol, las estatinas y el alzhéimer, pero lo que sí es cierto es que la salud de nuestro cerebro y de nuestro corazón están más relacionadas de lo que creíamos al principio. Como neurólogo defiendo tenazmente que se revise el nivel de colesterol y que se mantenga una terapia de reducción de lípidos, especialmente con estatinas. Algunos médicos llegan a recomendar a los pacientes con un historial familiar de enfermedades cardíacas que tomen estatinas como profilácticos, incluso cuando el nivel de colesterol está bajo control. No obstante, esa decisión debe tomarse entre el paciente y el médico. Sin embargo, debe considerar que puede que las estatinas también resulten beneficiosas para la salud mental.

Conclusiones y sugerencias

- Controlar el nivel de colesterol como si se tratara de una enfermedad cardíaca.
- El nivel de colesterol ideal debe ser inferior a 200 mg/dl.
- El nivel de lipoproteína de alta densidad o HDL (colesterol «bueno») debe ser superior a 50 mg/dl.
- El nivel de lipoproteína de baja densidad o LDL (colesterol «malo») debe ser inferior a 130 mg/dl, y si es menor de 100 mg/dl mucho mejor.
- El nivel de triglicéridos ideal debe ser inferior a 150 mg/dl.
- Tomar estatinas puede reducir los riesgos de desarrollar alzhéimer en un 70%. No todos los medicamentos para reducir el colesterol gozan de esas propiedades.
- Los objetivos y las terapias que llevar a cabo deben ser consultadas con el doctor.

14. Ejercitar la prevención

«O aprovechas esta ocasión, o jamás se te presentará otra.» Todos hemos oído esa frase anteriormente. Y, al parecer, también se puede aplicar a la prevención del alzhéimer: las pruebas emergentes indican que el ejercicio físico diario y vigoroso es muy beneficioso para el cerebro. Eso mismo se puede aplicar a la actividad mental, tal y como veremos en el capítulo siguiente. El ejercicio regular no sólo resulta beneficioso para los músculos, los huesos, el corazón, la resistencia física, la obesidad y el estado de ánimo (¿no le parece ya suficiente?), sino que hay pruebas evidentes de que puede prevenir el alzhéimer y la demencia.

Una razón más para que vuelva a matricularse en el gimnasio

El ejercicio físico es esencial para mantener un buen flujo sanguíneo, además de que reduce los ricsgos de las principales causas de mortalidad en la mayoría de los países, entre las que cabe destacar el infarto de miocardio, la apoplejía y la diabetes. Como he dicho en repetidas ocasiones, también se sabe que esas enfermedades contribuyen enormemente al deterioro cognitivo. Una serie de estudios que se han realizado recientemente han tenido como finalidad descubrir si el ejercicio físico previene también el deterioro cognitivo. La mayoría de ellos han concluido que sí existe ese efecto protector. ¿Se debe a que el ejercicio físico reduce las posibilidades de padecer una apoplejía o a otra razón? Sea cual sea la conclusión, las pruebas clínicas se han puesto en marcha y, en la actualidad, se está estudiando si el ejercicio físico puede utilizarse como forma preventiva del deterioro cognitivo.

Un estudio finlandés llevado a cabo con 1.500 personas sobre el envejecimiento y la demencia descubrió que las personas que practicaban ejercicio físico al menos un par de veces por semana durante la madurez tenían un 50% menos de probabilidades de desarrollar demencia y un 60% menos de alzhéimer, si se comparaba con los que llevaban una vida sedentaria.

Aunque se observó que dicha relación se establecía en la población en general, el vínculo protector se hacía más pronunciado aún entre los portadores del alelo APO-Eε4, lo que indicaba que el ejercicio físico gozaba ciertamente de propiedades protectoras que impiden la aparición de la patología del alzhéimer.

En el estudio canadiense sobre la Salud y el Envejecimiento, un estudio prospectivo realizado con 4.600 ancianos de nacionalidad canadiense que se comenzó durante los años noventa, los investigadores descubrieron que, entre las mujeres sometidas a estudio, cuanto más frecuente e intenso era el ejercicio físico que realizaban, menor era el riesgo de padecer demencia o alzhéimer. Se descubrió que existía la misma relación en lo referente a la osteoporosis mediante un cuestionario que se efectuó con 6.000 mujeres durante el cual se hizo un seguimiento de seis u ocho años. Casi la cuarta parte de las mujeres que decían caminar menos experimentaba síntomas de deterioro cognitivo, mientras que esa cifra se reducía al 17% cuando se trataba de mujeres que caminaban largas distancias. Igualmente, cuando los investigadores observaron el número de calorías que se quemaban, el porcentaje de mujeres que quemaban menos calorías mostraban mayores signos de deterioro cognitivo que las que quemaban más calorías. La actividad física se evaluó llevando un registro de la distancia caminada y las kilocalorías utilizadas a la semana.

Eso significa que los que caminaban más distancia a la semana y tomaban el mínimo de calorías tenían un tercio menos de probabilidades de desarrollar alzhéimer si se comparaba con los que caminaban menos y tomaban más calorías. Eso significa un gran avance estadísticamente hablando. Al parecer, esa relación, que es sólo cuestión de sentido común cuando se trata de salud cardíaca, también es beneficiosa para esas personas que tratan de evitar el alzhéimer cuando sean ancianos. Una vez más reitero que el estilo de vida que resulta beneficioso para el corazón, los huesos y el sistema vascular lo es también para el cerebro.

En otro estudio prospectivo sobre la demencia llevado a cabo en Estados Unidos, los investigadores evaluaron a 2.000 ancianos no dementes durante un período medio de seis años. Durante ese período, 158 participantes desarrollaron demencia y 107 la enfermedad de Alzheimer. Después de clasificarlos por edad y género, los científicos descubrieron que las personas que practicaban ejercicio tres veces a la semana o más tenían un 40% menos de probabilidades de desarrollar alzhéimer. Fue un estudio autorregistrado y se llevó a cabo entre personas que solían practicar ejercicio físico con cierta frecuencia. No obstante, los estudios realizados con adultos que no practicaban ninguna clase de ejercicio llegaron a la misma conclusión: existe un vínculo entre el retraso del inicio de demencia y de la enfermedad de Alzheimer con la practica del ejercicio físico, lo cual confiere un valor extra en la vida de las personas de la tercera edad.

Caso práctico

UNA MUJER EN FORMA

Beverly, una anciana de setenta y ocho años de edad que participa en nuestro Programa de Salud Mental y Donación de Órganos, es un excelente ejemplo de lo que se puede hacer. Ella es una profesora jubilada y viuda que vive sola. Posee un historial familiar muy significativo de alzhéimer, ya que su hermana, su padre y sus abuelos padecen dicha enfermedad.

También es uno de nuestros participantes más enérgicos. Hace ejercicio doscientos minutos a la semana (la mayor parte paseando vigorosamente), viaja con regularidad y es miembro activo de varias organizaciones como Kiwanis y Rotary Club. Procura mantenerse activa desde el punto de vista físico y mental, tanto para reducir los riesgos de desarrollar alzhéimer como para mejorar su calidad de vida.

En realidad, existen muy pocos tópicos de investigación dentro de la comunidad científica que cuenten con un completo consenso, además de que me siento obligado a decir que nos mostraríamos muy cautelosos al respecto si así fuera. Por esa razón, debo admitir que no todos los estudios que se han hecho dentro de ese área han encontrado un vínculo significativo entre la práctica de ejercicio y la reducción de riesgos de padecer alzhéimer.

Existen varias explicaciones para esa inconsistencia. Primero, los expertos están de acuerdo en que los programas de ejercicios más efectivos, como por ejemplo una dieta saludable, deben practicarse a muy largo plazo, es decir, durante años y no meses. Puesto que, por naturaleza, los estudios deben limitar su marco de tiempo —especialmente si se trata de estudios enfocados a una gran comunidad de personas de la tercera edad—, no pueden saber cuáles son los resultados que se pueden obtener tras un plan de ejercicios a largo plazo. En otras palabras, una prueba clínica a corto plazo o un estudio de observación clínica, no pueden reflejar con exactitud el beneficio protector que proporciona una actividad como el ejercicio físico, puesto que los estudios son breves y la protección que produce el ejercicio conlleva años, o quizás décadas.

También cabe la posibilidad de que diferentes tipos de actividad física confieran distinta protección cognitiva, por lo que especificar la definición de conceptos como «actividad física» y «regularidad» concedería gran validez a los resultados. Por ejemplo, esos estudios deben estar enfocados a averiguar qué función cognitiva interacciona con un tipo determinado de ejercicio físico. Los estudios que no hayan encontrado aún una asociación pueden estar generalizando, por descuido, la *función cognitiva*, pero evaluando tan sólo una o dos medidas de cognición. Por tanto, debemos definir esos términos, además de hacernos más preguntas: ¿qué clase de ejercicio debemos hacer? ¿Con qué frecuencia? ¿Cuánto tiempo deben durar las sesiones para que causen un impacto en la salud mental?

Un estudio llevado a cabo por el doctor Arthur Kramer y sus colegas de la Universidad de Illinois nos ayuda a ilustrar lo importante que son esas preguntas. Después de una serie de pruebas cuya finalidad estribaba en medir las destrezas cognitivas generales, se dividió en dos grupos y de forma aleatoria a 120 personas de la tercera edad que no practicaban ejercicio con una edad comprendida entre los sesenta y los setenta y cinco años. Al primer grupo se le hizo caminar (ejercicio aeróbico) y a los otros ejercicios de estiramiento y tonificación muscular (anaeróbico). A los seis meses se les sometió de nuevo a prueba.

Los científicos descubrieron un mejor rendimiento en las tareas que requerían un mayor control ejecutivo (planificación, clasificación de tareas) entre los participantes del grupo aeróbico, pero no en el anaeróbico. En las tareas que no dependían tanto de un control ejecutivo, no se encontró ninguna diferencia entre los que habían practicado ejercicio aeróbico o anaeróbico.

Los estudios también muestran que no es sólo la frecuencia con la que se hace el ejercicio, sino también la duración y el tipo. Una revisión de 18 estudios a largo plazo sobre el ejercicio y la demencia reveló que la duración y amplitud del ejercicio —es decir, cuántas actividades físicas diferentes practica de forma regular una persona— afecta en los beneficios de la protección cognitiva. En los dieciocho estudios, las actividades se clasificaban en (1) ejercicio aeróbico, (2) una combinación de aeróbic y ejercicios de fortalecimiento, y (3) no se practica ejercicio en absoluto. En general, se observó que los ancianos que practicaban mayor actividad física (una combinación de aeróbic y ejercicios de fortalecimiento) experimentaron una mayor mejora de la función cognitiva que los que no practicaron ningún tipo de ejercicio. Una comparación general de los grupos de ejercicio y de los grupos de control demostró que, aunque ambos grupos mostraron una mejora en la función cognitiva entre la línea de base y el seguimiento, la combinación de programas de ejercicios resultaba más beneficiosa que la práctica del ejercicio aeróbico sola. Las sesiones de ejercicio que duraban menos de treinta minutos no producían unos *efectos significativos, estadísticamente hablando, sobre el funcionamiento cognitivo*, lo que significaba que la duración de las sesiones debía exceder a la media hora si se quería conseguir algún beneficio potencial para el cerebro.

Mantener un nivel moderado o incluso alto de ejercicio físico puede prolongar la vida, incluso si se padecen enfermedades cardíacas o diabetes. Los análisis del famoso estudio Framingham que se llevó a cabo con más de cinco mil personas durante décadas, descubrieron que las personas que practicaban ejercicio de forma moderada vivían 2,3 años más que los sedentarios, y los que practicaban de forma intensa el ejercicio físico cuatro o incluso más.

Posibles mecanismos

Los científicos tienen la esperanza de que los ratones transgénicos (ratones a los que se ha manipulado genéticamente para que desarrollen alzhéimer) puedan darnos la prueba de que levantar pesas o montar en bicicleta refuerza nuestra capacidad mental tanto como para evitar la aparición del alzhéimer. En un estudio, el número de placas amiloide y el de ovillos neurofibrilares que caracterizan a los enfermos de alzhéimer (tal y como se describe en el capítulo 2) se redujo en el cerebro de los ratones a los que se les había colocado una rueda giratoria durante cinco meses, en comparación con el grupo al que no se le suministró dicha rueda. Además, los ratones que disponían de la rueda giratoria aprendían nuevas tareas mucho más rápido y mejor que los ratones que no se ejercitaban de forma regular. Eso respaldó la teoría científica de que los animales que crecen en un medio rico en estímulos tienden a conocer y a readaptarse a los cambios medioambientales con más rapidez.

De hecho, los ratones que se ejercitaban redujeron el nivel de proteína beta-amiloide en el cerebro. Sin embargo, ¿cómo es posible que el ejercicio cambie el cerebro? La primera posibilidad es que el ejercicio pueda regular el proceso de la proteína precursora del amiloide (APP, ver capítulo 2) impidiendo que produzca la proteína tóxica. La segunda posibilidad es que el ejercicio aumente el nivel en el cerebro de un químico curativo muy conocido denominado *factor neurotrófico derivado del cerebro* (BDNF). Estos descubrimientos indican que el ejercicio goza de propiedades protectoras contra el alzhéimer que van más allá de una simple mejora en la circulación.

El ejercicio es beneficioso para la materia gris

Si no eres una persona que practique ejercicio, debes pensar en realizar un programa diario de ejercicios de treinta minutos que contenga un elemento cardiovascular. A menos que tengas una enfermedad que impida que realices ejercicio (no obstante, debes consultar al médico antes de comenzar un programa de entrenamiento), el ejercicio físico moderado es una droga realmente maravillosa para contrarrestar las enfermedades cardíacas, mejora el flujo sanguíneo y previene la apoplejía y la obesidad. Proporciona, además, como efecto secundario, una mejora del tono muscular y del estado de ánimo. En la actualidad, muchos científicos añaden que mejora la salud mental. Veamos ejercicios que podemos recomendar.

Ejercicios fáciles que reportan grandes beneficios
(30 minutos diarios como mínimo)
  • Caminar vigorosamente (caminar en la cinta del gimnasio también sirve).
  • Montar en bicicleta (estática o normal).

- Correr.
- Nadar.
- Aeróbic.
- Bailar (vigorosamente).
- Artes marciales (sin lastimarse).
- El *trainer* elíptico o escalonado.

Conclusiones y sugerencias

- «Mantenimiento del cerebro» (ver el sitio Web de la Asociación Alzheimer, www.alz.org).
- Mantenerse físicamente activo: caminar o practicar algún ejercicio repetitivo y moderado durante treinta minutos diarios. La actividad aeróbica parece ser más beneficiosas en ese sentido. Añadir un poco de entrenamiento de fuerza obtiene incluso mejores resultados para el cerebro.
- Plantearse unos objetivos reales. Considerar el ejercicio como la toma de medicamentos. Practicar un ejercicio aeróbico durante treinta minutos diarios. Un programa constante practicado con regularidad proporciona más beneficios que sesiones intensas pero poco frecuentes.
- La mayoría de los estudios que han dedicado sus esfuerzos a establecer un vínculo entre el ejercicio y el alzhéimer han demostrado que las personas que lo practican tienen menos riesgo de desarrollar dicha enfermedad.
- El ejercicio reduce los cambios que se producen en el cerebro de los ratones manipulados genéticamente para que desarrollen el alzhéimer.

15. Mantenerse en forma mediante ejercicios mentales

Nuestros genes contribuyen ciertamente al desarrollo del alzhéimer, pero igualmente lo hace el estilo de vida que elegimos llevar. Un potente disuasorio del deterioro cognitivo es la actividad mental. Existen pruebas emergentes de que los pasatiempos y, en especial, las actividades estimuladoras de la función cognitiva, pueden ser un paso en la dirección adecuada para prevenir el alzhéimer. Se ha demostrado recientemente que ese tipo de actividades reduce el riesgo de desarrollar alzhéimer y se asocia con una reducción del porcentaje de deterioro cognitivo.

Ejercitar los músculos mentales

En un estudio llevado a cabo recientemente, los científicos analizaron los datos obtenidos en casi quinientos ancianos que participaron en el Estudio Sobre el Envejecimiento del Bronx. Durante esas dos décadas, uno de cada cuatro desarrolló demencia. Entre las personas que no padecieron dicha enfermedad y que lograron las mejores puntuaciones en los exámenes cognitivos, así como en otras pruebas de salud mental, los investigadores encontraron que tenían en común el gusto por los juegos de mesa, los rompecabezas, estudiaban algún instrumento musical o sencillamente leían.

En aquel estudio, la danza fue la única actividad física que se relacionó con una reducción de las probabilidades de padecer demencia. El efecto dependía de la dosis, lo que significa que la probabilidad de desarrollar demencia era inversamente proporcional a la cantidad de ejercicio mental y social que se practicaba. La tercera parte de los participantes con mayor puntuación —es decir, los que practicaban más actividades mentales— tenían un 54% menos de probabilidades de desarrollar deterioro cognitivo ligero (DCL) (prealzhéimer, descrito en el capítulo 5) que la tercera parte de los participantes con peores puntuaciones.

Diplomas y demencia: la conexión educativa

Muchos estudios, incluyendo uno que se publicó en 2006, han demostrado que existe un vínculo bastante sólido entre el nivel educativo y la demencia o el deterioro cognitivo. Al parecer, cuanta más educación haya recibido una persona, menos probabilidades tiene de desarrollar demencia. Un bajo nivel educativo, por el contrario, en lugar de aumentar el riesgo lo que parece que causa es un inicio posterior de la enfermedad. Sin embargo, la educación no es una forma preventiva muy fiable. Una vez que aparecen los síntomas de alzhéimer, si se aúnan con otros factores, el deterioro cognitivo es más rápido entre las personas con mayor nivel educativo.

Al igual que todo lo que se ha publicado sobre la demencia, los lazos entre la educación y los riesgos de demencia son intrincados y complejos. Es posible que las personas con un nivel educativo alto sean menos propensas a desarrollar alzhéimer por razones que pueden o no estar directamente relacionadas con el nivel educativo. La «teoría cognitiva de reserva» postula que la educación hace que se establezca un mayor número de conexiones entre las células cerebrales, y que esa red de conexiones provoca un incremento de la función intelectual. Esas redes neuronales son necesarias para realizar estudios avanzados. La resolución de problemas y el análisis de grandes cantidades de datos son destrezas que se logran mediante una educación rigurosa, y los profesionales que desempeñan esa labor son los que las conservan. Se cree que una vez que se ha forjado una red de conexiones rica y compleja entre las células cerebrales, esas redes pueden prevenir el daño que produce la patología de la demencia y que se acumula en el cerebro con la edad. La existencia de esa intrincada conexión implica que debe haber una considerable destrucción del tejido antes de que el sistema se vea en peligro y la enfermedad se haga clínicamente evidente. Por ese motivo, a pesar del efecto protector que parece tener la educación, el resultado neto es que, una vez que la enfermedad de Alzheimer ha progresado lo bastante como para ser diagnosticada en una persona con un nivel educativo alto, más daño se ha acumulado. El consecuente deterioro que conduce a la demencia se produce, por tanto, con mayor rapidez.

Con el fin de respaldar la teoría cognitiva de reserva defendida por el doctor David Snowdon de la Universidad de Kentucky, se examinó a un grupo de monjas del Medio Oeste durante décadas, tanto mientras vivían como durante la autopsia. Cuando se examinaron los cerebros durante la autopsia, muchas de las monjas (especialmente las que tenían mayor nivel educativo y habían sido más intelectuales) que no habían mostrado signos de deterioro cognitivo durante su vida, habían sufrido suficientes cambios cerebrales como para ser diagnosticadas de alzhéimer. El doctor Snowdon atribuyó esa desconexión al alto nivel de actividad cognitiva que desempeñaban las monjas, como por ejemplo, leer, escribir o enseñar. El doctor David A. Bennet y sus colegas de la Universidad de Rush en Chicago realizaron las autopsias de los clérigos que habían participado en el Estudio de las Órdenes Religiosas. Los científicos observaron que los clérigos con mayor nivel educativo, que tenían una cantidad de patología similar a los clérigos con menor nivel educativo, mostraron durante su vida un menor deterioro cognitivo. Una vez más queda comprobado que el daño producido por el alzhéimer es mejor tolerado por el cerebro de las personas con un mayor nivel de función cognitiva y una actividad relacionada con la educación.

Los investigadores de la Universidad de Columbia de Nueva York se propusieron evaluar la relación existente entre la educación y el porcentaje de deterioro en los pacientes de alzhéimer. Durante el transcurso de un estudio multiétnico llevado a cabo con varios miles de residentes de la ciudad de Nueva York de sesenta y cinco años, 312 participantes fueron diagnosticados de alzhéimer y se les sometió a un seguimiento de casi seis años. Los participantes realizaron pruebas cognitivas periódicas en las que los participantes con un mayor nivel educativo demostraron un deterioro cognitivo proporcionalmente acelerado. «Los investigadores concluyeron que, cuanto más alto era el nivel educativo del paciente de alzhéimer, más rápido era el deterioro cognitivo.» Eso parece confirmar la hipótesis de los investigadores de que, cuanto más cultivada sea una persona, más carga de enfermedad ha acumulado en su cerebro, hasta que llega un momento en que ya no puede compensarse ese déficit por más tiempo. En general, los estudios indican que, aunque un nivel educativo elevado protege contra el desarrollo del alzhéimer, una vez que se ha desarrollado la enfermedad no sólo no protege, sino que parece incentivar el avance de la enfermedad.

Una explicación alternativa es que el efecto protector que se percibe es una función de una mayor inteligencia. En un artículo publicado por una de las revistas líderes en geriatría, los investigadores obtuvieron información de los expedientes de la escuela secundaria de cuatrocientos ancianos y descubrieron que, cuanto más alto era su coeficiente de inteligencia y mayor la lista de actividades escolares, menor el porcentaje de casos de enfermedad de Alzheimer. Cualquier desviación estándar del coeficiente de inteligencia —por ejemplo, diez puntos por arriba— disminuía los riesgos de demencia y de deterioro cognitivo moderado en un 50%. Además, ese estudio demostró que las personas que participaban en dos o más actividades intelectuales al año tenían un 67% menos de probabilidades de desarrollar alzhéimer que los que no participaban en actividades de dicha índole.

Sin embargo, en otro estudio realizado en Cleveland se midió la actividad mental durante la madurez de 193 víctimas de alzhéimer y 358 personas no dementes y evaluó esta asociación con el posterior desarrollo de la enfermedad. Los investigadores recopilaron datos de 26 actividades no ocupacionales (como tocar un instrumento musical, voluntariados, leer, escribir, actividades artísticas, etc.) que probablemente los participantes hubiesen practicado durante el inicio de la madurez (desde los veinte a los treinta años) y durante la plena madurez (entre los cuarenta y los cincuenta). Las personas que posteriormente no desarrollaron la enfermedad manifestaron haber participado con más frecuencia en actividades de ese tipo que los que luego experimentaron síntomas de padecerla. En general, las personas no dementes dedicaron más horas a actividades intelectuales (leer, escribir y estudiar) que los que desarrollaron el alzhéimer posteriormente. Las personas que aumentaron la actividad intelectual cuando pasaron del inicio a la plena madurez también fueron menos propensas a desarrollar demencia, lo que llevó a los investigadores a especular que la participación en las actividades de carácter cognitivo —antes de que apareciera la demencia— incrementaba la reserva cognitiva.

Una de las mejores formas de indagar sobre la relevancia de un determinado riesgo o de una determinada conducta protectora es estudiando a gemelos que sean idénticos genéticamente, ya que eso permite a los científicos valorar cómo se comportan los diferentes factores medioambientales en ámbitos genéticamente idénticos. Un estudio que duró veinte años examinó a 170 parejas de gemelos del mismo sexo, en las cuales uno de los gemelos había sido diagnosticado de demencia pero su hermano gemelo (o hermana) no. Los científicos calcularon la frecuencia y la intensidad con la que cada gemelo se enfrascaba en actividades mentalmente estimuladoras.

Los gemelos que participaban en una gran variedad de actividades tenían un menor riesgo de demencia, aunque eso resultaba más patente entre gemelas que entre parejas del sexo masculino. Aunque la valoración inicial de participación en actividades ocupacionales tuvo lugar veinte años antes de diagnosticarse la demencia, eso significa también que los síntomas iniciales de demencia tenían menos probabilidades de ser los causantes de que una persona dejara de practicar dicho tipo de actividades.

En otro estudio, el Grupo de Estudio Activo, una investigación que tenía como finalidad medir el nivel de actividad de los ancianos, dividió a más de 2.800 personas de edades comprendidas entre los sesenta y cinco y los noventa y cuatro años en cuatro grupos. Tres de esos grupos realizaron ejercicios de memoria, razonamiento y velocidad de procesamiento, mientras que el cuarto grupo no recibió esa formación. La función cognitiva de los tres grupos mejoró, pero sólo en lo referente a la velocidad de procesamiento. A pesar de los resultados tan estimulantes, en la actualidad no existen muchas pruebas de que «los ejercicios de memoria» por sí solos mejoren la función cognitiva o retrasen el inicio de la demencia.

La mayoría de estos estudios se han llevado a cabo en Europa del Este y en Estados Unidos en una población predominantemente caucasiana, pero también se han publicado recientemente algunos datos de un estudio realizado en China que respaldan ese efecto protector contra el deterioro cognitivo. El Estudio Chongqing sobre el Envejecimiento es un estudio longitudinal realizado con 5.437 residentes chinos de una comunidad urbana con una edad superior a los cincuenta y cinco años. A los participantes se les preguntó con qué frecuencia practicaban seis actividades cognitivas, cuatro actividades físicas y dos actividades sociales de las cuales derivaban puntuaciones compuestas, y si veían la televisión. Cada punto obtenido en la puntuación cognitiva se relacionaba con un 5% menos de probabilidades de desarrollar deterioro cognitivo. Los resultados se debieron principalmente a los juegos de mesa (principalmente el *mahjong*, un juego de mesa tradicional de China) y la lectura. Ni las puntuaciones en el ejercicio físico ni en las actividades sociales se asociaron al deterioro cognitivo.

Curiosamente, el hecho de ver televisión se relacionó con un 20% más de probabilidades de desarrollar deterioro cognitivo. Tales asociaciones tienen una base sólida y continuaron siendo significativas después de clasificarlas por *comorbilidades* (es decir, teniendo en consideración otras enfermedades médicas) y después de excluir a las personas que desarrollaron deterioro cognitivo durante el primer año de seguimiento.

En general, estos estudios recalcaron la teoría de que una modificación del estilo de vida, basado especialmente en la frecuencia con la que las personas se enfrascaban en actividades estimuladoras de la función cognitiva, posiblemente redujera los riesgos de padecer deterioro cognitivo durante la vejez. El resultado neto de la información recopilada es que una actividad mental sostenida hace que el cerebro se convierta en un órgano más resistente a un posterior deterioro. Es posible que sea uno de los protectores más potentes contra el envejecimiento del cerebro.

Lo que no sabemos

Los mecanismos por los cuales ciertas actividades mentales tienen un efecto protector continúa siendo de alguna manera un misterio. Es posible que las personas que mantengan un estilo de vida activo, también lleven una conducta y una dieta más saludable que les reporta beneficios para la salud.

Una serie creciente de pruebas circunstanciales respalda la teoría de que la educación, así como otras actividades estimuladoras de la función cognitiva, ejercen un efecto protector contra los síntomas del deterioro cognitivo moderado o alzhéimer al edificar una «reserva cognitiva» que ayuda al cerebro a prevenir el daño causado por la patología del alzhéimer.

¿QUÉ ACTIVIDADES PRODUCEN BENEFICIOS PARA LA SALUD MENTAL?

Los estímulos sociales: viajar, voluntariado, clubes sociales.

Actividades mentales: juegos de mesa, pasatiempos como los crucigramas o rompecabezas, las artes creativas, los cursos de educación para adultos, leer, escribir, aprender otros idiomas, los juegos de cartas, el *mahjong*, el *sudoku*, tocar algún instrumento musical, las labores que requieran atención como bordar o hacer edredones (ya que requiere de ejercicios de aritmética, geometría y memoria).

Uno de esos estudios colocó a un grupo de ratas en dos ambientes separados. Uno de los grupos fue introducido en un medio ambiental enriquecido (es decir, con juguetes, ruedas giratorias y otros objetos), mientras que al otro se le mantuvo al margen de tales cosas. Las ratas que crecieron en el ambiente más enriquecido mostraron tener una mayor densidad de conexiones sinápticas (conexiones entre las células cerebrales) que el grupo de ratones que no se crió en tal ambiente. No obstante, aunque la teoría cognitiva de reserva resulta atractiva e intuitiva, no existen aún pruebas científicas que la respalden como mecanismo neurológico.

El concepto tradicional acerca del desarrollo del cerebro y de la función cognitiva siempre ha mantenido la idea de que el cerebro es estático, incapaz de crear nuevas células cerebrales o sustituir las muertas. Sin embargo, en la actualidad existen pruebas emergentes de que la neurogénesis —es decir, la capacidad del cerebro para regenerar y sanar— persiste incluso durante la última fase de la vida humana, quizás a través de la creciente densidad sináptica. No obstante, al igual que sucede con muchos aspectos de la investigación sobre el alzhéimer y la demencia, hay muchas cuestiones causales que quedan por responder. Por ejemplo, ¿previene el desarrollo de la demencia y mantiene en forma la función cognitiva que se realicen actividades sociales y mentales como por ejemplo asistir a clase, aprender un instrumento musical o hacer los crucigramas que aparecen en el *New York Times* todos los viernes? ¿O es que los que ya tienen un nivel elevado de función cognitiva o de inteligencia eligen involucrarse en ese tipo de actividades cuando son ancianos, mientras que los que padecen las fases subclínicas de demencia prefieren mantenerse al margen de actividades que requieran esfuerzos cognitivos, abandonándose, como respuesta consciente o inconsciente, al deterioro cognitivo? Ambas explicaciones son posibles, e incluso probables.

Qué se puede hacer

A pesar de no haber resuelto el dilema de la gallina o el huevo, lo que sí es cierto es que la mayoría de los expertos están de acuerdo en que fomentar las actividades enriquecedoras dentro de la comunidad, o recuperar el gusto por jugar a algún juego de mesa o de naipes con la esperanza de que

207

pueda ejercer algún beneficio protector, resulta bastante saludable. El beneficio potencial que le reporta al cerebro y al cuerpo no se ve contrarrestado por riesgos indebidos y, si se compara con los precios tan desmesurados que cuestan los productos farmacéuticos, el coste que nos supone practicar la danza, leer, trabajar con el ordenador o jugar al *yahtzee*, al ajedrez, al Scrabble o a cualquier otro juego de mesa resulta casi irrisorio. Y si estas «prescripciones» resultan demasiado penosas, entonces se tiene la opción de dejarse guiar por los fabricantes de videojuegos, que ofrecen nuevas opciones para que las personas de la tercera edad realicen su dosis de actividad mental diaria de la misma manera que lo hacen sus hijos o sus nietos. Los investigadores se muestran positivos en lo que se refiere a los juegos de «Edad Mental» fabricados por Nintendo, así como otro tipo de rompecabezas enfocados a las personas mayores, ya que son una forma divertida de sacarle beneficios a la actividad cognitiva. Los investigadores continúan desarrollando nuevos estudios que suscitan nuevas cuestiones y que intentan esclarecer la relación existente entre la actividad mental y el alzhéimer. Mientras tanto, considere la posibilidad de renovar su carné de la biblioteca o jugar al *sudoku*. Y si es lo suficientemente atrevido, juegue con su nieto a alguno de sus videojuegos, siempre asegurándose de decirle a su nieto que es por su salud mental.

Caso práctico

¿ACITIVIDAD MENTAL O SÓLO UNA CUESTIÓN DE SUERTE?

Lucille, otra de nuestras participantes en el programa de donación de cerebros en el Sun Health Research Institute, es una anciana de ochenta y un años y residente en Sun City. A pesar de tener un historial familiar de alzhéimer bastante considerable, es una de las participantes más enérgicas y dinámicas que he conocido. Participa en todos los estudios de investigación que su ocupado horario le permite. Además de jugar al *bridge* semanalmente, es una lectora voraz y desempeña el papel de líder en varias asociaciones femeninas de la región.

A pesar de los factores de riesgo que amenazan a Lucille —edad, género e historial familiar— hasta la fecha es cognitivamente normal. ¿Es una cuestión de suerte o fruto de la estimulación mental en que vive continuamente?

Conclusiones y sugerencias

- «Mantenimiento del cerebro» (Asociación del Alzheimer, www.alz.org).
- Mantenerse mentalmente activo mediante actividades mentales y estimuladoras como los juegos de mesa, los crucigramas, las artes creativas, los cursos de educación para adultos, la lectura, escritura, el aprendizaje de idiomas, jugar a los naipes, al *mahjong*, al *sudoku* o tocar algún instrumento musical. Puede que eso resulte más importante incluso que la actividad física. Apúntese a algún curso en el colegio de la comunidad. Vaya a la biblioteca. Aprenda a utilizar el ordenador (la mayoría de las bibliotecas ofrecen acceso gratuito a los ordenadores para aprender a utilizar internet o el procesador de textos, por lo que el precio no resulta una objeción).
- Convertir el aprendizaje en un proyecto de por vida.
- Realizar una actividad mental estimuladora y considerarla como algo parecido a tomar una medicina.

16. Los antiinflamatorios y el alzhéimer

¿En algún momento de su vida ha tomado antiinflamatorios para combatir algún dolor, quizás para la artritis o el dolor de cabeza? Curiosamente, algunos de esos medicamentos que utilizamos para contrarrestar el dolor muscular nos sirven también para el cerebro. En este capitulo explico la relación que existe entre los antiinflamatorios tomados de forma regular y los riesgos de desarrollar alzhéimer.

Lo que sabemos

Tal y como he comentado en capítulos anteriores, el examen de la autopsia de los cerebros de los pacientes de alzhéimer ha demostrado que existe un daño inflamatorio bastante considerable. La inflamación es la respuesta del cuerpo al dolor y puede darse en cualquier parte del cuerpo. La inflamación se considera una respuesta fisiológica normal, pero, en ocasiones, puede incrementar el daño que ya se ha causado. La inflamación se presenta en una gran variedad de enfermedades como la artritis y otras patologías de carácter reumatológico, así como en algunas enfermedades neurológicas como la esclerosis múltiple. Se ha observado recientemente que también se ve implicada en la enfermedad cardiovascular.

Dentro de la comunidad científica, casi todos consideran que la inflamación es probable que participe, si no es la causa, en los principales cambios patológicos que tienen lugar en el cerebro de las personas afectadas de alzhéimer. Se cree que la proteína beta-amiloide no es bien recibida en el cerebro, por lo que las células cerebrales llamadas glías y microglías intentan suprimirla segregando una serie de químicos, entre los que se incluye los complementos, las citocinas e interleucinas que fomentan la respuesta inflamatoria. Estos descubrimientos se llevaron a cabo hace dos décadas, y fue uno de los primeros descubrimientos que nos llevó al conocimiento de la biología de la enfermedad de Alzheimer.

Ese conocimiento nos proporcionó la premisa de que los antiinflamatorios podían servir para tratar el alzhéimer. No obstante, antes quisiera hablar de ellos en un sentido más general.

¿QUÉ SON LOS AGENTES ANTIINFLAMATORIOS NO ESTEROIDEOS (AINE)?

A los antiinflamatorios se les conoce también como AINE (medicamentos antiinflamatorios no esteroideos). Los AINE se utilizan para tratar una gran variedad de enfermedades, como la fiebre, la artritis, el dolor muscular, el dolor de espalda y la inflamación. Se utilizan de forma aguda (es decir, a corto plazo, cuando se trata de problemas temporales como torceduras o fracturas) o de forma crónica (en caso de enfermedades como la artritis reumatoide).

Existen muchos medicamentos dentro de esa categoría: ibuprofeno (Advil, Motriz), naproxeno (Aleve, Anaprox, Naprosyn, Naprelan y las marcas genéricas), flurbiprofeno (Ansiad), diclofenaco (Voltaren, Arthrotec, Cataflam), indometacina (Indocin), celecoxib (Celebrex), sulfasalazina (Azulfidine), oxaprozina (Daypro), salsalato (Disalcid), diflunisal (Dolobid), ketorolac (Torradlo), etodolac (Lodine), meloxicam (Mobic), ketoprofeno (Oruvai) y nabumetona (Relafen). Por supuesto, el antiinflamatorio por excelencia es la aspirina, más útil como anticoagulante reductor de riesgo de infarto de miocardio y apoplejía, pues tiene unos efectos casi imperceptibles sobre el cerebro. La mayoría de estos medicamentos pueden conseguirse mediante prescripción. El ibuprofeno y el naproxeno pueden adquirirse incluso sin receta. Algunos antiinflamatorios, como por ejemplo el rofecoxib (Vioxx) o el valdecoxib (Bextra), ya no se encuentran debido a algunas complicaciones médicas adversas. Hay que tener en cuenta que hasta los antiinflamatorios más «seguros» pueden dañar los riñones y el estómago si se toman durante períodos muy prolongados. El uso crónico de los antiinflamatorios es una de las principales causas de la úlcera de estómago, por lo que deben tomarse con precaución.

LOS ANTIINFLAMATORIOS Y SU RELACIÓN CON LA ENFERMEDAD DE ALZHEIMER

Los antiinflamatorios acapararon mucha atención en su momento, cuando se comprobó que podían ser de utilidad para prevenir y tratar el alzhéimer.

Algunos amplios estudios basados en la población han demostrado de forma constante que existe un vínculo entre el uso de antiinflamatorios y una reducción de los riesgos de padecer alzhéimer. Los investigadores, utilizando los datos obtenidos en el estudio de Róterdam, identificaron una relación entre la reducción del riesgo de alzhéimer y la toma de antiinflamatorios durante al menos dos años. El grupo Cache County Study publicó unos resultados muy similares en el año 2002: las personas que habían tomado antiinflamatorios mostraban menos riesgo de desarrollar alzhéimer. Esa misma asociación preventiva no señala nada al respecto de las personas que toman antiinflamatorios habitualmente.

Revisando lo publicado hasta ahora, se observa que más de veinticinco de esos estudios epidemiológicos (basados en la población) indican que una ingesta de ciertos antiinflamatorios reduce el riesgo de alzhéimer, retrasa el comienzo de la demencia, ralentiza el progreso de la enfermedad y reduce la severidad de los síntomas de carácter cognitivo. En esos metaestudios (es decir, estudio de estudios), el consumo de antiinflamatorios de forma habitual redujo en un 50% las probabilidades de desarrollar alzhéimer. En el año 2004, en un estudio genético, se observó que las personas que tomaban antiinflamatorios tenían un 36% menos de probabilidades de desarrollar alzhéimer que los familiares que no los tomaban. Eso ocurría con más certeza entre los portadores del alelo APO-Eϵ4. También es muy importante resaltar que una gran mayoría de esos estudios no descubrieron ningún beneficio, ni tampoco un mayor incremento de riesgo, cuando se tomaban los antiinflamatorios a los dos años de comenzar la demencia, lo que indica que el momento de ingesta de los antiinflamatorios es de suma importancia si se quiere obtener resultados.

Esa oleada de pruebas epidemiológicas provocan un enorme interés en el uso de antiinflamatorios para tratar el alzhéimer, por lo que se han estudiado diversos medicamentos como la indometacina (Indocin), el diclofenaco/misoprostol (Arthrotec), el rofecoxib (Vioxx) y la prednisona.

Sin embargo, el optimismo de la comunidad científica sobre los antiinflamatorios como posible remedio para la enfermedad de Alzheimer se ha visto mitigado por el hecho de que las pruebas clínicas realizadas con el rofecoxib, el naproxeno, la nimesulida y el diclofenaco *no* producían ningún beneficio en el tratamiento de la enfermedad de alzhéimer o en el deterioro cognitivo ligero. De hecho, es probable que el rofecoxib acelerare el deterioro cognitivo en dos de las pruebas. Es posible que se necesite de un tratamiento mucho más prolongado para que se consigan resultados positivos de tales medicamentos.

POSIBLES MECANISMOS

Existen pruebas considerables de laboratorio que indican que los antiinflamatorios protegen contra el alzhéimer. Por ejemplo, los inhibidores ciclo-oxigenasa-2, conocidos normalmente como *inhibidores COX*-2 (como el celocoxib, que se vende bajo el nombre de Celebrex), suprimen la activación de la microglía, las células nerviosas que sirven de sostén de las neuronas. Al igual que muchos de nuestros cuerpos bioquímicos y estructuras celulares, la microglía también realiza algunas funciones de utilidad. En realidad, están programadas para acabar con el amiloide y se pueden encontrar en las proximidades de las placas donde éste se cobija. Sin embargo, en esas zonas de placas, la microglía emite citocinas, que pueden causar daño celular e inflamación de las siguientes formas:

- Estimulando la muerte programada de las células (apoptosis).
- Fomentando la acumulación de amiloide y la formación de placas.
- Inhibiendo la curación neuronal en el hipocampo (donde se almacena la memoria).
- Estimulando de forma excesiva las células cerebrales (excitotoxicidad).

Por ese motivo, los inhibidores COX-2 pueden minimizar ese daño al suprimir la cadena inflamatoria desencadenada por la microglía.

Existen algunos antiinflamatorios específicos que parecen tener efectos adicionales sobre el alzhéimer. El ibuprofeno, la indometacina, el diclofenaco, el fenoprofeno, la meclofenamata, el piroxicam, el sulindac y el flurbiprofeno (que todavía no se consigue en Estados Unidos) pueden reducir efectivamente los cambios que se producen en el cerebro en los pacientes de alzhéimer al reducir el efecto de una enzima llamada *gamma-secretasa* (consultar capítulo 2). La gamma-secretasa es una de las dos enzimas responsables de la producción de la proteína beta-amiloide, el elemento esencial de la placa cerebral.

Hay algunos tipos de antiinflamatorios que gozan de efectos específicos contra el alzhéimer, un hecho que no ha pasado por alto dentro de la

214

industria biotécnica y farmacéutica. La Myriad Pharmaceuticals, ubicada en Salt Lake City, está desarrollando una variante de antiinflamatorio R-flurbiprofeno, diseñado especialmente para prevenir el alzhéimer. El R-flurbiprofeno funciona modificando la gama-secretasa sin producir los efectos tan adversos que pueden producir otros antiinflamatorios en el estómago y los riñones.

La empresa Myriad está actualmente involucrada en la tercera fase de las pruebas clínicas que se han diseñado para examinar el efecto que produce una gran dosis de medicamentos en los participantes moderadamente afectados; los resultados obtenidos en las dos primeras fases en Estados Unidos y Gran Bretaña han sido bastante positivos. Si las pruebas clínicas de la terapia con R-flurbiprofeno tienen éxito, el medicamento podrá encontrarse en el mercado estadounidense a mediados del año 2009. Hay que estar al tanto.

Lo que no sabemos

Las pruebas clínicas que han investigado el uso de los antiinflamatorios como forma de tratamiento del alzhéimer no están enfocadas a averiguar el potencial preventivo de dichos medicamentos. La Prueba de Prevención del Alzhéimer mediante Antiinflamatorios (ADAPT) se diseñó especialmente para eso: comprobar la efectividad de ciertos antiinflamatorios como estrategia de prevención. El Sun Health Research Institute fue uno de los sitios participantes. Dicha prueba dio comienzo en enero del 2001 y estaba formada por 2.500 participantes de al menos setenta años de edad con un pariente cercano (es decir, padre, madre, hermana o hermano) con alzhéimer a los cuales, desde entonces, se les ha hecho un seguimiento. Cada participante fue asignado a uno de los tres grupos: alta dosis de celocoxib, alta dosis de naproxeno o grupo de placebo.

En diciembre de 2004, los investigadores con más responsabilidad optaron por suspender el estudio ADAPT debido, en parte, a unas medidas de seguridad que se habían anunciado aquel invierno en lo referente al rofecoxib. Aunque ese medicamento no fue uno de los antiinflamatorios que se utilizó en el ADAPT, los participantes se mostraron muy preocupados de tomar su homólogo, el celecoxib. El estudio ADAPT estaba diseñado para comprobar la hipótesis de que el celecoxib o el naproxeno reducen la incidencia de alzhéimer. No obstante, los resultados preliminares no indicaron tales efectos, al menos durante el breve período de observación que duró el estudio. Dadas las circunstancias, podemos señalar al menos que el naproxeno y el celocoxib no sirven para prevenir el alzhéimer a una edad avanzada o inmediatamente antes del inicio de la pérdida de memoria.

Lo que aún no está claro de momento es si hay algún antiinflamatorio en particular (ibuprofeno, indometacina, diclofenaco, fenoprofeno, meclofenamato, piroxicam, sulindac y flurbiprofeno) que sea más protector que otro. Por ejemplo, la dosis que se necesita diariamente de ibuprofeno para obtener un efecto que module la gama-secretasa es de 2.400 miligramos. Otro factor que tener en cuenta es que si los antiinflamatorios tienen un efecto preventivo, aún no estamos preparados para prescribir una dosis y una duración del tratamiento que maximicen los beneficios potenciales de demencia sin riesgo de causar un daño gastrointestinal. De momento todos los estudios indican que es necesario tomar antiinflamatorios durante largos períodos de tiempo y varios años antes de que se inicie los síntomas de demencia; es decir, de la misma forma que se toman una aspirina aquellas personas que quieren prevenir el infarto de miocardio. Además, por el momento, los antiinflamatorios no han demostrado ser efectivos una vez que el alzhéimer ha hecho su aparición en el cerebro. Dos años antes del inicio de los síntomas, el valor potencial protector de los antiinflamatorios desaparece.

Para responder a estas cuestiones es necesario llevar a cabo pruebas clínicas muy amplias, como las que se realizaron en ADAPT. Obtener fondos y participantes para pruebas de esa envergadura no es fácil, ya que las empresas farmacéuticas no parecen muy dispuestas a tratar de obtener beneficios de antiinflamatorios antiguos que no han sido patentados, además de que la opinión pública se muestra muy preocupada, y con razón, sobre cierta clase de antiinflamatorios.

Qué se puede hacer

Lo importante con los antiinflamatorios es proceder con precaución. Este tipo de medicamentos causan daños significativos en el riñón y en el estómago si se toman grandes dosis durante largos períodos de tiempo (meses o años). Tal y como he mencionado anteriormente, los antiinflamatorios son la causa más común de la úlcera de estómago. Es probable que antes de que logre prevenir el alzhéimer con el uso de estos medicamentos, se cause un daño irreparable en el estómago o en los riñones. A eso hay que añadir que el estudio ADAPT descubrió que existe un modesto, pero significativo aumento de riesgo de infarto de miocardio o apoplejía entre las personas que tomaban naproxeno durante largos períodos de tiempo, cosa que no sucedía con el caso del celecoxib (Celebrex).

Ya que al parecer no todos los antiinflamatorios son iguales, considere el ibuprofeno, la indometacina, el diclofenaco, el fenoprofeno, el meclofenamato, el piroxicam, el sulindac y el flurbiprofeno como un tratamiento a corto plazo cuando le receten antiinflamatorios para condiciones que no estén relacionadas con el alzhéimer. De esa manera, el remedio que pone para aliviar ese malestar inmediato (como por ejemplo, el dolor producido por la artritis) de paso le sirve como ayuda para el cerebro.

Continúe con cualquier tratamiento para el dolor que le haya prescrito el médico, pero consulte con él o ella antes de hacer ningún cambio en lo referente a los antiinflamatorios.

Conclusiones y sugerencias

- La inflamación es un cambio reconocible en el cerebro de los pacientes de alzhéimer y, probablemente, contribuya al daño que se padece durante la enfermedad.
- El consumo a largo plazo de antiinflamatorios puede reducir el riesgo de padecer alzhéimer con el tiempo, pero los estudios más recientes demuestran que la toma de estos medicamentos dos años antes del inicio de los síntomas no tiene ningún efecto protector, y puede que hasta tenga efectos negativos.
- Los antiinflamatorios no resultan de mucha utilidad una vez que se han manifestado los síntomas del alzhéimer.
- Algunos antiinflamatorios, como el ibuprofeno, la indometacina, el diclofenaco, el fenoprofeno, el meclofenamato, el piroxicam, el sulindac y el flurbiprofeno, pueden tener propiedades específicas contra el alzhéimer.

- No utilizar los antiinflamatorios de forma indefinida, ni en grandes dosis, porque pueden dañar el estómago y los riñones. Algunos incluso incrementan el riesgo de infarto o apoplejía.
- Consultar con el doctor los riesgos de tomar antiinflamatorios, aunque sea por un breve período de tiempo.

17. Las vitaminas pueden proteger

Durante años, el consumo de vitaminas ha atraído la atención de la prensa médica y del público en general. Las estanterías de las farmacias están repletas de vitaminas de todas las letras, y nuestros botiquines están llenos de esos suplementos con la esperanza de que les sirvan para prevenir terribles enfermedades como el alzhéimer y el cáncer. Otra razón por la que se consumen tantas vitaminas es que se consideran una forma de obtener un bienestar general cuando resulta difícil romper con un estilo de vida y con una dieta a la que se está acostumbrado. De hecho, se han escrito muchos artículos acerca de los beneficios que proporcionan las vitaminas, incluso cuando dichos beneficios no se han visto corroborados por estudios científicos o clínicos. La industria farmacéutica, cuyo sector puntero es el consumo diario de vitaminas, recauda 16.000 millones de dólares, y se cree que podrá llegar a la cifra de 100.000 millones durante la siguiente década, en cuanto los consumidores sean más conscientes de lo importante que es la prevención y la salud se convierta en un factor que se promocione cada día más.

Dentro de ese contexto, sería magnífico que las vitaminas se convirtieran en la piedra angular de la prevención del alzhéimer. De hecho, se han estudiado muchas de esas vitaminas para ver si en realidad servían como forma de tratamiento y prevención del alzhéimer. Las más estudiadas son la vitamina B, la vitamina C y la vitamina E, aunque todavía queda mucho trabajo por realizar para determinar cómo éstas u otras vitaminas pueden contribuir a la salud cognitiva. De momento, comentaré lo que se sabe y lo que no se sabe.

Las vitaminas B (B_1, B_3, B_5, B_6 y B_{12}) y el ácido fólico

Los complejos de vitamina B —B_1, B_3, B_5, B_6 B_{12}— son esenciales para la función del sistema nervioso. En forma de suplemento, las combinaciones de vitamina B han demostrado ser capaces de estimular ciertos aspectos de la función cognitiva. El ácido fólico se encuentra normalmente combinado con dichas vitaminas y se caracteriza por sus propias cualidades protectoras. Las vitaminas B son solubles en agua, lo que significa que el cuerpo tiende a eliminarlas a través de la orina. Además, resulta muy improbable que sean tóxicas, porque el cuerpo no las almacena en grandes cantidades.

VITAMINA B$_1$

La vitamina B$_1$, o tiamina, está involucrada directamente en las funciones metabólicas del cerebro y sirven de ayuda al tiempo de reacción y a la energía mental. Una repentina deficiencia de tiamina, causada normalmente por una ingestión excesiva de alcohol, puede provocar confusión, problemas de visión, dificultades de equilibrio y al caminar (en la jerga científica se le denomina encefalopatía de Wernicke). Cuando la falta de tiamina se convierte en algo crónico, comienza a aparecer la demencia (denominada demencia de Korsakoff; consultar capítulo 12). La dosis recomendada para una perfecta salud cognitiva es de 50 miligramos diarios.

SUGERENCIAS DE ESTE CAPÍTULO Y DE LA RDA

La FDA publica las *dosis diarias recomendables* (RDA) en caso de las vitaminas. Son una serie de pautas que tienen como finalidad garantizar una nutrición apropiada y prevenir las deficiencias nutricionales. Las RDA se encuentran en todos los frascos de vitaminas y en casi todas las cajas de cereales. Sin embargo, hay que tener presente que las vitaminas también se pueden encontrar en fuentes alimenticias, como las verduras de hojas oscuras, que contienen en su estado natural grandes cantidades de vitaminas. De hecho, la dieta es la forma más común de tomar vitaminas. En este capítulo hago algunas recomendaciones sobre el consumo específico de vitaminas en cantidades determinadas. Muchas de las recomendaciones que hago sobrepasan las RDA y no deben confundirse con ellas. No obstante, las dosis recomendadas son totalmente seguras.

VITAMINA B$_3$

La vitamina B$_3$, o niacina, es de suma importancia para el metabolismo de la glucosa y ha demostrado ser de suma utilidad para incrementar el flujo sanguíneo y para reducir el colesterol. Sabemos que una severa deficiencia de niacina puede provocar demencia, razón por la cual los científicos se han cuestionado recientemente si unos niveles dietéticos de niacina pueden tener algunos efectos protectores contra la neurodegeneración relacionada con la edad o el desarrollo del alzhéimer. Durante el transcurso del Proyecto Sobre Salud y Envejecimiento de Chicago, las evaluaciones clínicas y los cuestionarios de frecuencia alimenticia ayudaron a que los investigadores encontrasen vínculos entre los pacientes que desarrollaron alzhéimer o deterioro cognitivo y los niveles de niacina en los alimentos y en la toma de suplementos.

Los científicos encontraron un vínculo protector entre la cantidad de niacina consumida y la salud cognitiva: los participantes con mayor nivel de niacina tenían menos probabilidades de desarrollar alzhéimer que los que tenían unos niveles muy bajos, y la ingesta alimenticia con un nivel alto de niacina también estaba relacionada con una reducción del deterioro cognitivo en general. La dosis recomendada es de 20 miligramos diarios.

VITAMINA B$_5$

La vitamina B$_5$, o ácido pantoténico, es esencial para el mantenimiento de la vida. Es de vital importancia para la producción de carbohidratos, grasas y proteínas. La vitamina B$_5$ desempeña un papel muy importante en la producción de acetilcolina en el cerebro, un neurotransmisor de gran relevancia para la memoria y el aprendizaje y uno de los que se pierden cuando se padece la enfermedad de Alzheimer. La dosis recomendada es de 5 miligramos o más diarios.

VITAMINA B$_6$

La vitamina B$_6$, o piridoxina, ayuda a equilibrar químicos como el sodio y el potasio. El cerebro la necesita para la producción de importantes neurotransmisores como la serotonina, dopamina, noradrenalina y adrenalina. La dosis recomendada es de 25 a 50 miligramos diarios. Excederse de los 100 miligramos no es nada beneficioso, ya que puede causar un daño nervioso en los pies (neuropatía periférica).

VITAMINA B$_{12}$

La vitamina B$_{12}$, o cianocobolamina, es la vitamina más esencial para la salud neuronal. Ayuda a construir los revestimientos, o vainas de melina, alrededor de las células nerviosas. La deficiencia de vitamina B$_{12}$ se ha vinculado estrechamente con el daño en la espina dorsal, el daño nervioso, la pérdida de memoria y la demencia. Un tratamiento a base de grandes dosis de vitaminas B protege contra el infarto de miocardio, la apoplejía y la muerte. Un estudio basado en la población, y publicado en *Stroke* en el año 2005, demostró que las personas que tomaban las dosis más elevadas de vitamina B$_{12}$ tenían muchas menos probabilidades de padecer apoplejía e infarto, además de que reducía el riesgo de mortalidad en una quinta parte.

La deficiencia de vitamina B$_{12}$ es muy frecuente entre los ancianos y las personas que consumen grandes cantidades de alcohol; algunos estudios calculan que del 17 al 20% de las personas de la tercera edad tienen deficiencia de vitamina B$_{12}$. Las personas que han sido sometidas a una operación bariátrica de cirugía (para perder peso como el *bypass* gástrico o el *Lap-Band*) que reduce el tamaño del estómago, padecen normalmente deficiencias de vitamina B$_{12}$ porque pierden la superficie absorbente del revestimiento del estómago donde se absorben las vitaminas. Cuando una persona padece una pérdida propioceptiva (pérdida de conocimiento de dónde están sus piernas, brazos y articulaciones), aumento de reflejos y problemas al caminar, una de las cosas que los médicos comprobamos es si existe una forma de deficiencia de vitamina B$_{12}$ que se llama *degeneración subaguda combinada*. Un nivel muy bajo de vitamina B$_{12}$ en la sangre puede provocar un daño neurológico extensivo al cerebro y a la espina dorsal. Si se pertenece a algún grupo de riesgo de los que he mencionado, sugiero que se revisen los niveles de vitamina B$_{12}$ con una sencilla prueba sanguínea (ver capítulo 4).

Afortunadamente, la vitamina B$_{12}$ no sólo se identifica fácilmente, sino que se suplementa con la misma sencillez. Los estudios han demostrado que una terapia oral o a base de inyecciones de altas dosis, normalmente administradas en inyecciones de 1.000 microgramos dos veces al mes o una dosis oral diaria de 1.000 microgramos, puede hacer recuperar la pérdida de memoria hasta cierto punto. Muchos de los pacientes de la tercera edad de Sun City toman una dosis diaria de vitamina B$_{12}$ como medio de incrementar la energía y la lucidez mental, incluso teniendo unos niveles normales de vitamina B_{12}.

La vitamina B_{12} no se absorbe igualmente de forma oral boca que por inyección, pero los suplementos en forma oral incrementan gradualmente el nivel de vitamina B_{12}. La dosis recomendada para mantener la salud cognitiva es de 1.000 microgramos diarios.

ÁCIDO FÓLICO

El ácido fólico, llamado en ocasiones folato, es una vitamina soluble en agua que normalmente se administra con la vitamina B_{12} (cianocobolamina) y otras vitaminas B (en el mercado se les conoce como el «supercomplejo B», el «complejo B50» o el «complejo B100»). El ácido fólico, de acuerdo con lo publicado hasta ahora, es una de las pocas vitaminas que ha demostrado específicamente estar estrechamente relacionado con una reducción del riesgo de padecer alzhéimer. En el Estudio Longitudinal Sobre el Envejecimiento de Baltimore, los participantes que tomaron ácido fólico en su dosis diaria recomendada o incluso por encima de ella (400 microgramos diarios) tenían un 55% menos de riesgos de desarrollar alzhéimer. Otro estudio llevado a cabo en Nueva York confirmó los efectos protectores del consumo de ácido fólico. En ese estudio, el grupo con mayor nivel de ingesta de ácido fólico redujo los riesgos en un 50% en comparación con el grupo que tomaba la dosis más reducida. En ese estudio, la mayor cantidad de ácido fólico superaba los 480 microgramos diarios.

Los científicos han estudiado los efectos de un refuerzo del ácido fólico en la población hispana para tratar de descubrir la relación existente entre el estatus folato y la función cognitiva. La deficiencia de folato entre los participantes sometidos a test cognitivos y pruebas detalladas de memoria fue muy poco usual. El nivel de folato estaba estrechamente correlacionado con el rendimiento obtenido en las pruebas de memoria, incluso después de representar las puntuaciones de la homocisteína, la vitamina B_{12}, la creatinina, las variables demográficas y los síntomas de depresión. Los investigadores también descubrieron que los riesgos relativos al deterioro cognitivo y la demencia disminuían con el aumento del folato en las células sanguíneas.

Aunque resulta fácil sentirse optimista sobre la toma de vitaminas B y ácido fólico, no todos los estudios han reportado tantos beneficios.

Recientemente, los resultados de una prueba clínica que ha durado dos años publicada en el *New England Journal of Medicine,* descubrieron que la reducción del nivel de homocisteína en los pacientes de la tercera edad con B_6, B_{12} y folato no produjo ninguna mejora cognitiva apreciable. Durante dos años, los investigadores observaron a cerca de trescientos participantes de más de sesenta y cinco años con un nivel elevado de homocisteína; la mitad fueron tratados con suplementos vitamínicos y se les dio un placebo. Los investigadores no percibieron ninguna diferencia entre las pruebas cognitivas de ambos grupos llevadas a cabo al año y a los dos años.

La deficiencia de ácido fólico es bastante extraña en Estados Unidos actualmente, en parte porque se administra a nivel nacional en los productos fabricados con cereales. Desde 1998, los cereales y el pan que se encuentran en los comercios de Estados Unidos han sido enriquecidos con ácido fólico, una acción preventiva muy sencilla y de bajo coste que ha reducido significativamente la incidencia de deficiencia fólica e hiperhomocisteinemia entre los ciudadanos.

El ácido fólico puede adquirirse en forma de vitamina aislada, en complejos vitamínicos o como parte de los complejos vitamínicos B. Muchas marcas de suplementos pueden comprarse en los supermercados. Amerisciences, Herbalife, Life Extensión Foundation, Trader's Joe, y las farmacias más importantes disponen de dicha vitamina. La toma de ácido fólico como parte de un complejo multivitamínico resulta beneficiosa y es una forma muy típica de administrar la cantidad necesaria. Sin embargo, yo opto porque se tome en combinación solamente con la vitamina B_{12}. Una dosis normal de ácido fólico es 400 microgramos diarios, pero para mantener una buena salud cognitiva lo recomendable es de 800 a 1.600 microgramos. La toma de ácido fólico resulta segura y es muy difícil sobrepasarse en ese sentido, pero un consumo excesivo de vitamina B_{12} puede provocar diarrea, una excesiva producción de glóbulos rojos en la sangre, picores, urticarias, dolor de cabeza e inflamaciones, así que hay que tener en cuenta qué cantidad de vitamina B_{12} se toma emparejada con el ácido fólico.

La prescripción de vitaminas enriquecidas con ácido fólico está a disposición de las personas que necesitan de una dosis elevada. El Cerofolin es un producto de marca que contiene metilfolato, la única forma y la más reducida de folato que traspasa la barrera sanguínea del cerebro. El metilfolato también ha demostrado ser siete veces más viable que el ácido fólico a la hora de reducir el nivel de homocisteína. El Pamlab, encargado de la fabricación del Cerefolin, ha publicado algunos estudios en los que se demuestra que el metilfolato es muy superior al ácido fólico en lo que se refiere a reducir el nivel de homocisteína.

Otras marcas como el Folgard y el Foltx contiene de 2,2 hasta 5 miligramos, es decir de ocho a doce veces más que los productos normales.

Mecanismos posibles de los efectos del ácido fólico en la salud cognitiva

Tal y como he mencionado anteriormente, un nivel elevado de homocisteína está estrechamente relacionado con el riesgo de desarrollar alzhéimer y enfermedades cardíacas. Los datos clínicos también muestran que existe una fuerte asociación entre la homocisteína y la demencia, ya que un mayor nivel de homocisteína implica un mayor deterioro cognitivo y una mayor atrofia del cerebro.

El ácido fólico es un regulador comprobado del nivel de homocisteína y, en forma de suplemento, ha demostrado reducir su nivel en la sangre hasta un 25%. Eso puede deberse a que el ácido fólico y la vitamina B_{12} son cofactores en el ciclo de metilación/demetilación. El ciclo de metilación/demetilación es sumamente importante para la salud neuronal porque regula el nivel de homocisteína tóxica metabolito, así como otras funciones como la trascripción de genes, la actividad enzimática y la neurotransmisión. El nivel bajo de homocisteína se mantiene mediante la conversión a la metionina a través de una reacción que requiere vitamina B_{12}, o por medio de la demetilación para producir cisteína. La inhibición del consumo de folato o vitamina B_{12} provoca una regeneración de la metionina, un substrato reducido para las reacciones de metilación y un aumento del nivel de homocisteína.

La interrupción de ese ciclo de metilación a través de la reducción del folato o la vitamina B_{12} se ha relacionado con una mayor degeneración del cerebro y de la médula espinal, así como con una serie de defectos de nacimiento como la espina bífida (una interrupción del desarrollo normal de la espina y la médula espinal durante el embarazo). Una reducción del folato también se ha relacionado directamente con un incremento del nivel de homocisteína, la acumulación de la proteína beta-amiloide y un mayor daño en el ADN en los ratones transgénicos con una manifestación excesiva de la APP. La deficiencia de ácido fólico y un nivel elevado de homocisteína perjudican la reparación del ADN en las neuronas hipocampales (las células nerviosas responsables de la memoria) y hacen que esas células sean vulnerables a la toxicidad del amiloide en los modelos experimentales de alzhéimer.

El ácido fólico: lo que aún no sabemos

En el año 2006, la *New England Journal of Medicine* publicó los resultados del estudio HOPE, designado para investigar los riesgos del tratamiento con vitamina B y ácido fólico en las enfermedades cardiovasculares y la apoplejía. Los investigadores informaron de que el tratamiento con ácido fólico no redujo el riesgo de enfermedades cardiovasculares, pero reducía los niveles de homocisteína y el riesgo de padecer apoplejía. Un elevado nivel de vitamina B_6 se relaciona con un aumento del riesgo de episodios cardiovasculares, pero se requieren de más estudios e investigación para averiguar si ese vínculo está relacionado con la dosis.

Se está llevando a cabo una prueba clínica para investigar si una dosis elevada de ácido fólico sirve de tratamiento contra la enfermedad de Alzheimer. En la actualidad se le está administrando 5 miligramos o un placebo equivalente a varios cientos de personas durante dieciocho meses para determinar si es cierto que la vitamina reduce la progresión de la enfermedad. Se dispondrá de los resultados muy pronto.

Vitaminas C y E

La vitamina C, o ácido ascórbico, es probablemente la vitamina más consumida individualmente y se puede encontrar en gran cantidad de productos, como los zumos, la fruta y las verduras. Convertida en famosa por el doctor Linus Pauling, la vitamina C es la vitamina que la mayoría de las personas utilizan para prevenir infecciones y mantener un buen estado de salud general. Los estudios han demostrado que posee cualidades antioxidantes, antiaterogénicas (es decir, que previene contra los coágulos en las arterias), anticarcinogénicas (previene contra el cáncer), antihistaminas, antivirales y antihipertensivas, además de que está recomendada por la FDA para aquellas personas con deficiencia en hierro. Puesto que la vitamina C es soluble en agua, el exceso de cantidad se elimina por la orina y no es tóxica para el sistema, aunque a veces demasiada cantidad de vitamina C puede producir diarrea o malestar de estómago.

Recientemente, la vitamina C ha sido objeto de amplias investigaciones para ver su relación con la inteligencia y la función cognitiva. Un famoso estudio llevado a cabo en niños de una guardería, ha demostrado que el coeficiente de inteligencia de los estudiantes aumentaba en casi cuatro puntos cuando se aumentaba la toma diaria de vitamina C en un 50% mediante suplementos.

Aunque algunos estudios basados en la comunidad han vinculado la toma de vitamina C con una mejora de la función cognitiva, tal vínculo no se ha encontrado en todos los estudios, probablemente debido a las diferencias metodológicas. En un estudio publicado en la revista *Health Nutrition and Aging*, los científicos se centraron en la relación entre la vitamina C y la función cognitiva en 544 residencias de ancianos con una edad superior a los sesenta y cinco años que participaron tanto en el Estudio de Salud Cardiovascular (CHS) como en el estudio CLUE II. El 3% de los participantes tenía un nivel bajo de vitamina C en la sangre (menos de 40 md/dl) y el 15% tomaba una cantidad baja (menos de 60 mg al día). La mayoría de los participantes (96,7%) tenía una función cognitiva normal. Cuando los investigadores analizaron las puntuaciones obtenidas en los test de atención y en las pruebas cognitivas, las personas con mayor cantidad de concentración de vitamina C en la sangre tenían unas puntuaciones significativamente mejores que los que tenían menos cantidad, incluso después de tener en cuenta otras variables. En un análisis estratificado por género, una ingesta elevada de vitamina C se asoció con una mejor puntuación en el MMSE en los hombres, pero no en las mujeres.

Sin embargo, en un nuevo estudio multicentro sacado de Johns Hopkins y UTA llevado a cabo con 4.740 participantes, las personas que tomaban un suplemento nutricional que contenía de 500 a 1.000 miligramos de vitamina C y hasta 1.000 unidades de vitamina E, redujeron los riesgos de padecer alzhéimer.

En general, esta combinación de resultados no proporciona unas pruebas sólidas de que exista una relación entre la toma de vitamina C y la función cognitiva, pero las propiedades ya demostradas de dicha vitamina como antioxidante son suficientes como para que la incluyamos en nuestra dieta multivitamínica diaria. Lo que si parece ser un hecho consistente en estos estudios es que las dosis diarias recomendadas no son suficientes para ejercer ningún tipo de protección. De hecho, los participantes del Johns Hopkins tuvieron que tomar *siete veces* más la dosis diaria recomendada para que los investigadores percibieran algún efecto protector. Para obtener el máximo de su valor antioxidante se debe tomar 1.500 miligramos diarios.

Dosis diaria recomendable:
– Hombres: entre 14 y 18 años: 75 mg diarios; mayores de 18 años: 90 mg diarios.
– Mujeres: entre 14 y 18 años: 60 mg diarios; mayores de 18 años: 75 mg diarios.

Tal y como he mencionado a lo largo de todo el libro, el daño oxidativo está implicado en una gran variedad de enfermedades de carácter grave, como por ejemplo la aterosclerosis y el cáncer. Igualmente, hay una gran cantidad de pruebas que implican ese daño oxidativo celular en el cerebro de las personas con enfermedad de Alzheimer. Se cree que los antioxidantes funcionan de muchas maneras. Reducen la oxidación inactivando los radicales libres de oxígeno y es probable que sirvan también para restaurar algunas de las funciones normales desempeñadas por los tejidos dañados por esos radicales libres de oxígeno.

Por esa razón, las vitaminas antioxidantes se han evaluado muy ampliamente en la prevención del cáncer y las enfermedades cardiovasculares. Debido a sus propiedades para combatir los radicales libres, así como por sus cualidades para mejorar la capacidad cognitiva, la comunidad científica ha prestado mucha atención a la relación existente entre las vitaminas C y E y la prevención del alzhéimer. Se ha demostrado, al menos en el laboratorio, que estas dos vitaminas sirven para contrarrestar la cascada amiloide del alzhéimer.

La vitamina E es una vitamina soluble en las grasas, lo que significa que, cuando la tomamos, se almacena en la grasa. En realidad, la vitamina E es una combinación de compuestos llamados *tocoferoles*. La vitamina E más activa y la que más predomina es el alfatocoferol, aunque no se encuentra en los alimentos. La vitamina E ha demostrado en el laboratorio tener propiedades antioxidantes, mejorar la función endotelial de la célula y reducir la aterosclerosis y la multiplicación de ciertos tipos de células no deseadas. Igualmente, mejora la función de unas células llamadas células endoteliales. La dosis estándar en un suplemento es de 400 unidades (internacionales). Una dosis superior a las 2.000 unidades puede incrementar los riesgos de sangramiento, especialmente cuando se combina con anticoagulantes, incluso con aspirina.

A pesar de su reputación, las pruebas del poder protector de la vitamina C y E contra el alzhéimer y la demencia son diversas. En algunos estudios se ha encontrado una disminución del riesgo, mientras que en otros no. En tres estudios prospectivos se observó que el nivel de vitamina E en los alimentos y en el plasma estaba inversamente relacionado con la incidencia de alzhéimer, pero no se observó esa misma relación entre dicha enfermedad y el alfatoceferol, la vitamina E más potente y la que normalmente se utiliza en los suplementos.

Un largo estudio realizado en Holanda con 5.500 personas no dementes de cincuenta y cinco años o más, y que tuvo una duración media de unos seis años, observó los efectos producidos por el consumo de vitaminas y suplementos. Los científicos descubrieron que el riesgo de padecer alzhéimer se redujo en un 18% entre las personas que tomaron mayor cantidad de vitamina C y E. Los efectos protectores continuaron presentes incluso después de tener en cuenta aspectos como el género, la edad, el consumo de tabaco, el peso y la educación, siendo más pronunciados entre los fumadores.

Otro estudio prospectivo de personas de la tercera edad realizado en UTA también observó una reducción del riesgo de padecer alzhéimer entre las personas a las que se les había administrado vitamina C y E. Básicamente, la toma combinada de ambos suplementos redujo el riesgo de alzhéimer en casi un 80%. Cuando se reevaluó dicha relación después de tres años, el uso combinado de ambos suplementos continuó reduciendo el riesgo en un 64%. La toma individual de estas vitaminas no parecía producir los mismos efectos protectores.

En contraposición con estos estudios, un grupo científico muy respetado utilizó los estudios recopilados entre los residentes de la ciudad de

Nueva York y descubrió que no existía ningún efecto protector contra el alzhéimer utilizando estas dos vitaminas. Casi un millar de personas seleccionadas al azar entre los residentes de Manhattan con una edad superior a los sesenta y cinco años cumplían con los criterios del estudio y, de ésos, la cuarta parte padecían alzhéimer. Los científicos no descubrieron ninguna relación entre el riesgo de dicha enfermedad y la ingesta de vitamina C y E, ya fuese mediante una dieta regular o en forma de suplementos. Igualmente, en el Estudio Sobre el Envejecimiento de Honolulu que he mencionado anteriormente, se observó que el uso combinado de vitamina C y E estaba asociado a una reducción de la demencia vascular, pero no del alzhéimer.

Los investigadores del Proyecto sobre la Salud y el Envejecimiento de Chicago (CHAP) observaron que las personas que consumían la mayor cantidad de vitamina E tenían un 70% menos de probabilidades de desarrollar alzhéimer que los que tomaron la cantidad más reducida. Por el contrario, no se observó esa protección en la toma de vitamina C, betacaroteno u otros suplementos dietéticos. En una sección distinta del estudio, los investigadores del CHAP descubrieron que la toma de vitamina E también estaba vinculada a un menor porcentaje del deterioro en las personas que habían desarrollado la enfermedad de Alzheimer.

Uno de los retos al que tenemos que enfrentarnos los investigadores es intentar extrapolar los datos obtenidos de los estudios basados en la población y los basados en las encuestas, con el fin de traducir esa información en descubrimientos clínicos significativos que podamos utilizar para ayudar a los pacientes. Idealmente, nos encantaría correlacionar los estudios basados en la población con las pruebas clínicas, pero hacerlo sería cometer un gran error. Hay que tener en cuenta que los efectos positivos de una sustancia que han sido demostrados en los estudios de población no equiparan la prescripción para un tratamiento o el posible impacto de una terapia utilizando dichas conclusiones. *El tratamiento de los pacientes que ya padecen alzhéimer y el tratamiento de prevención para los que no lo tienen no son iguales*.

Existe al menos una prueba clínica que indica un beneficio del antioxidante alfatocoferol (vitamina E), ya que reduce la progresión del alzhéimer establecido. En ese estudio se investigó los efectos causados por una dosis muy elevada de vitamina E (2.000 unidades) en pacientes con un grado avanzado de alzhéimer. Clasificaron la gama de resultados posibles del estudio en muerte, ingreso en residencias de ancianos y cuidados completos en el hogar. A los participantes se les administró vitamina E, Selegiline (un medicamento para el parkinsonismo que también contiene antioxidantes), una combinación de Selegiline y vitamina E o un placebo. Todos los participantes se sometieron a observación durante un período de dos años.

La toma individual de grandes dosis de vitamina E (2.000 unidades) demoró los puntos finales en 270 días, o nueve meses, en comparación con las personas que tomaron placebo. Es una diferencia enorme y causó excitación entre la comunidad científica. En 1997, nosotros los neurólogos y doctores que cuidamos de los enfermos de alzhéimer, recomendamos la toma diaria de 2.000 unidades de alfatocoferol como parte del tratamiento contra el alzhéimer.

Sin embargo, los tiempos cambian, al igual que nuestros enfoques. Es posible que la vitamina E no sea tan «protectora» como esperábamos, y ya se han realizado dos estudios que cuestionan si tomar una elevada dosis de dicha vitamina resulta beneficioso para el tratamiento o prevención del alzhéimer.

Un metaanálisis examinó la asociación entre los suplementos de vitamina E y el riesgo de muerte (lo que nosotros llamamos *mortalidad*), y descubrió que una elevada dosis de dicha vitamina puede llegar a *incrementar los riesgos*, especialmente a partir de episodios cardiovasculares.

Esa suma de descubrimientos indica que hay que ser cauto al considerar los suplementos de vitamina E como medida preventiva. También hay que recalcar la necesidad de una investigación más básica y clínica sobre el papel del estrés oxidativo como riesgo de factor del alzhéimer y otras demencias de carácter neurodegenerativo relacionadas con la edad. Al haber acaparado tanta atención este tema, puede que haya hecho oscilar el péndulo en sentido contrario y no debamos defender tan enardecidamente la toma de vitamina E.

Otro estudio publicado en 2005 demostró que una dosis elevada de vitamina E (2.000 unidades) no reducía el porcentaje de conversión de deterioro cognitivo ligero a alzhéimer. En otros estudios no relacionados con el alzhéimer, la toma a largo plazo (hasta siete años) de suplementos de vitamina E (400 unidades) no ha demostrado tener ningún efecto preventivo contra el cáncer o los episodios cardiovasculares de gran importancia. En la prueba HOPE, la vitamina E incluso aumentó el riesgo de fallo cardíaco congestivo.

Puesto que los estudios basados en la población indican que el consumo de vitamina C y E resulta beneficioso para proteger contra el alzhéimer, pero los estudios clínicos nos advierten contra el uso de vitamina E como forma de *tratamiento* contra el alzhéimer, lo que necesitamos es una prueba preventiva para evaluar si se puede utilizar de forma segura como forma de *prevención* contra el alzhéimer. De momento, la dosis recomendada para la salud y como forma de prevención es de 400 unidades.

Lo importante es que esa prueba ya se ha puesto en marcha. Se la denomina PREADVISE (Prevención del Alzhéimer Mediante la Vitamina E y el Selenio), y es parte de otra prueba clínica de más envergadura llamada SELECT (Prueba Preventiva del Cáncer Mediante la Vitamina E y el Selenio). El estudio SELECT tiene como principal finalidad determinar si la vitamina E o el selenio se pueden utilizar para prevenir el cáncer de próstata. Cuando los participantes masculinos se inscriben en dicho estudio, aceptan realizar un test de memoria con regularidad. Por tanto, hay que mantenerse alerta: pronto sabremos si la vitamina E protege contra el alzhéimer mediante una prueba clínica rigurosa.

Conclusiones y sugerencias

- La deficiencia de ácido fólico está estrechamente vinculada a una reducción del rendimiento cognitivo y de demencia en las personas de la tercera edad.
- La toma diaria de al menos 800 microgramos parece tener ciertos efectos protectores de la función cognitiva. Añadir al suplemento diario de ácido fólico la vitamina que le acompaña, la B_{12}, en una cantidad de 1.000 microgramos diarios. Una mayor toma de ácido fólico disminuye el riesgo de desarrollar alzhéimer.
- Algunas vitaminas B posiblemente mejoren la salud de las neuronas, pero su relación con el alzhéimer aún no se ha determinado. Las vitaminas B y las dosis recomendadas se han incluido en este capítulo.

- La vitamina C, de la que se conocen sus propiedades antioxidantes y cognitivas, no ha demostrado tener propiedades específicas contra el alzhéimer. La toma diaria recomendada es de 500 miligramos diarios y no se deben sobrepasar los 1.500 mg.
- Es posible que la vitamina E no tenga tantos efectos protectores como se pensaba. Como forma de prevención, la dosis recomendada no debe sobrepasar las 400 unidades diarias. Se están llevando a cabo las pruebas clínicas que determinen si esta vitamina puede utilizarse como agente preventivo contra el alzhéimer.
- Pregúntele a su doctor qué vitaminas son las más apropiadas y seguras.

18. Los suplementos: ¿una esperanza o una promesa vaga?

Los suplementos son muy conocidos y muchas personas los consumen creyendo que les sirve de ayuda para prevenir una gran variedad de condiciones. En realidad, existen muchos estudios científicos y pruebas biológicas que respaldan su uso. Sin embargo, existen igualmente muchos estudios —quizás más— que carecen de datos convincentes para recomendarlos. Sólo porque se exija una prescripción para poder adquirirlos, no significa que los suplementos sean efectivos o recomendables (recuerde que hasta los suplementos hechos de hierbas pueden actuar como *drogas* a las que uno puede ser alérgico o que pueden interaccionar con los medicamentos prescritos).

Lo que me preocupa es que muchos suplementos hacen promesas vagas, promesas que no están basadas en datos científicos. La mayoría de sus propiedades van acompañadas de frases como «los estudios clínicos han demostrado que…», «el doctor recomendó» o los «estudios científicos revelan que…». En la mayoría de los casos, estos suplementos no han sido sometidos a rigurosos escrutinios científicos ni pasaron la prueba del tornasol. Por esa razón, casi ningún suplemento (excepto el ginkgo biloba y el DHA) se ha utilizado en prueba clínica alguna como agente preventivo específico contra el alzhéimer. Otros, en cambio, sí lo han hecho, y con bastante buenos resultados.

En este capítulo, resumo las pruebas que existen de algunos suplementos que benefician a la memoria y puede que posean efectos protectores para el cerebro, así como aquellos que no están respaldados por evidencias científicas. Hay que tener en consideración que no existen pautas consensuadas, ni un panel de opiniones sobre el tema de los suplementos y la prevención del alzhéimer, por lo que las recomendaciones que expreso a continuación reflejan tan sólo mi opinión al respecto.

Los suplementos enfocados hacia la protección y la salud cognitiva
- Suplementos con pruebas convincentes de poseer cualidades protectoras o beneficios:

–Ginkgo biloba.
–Ácidos grasos omega-3 (DHA).
–Curcumina.
–Huperzina A.
–Fosfatidilserina.
• Suplementos con evidencias no tan sólidas de sus propiedades protectoras o beneficios:
–Colina.
–Lecitina (fosfatidilcolina).
–DHEA.
–Acetil-L-carnitina.
–DMAE.
–Vinpocetina.
–Extracto de semillas de uva y quercetina.
–Resveratrol.

Usaré esta lista como guía para hablar de los suplementos con pruebas sólidas de que son beneficiosos desde el punto de vista cognitivo. Luego hablaré de aquellos cuyas marcas o reputación no están respaldadas por la ciencia.

Suplementos con pruebas sólidas de ser protectores y beneficiosos

Idealmente, sería maravilloso poder tomar un suplemento que mejorase la memoria y la salud cognitiva al tiempo que nos sirva como forma de prevención contra el alzhéimer. Sin embargo, ensombreciendo esos posibles beneficios de muchos medicamentos prometedores, está el hecho de que la mayoría de ellos no han sido sometidos a las pruebas científicas que nosotros, los médicos y científicos, exigimos para considerarlos fiables. Los suplementos que menciono a continuación están respaldados por datos científicos que demuestran su eficacia en la salud cognitiva.

EL GINKGO BILOBA
El ginkgo biloba es uno de los suplementos para el cerebro más populares y estudiados en todo el mundo. El extracto de las hojas del árbol de ginkgo,

utilizado primeramente en la medicina china, es conocido especialmente por sus beneficios para el cerebro, pero también se prescribe por sus beneficios para la salud circulatoria, ya que aumenta el flujo sanguíneo. El ginkgo también ha demostrado ser muy beneficioso para la memoria, la concentración y otras enfermedades de carácter cognitivo, y se ha utilizado para el tratamiento de enfermedades como el vértigo, la enfermedad de las alturas, el tinnitus (zumbido en los oídos) y el síndrome premenstrual (conocido como PMS). El ginkgo biloba está repleto de compuestos relajantes de los vasos sanguíneos, los llamados flavonoides. Los flavonoides también poseen una impresionante reputación como combatientes de los radicales libres (los radicales libres y los antioxidantes se trataron en el capítulo 11).

En un estudio llevado a cabo en Pacquid, Francia, la ingesta diaria de flavonoides se asoció con un 50% de reducción de riesgos de desarrollar demencia en el transcurso de cinco años. En otro estudio se observó que el consumo diario de flavonoides estaba relacionado con una reducción del 46% de casos de alzhéimer.

En 1997, la *Journal of the American Medical Association* informó de una estabilización del deterioro cognitivo en los pacientes con alzhéimer o demencia vascular. Sin embargo, en un estudio realizado en 2002 y publicado por la misma revista, se informó de que no se había encontrado ningún efecto cognitivo del ginkgo entre los pacientes no dementes. Una prueba preventiva, la Evaluación del Ginkgo del Estudio de la Memoria (GEMS) se está poniendo en marcha actualmente y se espera obtener resultados en dos o tres años.

La dosis normalmente recomendada es de 60 miligramos dos veces al día con las comidas, distribuida en forma de cápsula de 50:1. Los beneficios se notan después de doce semanas de administración.

LOS ÁCIDOS GRASOS OMEGA-3

En el capítulo 11 ya mencioné las propiedades protectoras cognitivas de los ácidos grasos omega-3, especialmente el ácido eicosapentaenoico (EPA) y el ácido docosahexaenoico (DHA). Cuando se toman como parte de una dieta alta en pescado, se ha observado que están vinculados a una reducción de las probabilidades de padecer demencia o alzhéimer, además de que mejoran el mantenimiento cognitivo en general. El ácido alfalinoleico (ALA), la planta derivada del ácido graso omega-3, no ha demostrado tener las mismas propiedades que el DHA y el EPA, que se encuentra en los pescados grasos como el salmón o la caballa. Aunque el ALA tiene otros efectos terapéuticos de importancia, como las propiedades anticancerígenas, la supresión de la inflamación o las propiedades laxativas o demulcentes, el ALA no ha demostrado poseer efectos protectores cognitivos tan considerables como sus homólogos el DHA y el EPA.

La verdadera protección procede principalmente del DHA. Para investigar los efectos del DHA en los cambios cerebrales producidos en el cerebro de los pacientes con alzhéimer, se ha alimentado a ratones transgénicos con dicha sustancia. El resultado fue una reducción de la cantidad de proteína beta-amiloide en el cerebro.

Sin embargo, las personas que tomen DHA como forma de protegerse contra el alzhéimer deben conocer los recientes resultados obtenidos en una prueba de tratamiento. En ese estudio participaron más de doscientas personas a las que se les administró 1.700 mg de DHA (con 600 mg de EPA) o un placebo durante seis meses. El resultado de dicho estudio es que el DHA no ayudaba a las pacientes de alzhéimer. Sin embargo, un análisis

¡CUIDADO! EL GINKGO BILOBA Y LOS ANTICOAGULANTES

Cuando se trata del ginkgo biloba, la única contraindicación que advierto a mis pacientes es la toma de anticoagulantes. Si se está bajo un tratamiento con anticoagulantes, hay que consultar con el doctor antes de tomar ginkgo. A continuación muestro algunas pautas:

- Ginkgo y aspirina: se combinan bien juntas, salvo que tome más de 325 mg de aspirina al día.
- Ginkgo y Coumadin: ¡bajo ningún pretexto! Es una combinación tan peligrosa que puede producir hemorragia.
- Ginkgo y Plavix (u otros anticoagulantes): consultar con el doctor antes de tomarlos.
- Ginkgo y vitamina E: combinan a la perfección siempre que la dosis de vitamina E no exceda a las 2.000 unidades.

cuidadoso de los datos revela que aquellos participantes de la prueba que tenían una forma moderada de alzhéimer obtuvieron algunos beneficios. Un inconveniente que tener en cuenta es que el estudio duró seis meses, cuando el tratamiento requiere años para demostrar alguna protección. Esa prueba clínica que se ha puesto en marcha está patrocinada por el NIH. En aquella prueba clínica, los pacientes con alzhéimer tomaron unas dosis muy elevadas de DHA o de un placebo similar durante dieciocho meses. El enfoque principal ha sido investigar el DHA como forma de tratamiento contra el alzhéimer, pero, teniendo en cuenta la enorme fuerza que están adquiriendo los estudios epidemiológicos acerca del consumo de pescado y de ácidos grasos omega-3, se considera un producto óptimo para la prevención del alzhéimer.

La mayoría de las fórmulas de ácidos grasos omega-3 contienen cantidades elevadas de EPA y ALA y una cantidad muy modesta de DHA. A la hora de elegir un suplemento omega-3, seleccione uno con alta concentración de DHA. El objetivo es tomar de 1.000 a 1.500 mg diarios de DHA. La FDA recomienda 3 gramos diarios de ácidos grasos omega-3 combinados, preferentemente de fuentes alimenticias.

Cuidado: muchos productos que contienen omega-3 se han obtenido primordialmente del pescado y, por tanto, tienden a saber y a oler como el pescado. Consumir más de 500 mg de ácidos grasos omega-3 puede provocar meteorismo, malestar de estómago o diarrea.

LA CURCUMINA

¡Sorpresa! Comer curry puede reducir los riesgos de padecer alzhéimer. Los estudios epidemiológicos han demostrado que la India es uno de los países con menos incidencia de alzhéimer, lo que ha llevado a los investigadores a estudiar el consumo de curry como posible medida para combatirlo. Gran parte de la información insertada en esta sección me la ha proporcionado mi amigo y colega el doctor John Ringman, de UCLA.

Durante siglos, la planta *Curcuma longa* se ha utilizado en la India para tratar ciertas enfermedades como el reflujo ácido, los gases, problemas de hígado e infecciones urinarias. Dicha planta, conocida también como turmérico, es un miembro de la familia del jengibre y se encuentra en el sur y sudeste de Asia. La cúrcuma, principal ingrediente del curry, tiene propiedades muy interesantes que posiblemente reduzcan el riesgo de alzhéimer, destacando sus propiedades antioxidantes, antiinflamatorias y como reductor del colesterol (ver a continuación), tres factores clave que evitan los cambios cerebrales producidos en los pacientes de alzhéimer. Los componentes de la cúrcuma también se están evaluando científicamente como agentes anticancerígenos, tratamientos potenciales del VIH y las enfermedades respiratorias. Además de su uso médico, esa especia de color amarillo intenso, se utiliza como tinte y aditivo alimenticio.

La propiedad más destacable de la cúrcuma es su acción antioxidante, convirtiéndola en un conservante alimenticio ideal. De hecho, algunos experimentos realizados en el laboratorio han demostrado que la cúrcuma tiene más propiedades antioxidantes que la vitamina E, y sus efectos antiinflamatorios quizás sean el canal por el cual la cúrcuma reduzca la patología del alzhéimer. Algunos estudios recientes se han centrado en su papel antiinflamatorio en comparación con los antiinflamatorios. Los científicos han demostrado que la cúrcuma funciona de forma similar y es tan fuerte como el ibuprofeno y el naproxen. En otro estudio se observó que la administración de 500 mg diarios de curcuminoides durante siete días redujo el nivel de colesterol en los voluntarios. Eso indica otro mecanismo por el cual la cúrcuma puede ejercer efectos beneficiosos para los pacientes de alzhéimer.

En el laboratorio, los científicos han demostrado que los curcuminoides, pero no la vitamina E, protegían las células del daño inducido por la proteína beta-amiloide e inhibían la formación y la extensión de las fibrillas amiloides en los ratones transgénicos. Al hacerlo, la curcumina inhibe la cascada amiloide que caracteriza la patología del alzhéimer.

Esas propiedades, junto con su perfil de seguridad, han convertido a la curcumina en el compuesto y candidato por excelencia en la investigación de agentes preventivos contra el alzhéimer. No obstante, los estudios de laboratorio efectuados con ratones revelaron algunas complicaciones interesantes. En un estudio de seis meses sobre el efecto de la curcumina en los ratones transgénicos portadores de la proteína precursora del amiloide, se alimentó a los ratones con dietas sin curcumina, con bajo contenido en curcumina y con alto contenido en curcumina. Los ratones alimentados con una dosis baja de curcumina redujeron significativamente el nivel de proteína beta-amiloide soluble e insoluble, además de la carga de placa amiloide. En otras palabras, que tenían menos cambios propios del alzhéimer. Los ratones que tomaron una elevada dosis de curcumina también mostraron mejorías, pero no tantas.

En otro estudio en el que la curcumina se inyectó directamente en el cerebro de los ratones, una elevada dosis actuó como antiinflamatorio, reduciendo de esa manera el daño oxidativo y preservando la conexión entre las células llamadas sinapsis. De hecho, el efecto protector fue más sólido y contundente que el observado en el antiinflamatorio ibuprofeno.

Los animales pueden examinarse para determinar si los efectos protectores de los compuestos como la curcumina ejercen efectos beneficiosos en la memoria. Los científicos han observado a ratas y ratones para determinar si la curcumina mejora la memoria en un laberinto de agua. Las ratas alimentadas con una elevada dosis de curcumina encontraban la plataforma escondida con más rapidez. Estos descubrimientos demuestran que la curcumina puede contrarrestar la patología y los déficits cognitivos en los ratones con alzhéimer, pero de momento es mejor considerar ese mecanismo como una cuestión pendiente de más investigación.

¿Comer curcumina afecta verdaderamente a lo que sucede en el cerebro? Si tiene un efecto protector, entonces es que penetra ¿no es así? Son dos preguntas de suma importancia que los científicos están tratando de responder actualmente. Los investigadores de UCLA han realizado algunos estudios que han demostrado que la curcumina penetra en el cerebro y estriñe las placas amiloide, algo que puede ser importante en su actividad antiamiloide. Puesto que los estudios efectuados con animales indican que existen múltiples mecanismos por los cuales la curcumina puede funcionar contra el alzhéimer, se necesita llevar a cabo más estudios de este compuesto para garantizar su funcionamiento en el tratamiento o la prevención del alzhéimer.

La curcumina aparece como agente colorante y como condimento en la Administración de Alimentos y Medicamentos y se utiliza muy frecuentemente para ambas cosas, sin que se le conozca ningún efecto adverso. En la actualidad, se considera que la dosis recomendada diariamente es de 0,1 miligramos por kilo de peso corporal, pero algunos estudios a corto plazo enfocados en la seguridad y tolerancia de dosis elevadas han demostrado que una dosis de hasta 1.200 mg al día era bien tolerada por los pacientes que sufrían de artritis reumatoide, pacientes postquirúrgicos y oftalmológicos. Una dosis muy elevada puede producir efectos secundarios como irritación gástrica o náusea.

Hasta la fecha no se ha llevado a cabo ningún estudio a largo plazo sobre la seguridad y la tolerancia en las personas. Por esa razón, no se ha establecido ninguna dosis ideal, ni tampoco el período de duración que debe emplearse para que ejerza sus cualidades preventivas contra el alzhéimer. En la actualidad, las pruebas clínicas están más centradas en investigar si la curcumina es efectiva en el tratamiento contra el alzhéimer. La dosis que se está investigando es de 400 hasta 800 mg en forma de cápsula, por lo que de momento ésa es la dosis objetivo de consumo diario. Al igual que muchos suplementos y cambios dietéticos, es probable que se necesite de años de consumo para que sus cualidades protectoras aparezcan.

LA HUPERZINA A

La huperzina A es un extracto alcaloide de la planta *Huperzia serrata*. Es un componente de la medicina naturalista tradicional de China, donde se denomina *Qian Ceng Ta*, y se usa para tratar la fiebre y la inflamación. Durante los años ochenta, los científicos determinaron que la huperzina A es un potente inhibidor de la enzima acetilcolinestarasa (AChE). Recuerde que en los pacientes de alzhéimer, la acetilcolina se pierde porque no se produce, ya que las células encargadas de producirlas se mueren gradualmente. La enzima responsable de la descomposición de la acetilcolina es la AChE. Los inhibidores de dicha enzima constituyen el principal sostén del tratamiento en los pacientes de alzhéimer. Entre ellos se incluye el donepezil (Aricept), la rivastigmina (Exelon), la galantamina (Razadyne) y la tacrina (Cognex). Hablaré con más detalle de estos medicamentos en el capítulo 19.

La huperzina, al igual que los inhibidores AChE tacrina y donepezil, preserva el nivel de acetilcolina en el cerebro. La huperzina A se utiliza en China actualmente para tratar el alzhéimer.

Los médicos e investigadores estadounidenses sienten curiosidad por saber si los suplementos de huperzina ofrecen un alivio sintomático similar en los pacientes de alzhéimer. Además de eso, la huperzina parece tener propiedades antioxidantes y neuroprotectoras que lo convierten en un componente de interés para la comunidad del alzhéimer.

Algunas pruebas clínicas llevadas a cabo en China en pacientes de alzhéimer o demencia han demostrado una mejora de la función cognitiva y de la memoria. En otro estudio realizado a 160 personas con demencia o trastornos de memoria se les inyectó una dosis de 50 microgramos de huperzina A dos veces al día durante cuatro semanas. El resultado fue una mejora significativa en los test de memoria en comparación a las inyecciones salinas. En un segundo estudio se trató a 28 pacientes de alzhéimer con 200 microgramos de huperzina por vía oral, dos veces al día durante sesenta días. Los pacientes mostraron una mejora en las pruebas de memoria en comparación con los pacientes tratados con placebo. Más recientemente, en una prueba clínica efectuada a 103 personas con alzhéimer, se les aplicó un tratamiento de 200 microgramos de huperzina A por boca dos veces al día durante ocho semanas. Tras ese período se observó una mejora en el cociente de memoria en comparación con los que habían sido tratados con un placebo.

Otro estudio llevado a cabo recientemente en China indica que el tratamiento con huperzina A en pacientes de alzhéimer se compara de forma beneficiosa con el donepezil, la rivastigmina y la galantamina en términos de beneficio cognitivo, según las mediciones de los test de memoria estándar utilizados en las pruebas clínicas. Debido a la contundencia de los datos obtenidos, se ha puesto en marcha una prueba clínica de dicho suplemento. Todas las pruebas realizadas hasta la fecha se han centrado en la huperzina A como tratamiento contra el alzhéimer, no como forma preventiva contra él. En la actualidad se ha demostrado que posee potentes propiedades biológicas que merecen tenerse en consideración en el campo de la prevención.

La toma de huperzina A se relaciona con efectos secundarios moderados (mareos, náuseas y diarrea). Los efectos secundarios suelen disminuir con el tiempo, incluso continuando el tratamiento. No se han observado efectos adversos en signos vitales (presión sanguínea, pulso, etc.), pruebas sanguíneas o electrocardiogramas. La dosis diaria recomendable es de 200 a 400 microgramos.

Otro extracto de hierbas chino que se ha estudiado como potente agente contra la demencia es el llamado GETO, un compuesto hecho de ginseng, hierba epidemiun y raíz de serpiente. Este compuesto ha demostrado proporcionar efectos beneficiosos moderados y fue comparado con el piracetam y un placebo en una prueba clínica realizada a 70 personas de la tercera edad y de nacionalidad china que padecían deterioro cognitivo ligero. Los autores de dicho estudio recomendaron realizar más pruebas clínicas con dicho compuesto.

LA FOSFATIDILSERINA (PTDSER)

La fosfatidilserina es un componente de la membrana de las plantas, de los animales y de otras formas de vida. La PtdSer también está involucrada en el desplazamiento de las señales a través de las células cerebrales. Se puede aislar a partir de los tallos de soja y la yema de huevo.

La fosfatidilserina puede ser importante en el tratamiento y prevención del alzhéimer, porque restaura la emisión de acetilcolina en las ratas viejas manteniendo un suministro adecuado de la molécula. Su presencia incrementa también la disponibilidad de la colina (uno de los principales componentes del químico cerebral acetilcolina) para la producción de la nueva acetilcolina. Los experimentos realizados con ratas han demostrado que el tratamiento con PtdSer previene la reducción relacionada con el envejecimiento de la densidad dendrítica de la espina (las ramificaciones de las células que interconectan con otras células) en el hipocampo de las ratas. Se ha descubierto que la PtdSer restaura la actividad metabólica en las células cerebrales de las ratas viejas.

La fosfatidilserina también ha demostrado ser de utilidad en el tratamiento de personas afectadas por deterioro cognitivo, alzhéimer, el deterioro de la memoria causado por la edad y algunos otros tipos de demencia. Algunos estudios en que ni los analizadores ni el sujeto conocían el producto demostraron que la fosfatidilserina ayuda al mantenimiento de la función cognitiva en las personas de la tercera edad, además de mejorar la memoria y las destrezas de aprendizaje en otros. Esos resultados, aunque alentadores, no han sido tan significativos. En el mayor estudio multicentro que se ha llevado a cabo para estudiar la relación entre la fosfatidilserina y el alzhéimer, se les suministro a 142 personas 200 mg de fosfatidiserina o un placebo diariamente durante un período de tres meses. Las personas tratadas con fosfatidilserina mostraron ciertas mejorías en algunos aspectos de las escalas que se utilizan normalmente para evaluar el estatus del alzhéimer. Las diferencias entre los grupos experimentales y el de placebo fueron pequeñas, pero estadísticamente significativas. Los investigadores que dirigieron un estudio más pequeño también encontraron una diferencia estadística significativa en diversas medidas y caracterizaron los efectos terapéuticos de la fosfatidilserina en los pacientes de alzhéimer de «moderados». Se han realizado otros estudios acerca de la PtdSer, pero no se han llevado a cabo con tanta rigurosidad.

A pesar de esas evidencias tan prometedoras, la FDA aún no cree que ese compuesto cumpla con los rigurosos estándares científicos como para merecer su aprobación como tratamiento o forma de prevención contra el alzhéimer, por encontrar errores en el diseño y ejecución de los estudios. Un informe emitido por la FDA afirma: «Basándonos en la evaluación de las evidencias científicas hasta ahora publicadas, la agencia concluye que no existe un acuerdo científico significativo entre los cualificados expertos como para relacionar la fosfatidilserina y la reducción de los riesgos en casos de demencia o disfunción cognitiva».

En la actualidad no se está llevando a cabo ninguna prueba preventiva que estudie si la fosfatidilserina puede utilizarse contra el alzhéimer. Hasta la fecha se la considera una sustancia segura y sin importantes contraindicaciones, lo que la convierte en una buena candidata para ser estudiada con más profundidad en el contexto de la terapia y prevención del alzhéimer. Todavía no se ha fabricado ningún medicamento, ni existe ningún suplemento nutritivo, alimento o interacción entre plantas medicinales con fosfatidilserina. La dosis objetivo es de 100 a 200 mg.

Los suplementos que pueden ser útiles desde una perspectiva científica, aunque aún estén por demostrar

A continuación expongo algunos «suplementos para el cerebro» cuyos resultados en los casos de demencia o deterioro cognitivo aún no han sido demostrados, pero que pueden ser potencialmente beneficiosos por la manera en que funcionan biológicamente.

LA DHEA

La dehidroepiandrosterona (DHEA) y su metabolito la DHEA-S, que juntas se representan abreviadamente como DHEAS, son los esteroides más abundantes que producen las glándulas adrenales y gónadas (los testículos en los hombres, los ovarios en las mujeres). Producidas en el cerebro y denominadas *neuroesteroides*, no se conoce del todo cuál es su función fisiológica. Las DHEAS forman parte de un grupo de hormonas esteroides que pueden ser importantes en la forma que tiene el cuerpo de responder al estrés, por lo que han suscitado recientemente la atención de los científicos. Eso se debe a que resulta probable que el estrés y los glucocorticoides desempeñen un papel importante en la memoria y el rendimiento cognitivo en enfermedades neuropsiquiátricas como la demencia, la depresión, el estrés postraumático y la enfermedad de Cushing (que involucra a las glándulas adrenales situadas en la parte superior de los riñones). El nivel circulatorio de las DHEAS aumenta cuando las personas tienen veintitantos años y disminuye progresivamente a medida que los hombres y las mujeres envejecen. A la edad de sesenta y cinco años, cuando comienza a aumentar la incidencia de alzhéimer, estas hormonas se han reducido hasta ser tan sólo un 10 o un 20% de lo que se tiene durante la juventud. Aunque no es un descubrimiento uniforme, algunos estudios han descubierto que las personas con alzhéimer tienden a tener un nivel muy bajo de DHEAS. Eso ha llevado a especular que la administración de una dosis elevada de DHEA puede proporcionar beneficios terapéuticos. Sin embargo, cuando se lee acerca de esos descubrimientos, hay que tener en cuenta que la edad y el sexo marcan grandes diferencias en la investigación hormonal. Un grupo de investigadores no encontraron diferencia alguna entre las concentraciones de suero DHEA entre pacientes de alzhéimer y los controles clasificados por edades, pero descubrieron que el DHEA cortisol estrés-esteroide tenía un nivel mucho más bajo en los pacientes con alzhéimer que entre sus homólogos no dementes, especialmente en las mujeres.

En 1998, un grupo de científicos demostró que las personas de la tercera edad con elevaciones prolongadas de cortisol (estrés esteroide) mostraban un volumen más reducido del hipocampo (asiento de la memoria en el cerebro) y déficits en las tareas de memoria dependientes del hipocampo, si se comparaba con los controles con una concentración normal de cortisol. Los autores especularon con la posibilidad de que quizás el medicamento DHEA y sus mecanismos antiesteroides pudieran servir de protector del hipocampo contra un nivel elevado de cortisol basal en pacientes de alzhéimer, una teoría que se ha visto reforzada por unos estudios preclínicos donde ha quedado demostrado que las DHEAS tienen propiedades protectoras del cerebro. En los estudios de laboratorio, las DHEAS también han demostrado realzar la función celular en el hipocampo, proteger contra el estrés oxidativo, aumentar la disponibilidad de los factores protectores de crecimiento y disminuir la producción y deposición de la proteína beta-amiloide.

A pesar de esos descubrimientos de laboratorio tan optimistas, los estudios DHEA llevados a cabo en humanos han proporcionado resultados muy variados. Algunas pruebas clínicas indican que el tratamiento con DHEA aumenta la función de la memoria, el sentido del bienestar, la energía y el estado de ánimo en voluntarios de la tercera edad totalmente sanos. Otros estudios, sin embargo, no han mostrado proporcionar beneficio alguno. Por esa razón, aún no se ha dado una respuesta concreta acerca de la relación entre las DHEAS y su efecto en la función cognitiva.

Teniendo en cuenta esa combinación de descubrimientos, se llevó a cabo una prueba clínica en la Universidad de California, San Francisco. Los científicos especularon que, si el nivel de DHEAS era menor en los pacientes de alzhéimer, entonces restaurar el nivel de hormonas en los casos de personas jóvenes y saludables podría reportar efectos beneficiosos contra esa enfermedad. Designado para evaluar la eficacia y la tolerancia de la DHEA en los pacientes de alzhéimer, el estudió se centró en si el tratamiento con DHEA podría mejorar la función cognitiva y el nivel de severidad del alzhéimer en comparación con los pacientes a los que se les suministraba un placebo. Los investigadores observaron a 58 pacientes de alzhéimer durante un período de seis meses y se le administró 100 mg diarios de DHEA a la mitad de ellos, mientras que la otra mitad recibió un placebo. A todos se les sometió a las mismas pruebas cognitivas y de memoria estándar realizadas en las pruebas clínicas. Aunque la DHEA fue tolerada relativamente bien por los participantes, los investigadores no observaron ningún beneficio clínico apreciable en las pruebas cognitivas y de memoria, ni tampoco en el estado de ánimo, por lo que concluyeron que el DHEA no era un tratamiento efectivo contra el alzhéimer.

Otro estudio de cuatro semanas realizado con personas ancianas dementes y no dementes tampoco encontró ninguna alteración cognitiva ni de ánimo. La única evidencia de mejoría en casos de demencia procedió de una muestra muy reducida (siete personas) que realizó una prueba de marcación abierta, pero las mejorías fueron demasiado modestas como para tenerse en cuenta.

Al parecer, al igual que sucede con la terapia de sustitución de estrógeno, no existen todavía pruebas convincentes como para tratar a los pacientes de alzhéimer con DHEA, por lo que resulta difícil dar el paso y considerarlo un agente preventivo. Su uso en la prevención es, por tanto, especulativo. Por esa razón la dosis más razonable es la de 100 mg.

LA COLINA Y LA FOSFATIDILCOLINA (LECITINA)

A medida que el cuerpo envejece, según la teoría colinérgica de la enfermedad de Alzheimer, el cerebro produce menos cantidad del neurotransmisor denominado acetilcolina. Esta reducción puede acelerar la pérdida de memoria a corto y largo plazo. La colina (distribuida con el compuesto fosfatidilcolina, conocido más vulgarmente como lecitina) ayuda a sintetizar la acetilcolina neurotransmisora en el cerebro y actúa como transportador de lípidos en el hígado. La fosfatidilcolina es importante para la composición y reparación normal de la membrana celular. La fosfatidilcolina es también la principal forma de distribución del nutriente esencial de la colina. El cuerpo produce la colina de forma natural, pero también se encuentra en fuentes dietéticas como la yema de huevo y los productos de soja.

Debido al papel que desempeña la colina y la fosfatidilcolina en la producción y conservación de acetilcolina, los investigadores del alzhéimer han estudiado desde hace tiempo estos compuestos esperando encontrar algunos beneficios terapéuticos. Existen algunas evidencias anecdóticas acerca de la utilidad de la fosfatidilcolina en el tratamiento de la enfermedad de Alzheimer, así como en otros trastornos de carácter cognitivo, pero los estudios posteriores han demostrado que existen muy pocas pruebas de que la colina pueda mejorar la salud cognitiva o reducir el riesgo de demencia. Las pruebas clínicas han demostrado que no mejoran de forma significativa la cognición en el tratamiento contra el alzhéimer. En parte, puede deberse a que la colina administrada por fuentes externas al cerebro no lleguen hasta él.

En conclusión, este compuesto es seguro, no tóxico, y debe tomarse con vitamina B_5, folato y vitamina B_{12} para su debida absorción. Tanto la colina como la lecitina se han investigado en un gran número de enfermedades, entre las que cabe destacar las enfermedades hepáticas, la hepatitis, el cáncer y algunas enfermedades degenerativas como la enfermedad de Huntington.

En la actualidad, no existe ninguna prueba clínica publicada que demuestre que la colina y la lecitina puedan utilizarse como agentes preventivos contra el alzhéimer. A pesar de esa limitada objetividad de que la colina y la fosfatidilcolina puedan mejorar las medidas cognitivas, o incluso tratar o prevenir el alzhéimer, es, con mucho, el suplemento más común que se administra para la salud de la memoria y la salud cognitiva, además de la piedra angular de la mayoría de las fórmulas empleadas para mejorar la memoria. Al fin y al cabo, este medicamento no tiene riesgos adversos ni compuestos tóxicos, pero los consumidores deben saber que los resultados son mínimos.

EL DMAE

El dimetilaminoetanol (DMAE) está relacionado con la colina y es un precursor de la acetilcolina neurotransmisora. Se encuentra de forma natural en los boquerones y las sardinas. Se cree que el DMAE se altera químicamente en el cuerpo para producir colina en el cerebro. El hígado es el encargado de procesar el DMAE en colina; sin embargo, puesto que la molécula de la colina se ve atacada, no puede atravesar la barrera sanguínea del cerebro e introducirse en él. Las pruebas demuestran que el DMAE cruza la barrera sanguínea del cerebro de forma más eficiente que lo hace la colina, penetra en él e incrementa el nivel de colina del cerebro de forma más eficiente.

Los estudios a corto plazo demuestran que los pacientes que toman DMAE manifiestan un incremento de alerta y vigilancia, así como un estado de ánimo más edificante y estimulador. Los estudios a largo plazo, sin embargo, son más equívocos. Algunos estudios realizados con animales demostraron que el DMAE puede prolongar la duración de la vida. No obstante, aún no se han llevado a cabo pruebas clínicas aleatorias controladas en las que se haya utilizado el DMAE para el tratamiento y la prevención del alzhéimer. Puesto que no se sabe con seguridad si este efecto protector se puede extrapolar a los seres humanos, no se recomienda los suplementos DMAE como estrategia preventiva contra dicha enfermedad.

EL EXTRACTO DE SEMILLAS DE UVA Y LA QUERCETINA

El extracto de semillas de uva es la única fuente antioxidante que se extrae de una planta y, como tal, ha sido objeto de muchas atenciones positivas como terapia contra la aterosclerosis, ciertos tipos de cáncer, enfermedades oculares y trastornos capilares. El extracto de uva es rico en compuestos químicos como los polifenoles (incluyendo las subclases de plantas flavonoides llamadas proantocianidinas o PCO), que son reconocidos como antioxidantes muy efectivos. Eso significa que los polifenoles protegen las células corporales del daño que produce el proceso químico que se denomina oxidación, el cual produce oxígeno libre de radicales. El extracto de las semillas de uva tiene un poder antioxidante cincuenta veces superior al de la vitamina C o E.

Por ejemplo, los informes y resultados de los casos humanos obtenidos del laboratorio, así como los estudios realizados con animales muestran que el extracto de uva puede ayudar a prevenir el colesterol alto y la hipertensión. Los antioxidantes que contienen extracto de uva pueden ayudar a prevenir los cambios, incluyendo el daño a los vasos sanguíneos, que pueden contribuir al desarrollo de enfermedades cardíacas. Las sustancias que se encuentran también en el extracto de semilla de uva bloquean los efectos de las enzimas que procesan las grasas de la dieta, incluyendo el colesterol. En consecuencia, el cuerpo absorbe menos grasa y elimina más. Otro estudio ha demostrado que el extracto de uva puede servir de ayuda como forma de prevención o para controlar el daño celular causado por las drogas, la polución, el tabaco y otras toxinas.

Aunque resulta muy alentador escuchar todas esas virtudes acerca del extracto de uva y sus potentes propiedades como antioxidante, las investigaciones que se han realizado sobre sus efectos en los casos de demencia son muy limitados. De hecho, no se han publicado ningún estudio sobre el extracto de uva como forma de prevención o tratamiento contra el alzhéimer. La dosis diaria recomendada para que produzca efectos preventivos antioxidantes es de 50 miligramos, y la de uso terapéutico de 150 a 300 mg.

Ya hablé de la quercetina brevemente en el capítulo 12. La quercetina es un flavonoide derivado también de la uva que forma la raíz química de otros muchos flavonoides, entre los que se incluye la rutina de cítricos flavonoides como la hesperidina, la naringina y la tangeritina. La quercetina es el flavonoide más activo de los que se han estudiado y muchas plantas deben sus propiedades medicinales al alto porcentaje de contenido de quercetina. La quercetina ha demostrado tener una actividad antiinflamatoria bastante activa debido a la inhibición directa de varios procesos iniciales de inflamación. La quercetina es posible que también tenga efectos positivos a la hora de combatir o ayudar en la prevención del cáncer, la inflamación de próstata, las enfermedades cardíacas, las cataratas, las alergias, las inflamaciones y las enfermedades respiratorias como la bronquitis y el asma. Alimentos ricos en quercetina son las manzanas, el té negro y verde, las cebollas, las frambuesas, el vino tinto, las uvas rojas, las cerezas, los cítricos, el brócoli y otras verduras de hojas verdes.

A pesar de sus propiedades antioxidantes, los datos sobre su posible uso en el tratamiento contra el alzhéimer son muy parcos. De hecho, no hay nada publicado al respecto. La dosis típica es de 120 miligramos.

ACETIL-L-CARNITINA (ALC)

La ALC desempeña un papel importante en la producción y regulación de la energía celular, y los estudios realizados con animales demuestran que puede invertir el daño celular del cerebro relacionado con el envejecimiento. El componente acetilo de la acetil-L-carnitina es esencial para la formación de la acetilcolina neurotransmisora. La ALC es una molécula de suma importancia en esa parte de la célula que se denomina *mitocondria*, ya que son como las baterías internas de cada célula. Cuando la mitocondria no funciona debidamente, las células tampoco funcionan bien porque no tienen suficiente energía para dirigir los procesos normales. El mecanismo de acción no se conoce exactamente. Algunos han planteado la hipótesis de que la ALC mejora la eficacia de la producción mitocondrial y de energía de las células del CNS. Otros han dicho que estabiliza las membranas de las células, además de disminuir los ácidos grasos tóxicos de las células.

Aunque la ALC puede incrementar el nivel de acetilcolina y dopamina neurotransmisoras en las personas probablemente afectadas por demencia relacionada con el envejecimiento, la terapia con ALC ha proporcionado unos resultados muy modestos en los test de memoria. En la actualidad, algunos estudios han demostrado algunos de los efectos positivos de los suplementos de acetil-L-carnitina en los pacientes de alzhéimer, especialmente en las labores que exigen atención y concentración. En una prueba clínica realizada a 30 personas afectadas de deterioro cognitivo ligero y alzhéimer, se obtuvieron resultados muy positivos según los test neuropsicológicos utilizados en el estudio. En otra prueba clínica efectuada con 130 pacientes de alzhéimer, se observó un menor porcentaje de deterioro en 13 de las 14 medidas que se emplearon en ese estudio que duró un año. Igualmente, en otra prueba clínica en la que se administró acetil-L-carnitina a siete probables casos de alzhéimer, que luego se compararon con cinco probables pacientes tratados con un placebo, y 21 controles de salud clasificados por edad durante el transcurso de un año, los pacientes tratados con acetil-L-carnitina mostraron una reducción muy significativa del deterioro en las pruebas cognitivas y de memoria.

La ALC se desarrolló posteriormente y salió al mercado con el nombre de ALCAR. Se llevaron a cabo una serie de pruebas clínicas para ver si la ALC podía utilizarse como tratamiento potencial contra el alzhéimer. Las pruebas de la eficacia del ALCAR no han sido muy sustanciales, ni convincentes. Además, algunas pruebas indican que acelera el deterioro cognitivo en algunos pacientes de alzhéimer con un grado avanzado de enfermedad (los cuales componen la mayor parte de los que contraen esa enfermedad). En una prueba clínica de un año se demostró que el ALCAR (1 gramo tres veces al día) no disminuye el porcentaje de deterioro en los pacientes con un inicio prematuro del alzhéimer. Sin embargo, un análisis muy cuidadoso de los datos sugiere algunos beneficios en las personas jóvenes que padecen alzhéimer, por lo que se llevó a cabo un estudio de seguimiento dedicado específicamente al ALC en las personas jóvenes que padecen alzhéimer. En dicha prueba se demostró que el ALCAR no reportaba ningún beneficio significativo.

En resumen, la ALC tiene unos efectos potenciales beneficiosos como forma de tratamiento contra el alzhéimer, pero las pruebas clínicas de esos beneficios en los humanos han dado unos resultados muy modestos. No existen pruebas de que la ALC prevenga o retrase la aparición del alzhéimer.

La ALC se tolera bastante bien. Es necesario realizar más investigaciones sobre los efectos potenciales de los suplementos de ALC en adultos sanos y sin demencia. La dosis objetivo es de 3 gramos diarios.

LA VINPOCETINA

La vinpocetina es un alcaloide derivado de la familia de la vincapervinca (*Vinca minor*). La vinpocetina goza de diversas propiedades, entre las que se incluye: aumento del metabolismo y del flujo sanguíneo del cerebro, anticompulsivo, mejora de la cognición, además de sus propiedades antioxidantes y neuroprotectoras. La vincamina, el compuesto madre de la vinpocetina, es una *vasodilatador* (es decir, dilata los vasos sanguíneos).

Se han propuesto varios mecanismos para las posibles acciones de la vinpocetina. La vinpocetina funciona aumentando el flujo sanguíneo que llega al cerebro y fomentando el uso del oxígeno del cerebro. Diluye la sangre, dilata los vasos sanguíneos y protege las neuronas del daño tóxico. También tiene efectos antioxidantes. En algunos estudios ha quedado demostrado que la vinpocetina ejerce una actividad antioxidante muy similar a la vitamina E. Atraviesa el cerebro y es absorbido por el tejido cerebral.

La vinpocetina se prescribe en Europa y México contra las enfermedades de tipo cognitivo y cerebrovasculares (es decir, la demencia vascular). En Estados Unidos se vende como suplemento dietético para contrarrestar la enfermedad de Alzheimer, los problemas de memoria, la apoplejía y el tinnitus (zumbido en los oídos). Algunos estudios más reducidos, realizados tanto en animales como en humanos, han demostrado los efectos protectores de la vinpocetina en los casos de apoplejía isquémica.

También existen evidencias que demuestran la utilidad de la vinpocetina en otras enfermedades de carácter cerebral. En un estudio multicentro, en el que ni el analizador ni el sujeto conocían las características del producto, con un control de placebo y de una duración de dieciséis semanas, se trató a 203 pacientes con diagnóstico de «psicosíndromes moderados a severos» (no muy bien definidos en ese estudio) con diferentes dosis de vinpocetina o un placebo. Tras utilizar las escalas de «mejora global» y las pruebas de rendimiento cognitivo, los investigadores observaron una mejoría significativa en el grupo tratado con vinpocetina. Tres dosis diarias de 10 miligramos resultaron tan efectivas o más que tres dosis de 20 miligramos. Se encontraron resultados similares en otra prueba clínica en la que se comparaba la vinpocetina con un placebo en pacientes de la tercera edad con trastornos cerebrovasculares y degenerativos del sistema central nervioso. A pesar de que se diga lo contrario, hasta la fecha los estudios no han demostrado que la vinpocetina sea beneficiosa en los pacientes de alzhéimer. Tampoco hay noticias de que se estén llevando a cabo estudios sobre la vinpocetina como agente preventivo contra dicha enfermedad.

Los efectos secundarios se presentan muy raramente. Entre ellos cabe destacar náuseas, mareos, insomnio, somnolencia, sequedad de boca y una caída temporal de la presión sanguínea. No se debe tomar vinpocetina si se está administrando algún medicamento fluidificador de la sangre (el medicamento puede disminuir la agregación de plaquetas e inhibir la formación de coágulos).

Puesto que la vinpocetina no se ha estudiado detenidamente como medio de tratar el alzhéimer, no debe tomarse como forma de prevenirlo, pero la dosis diaria normal es de 30 miligramos.

EL RESVERATROL

El resveratrol es una pitoalexina que se encuentra de forma natural en algunas plantas de gran tamaño. Las pitoalexinas son sustancias químicas producidas por las plantas como defensa contra las infecciones y los microorganismos, como los hongos. Los científicos han informado de que proporcionan un gran número de efectos beneficiosos para la salud. El reservatol ha demostrado poseer propiedades anticancerígenas, antivirales, neuroprotectoras, antienvejecimiento, antiinflamatorias y prolongadoras de la vida. Los estudios epidemiológicos realizados tanto *in vitro* como en animales indican que la toma de una dosis elevada de resveratrol puede reducir la incidencia de las enfermedades cardiovasculares y disminuir los riesgos de padecer cáncer.

En el capítulo 12, comenté algunos de los beneficios que produce el vino. El resveratrol se encuentra en la piel de las uvas negras y, como constituyente del vino, sirve de explicación para la «paradoja francesa» de que la incidencia de enfermedades coronarias es relativamente baja en el sur de Francia a pesar de que la dieta usual contenga un nivel muy elevado de grasas saturadas. La concentración de resveratrol es mucho más alta en el vino tinto que en el blanco. La principal diferencia que existe en la producción de vino tinto y blanco, al margen del tipo de uva utilizada, es que en la fabricación de vino tinto se utiliza la piel y las semillas, mientras que el vino blanco sólo se emplea el zumo. Durante el proceso de fabricación del vino, el resveratrol, al igual que otros polifenoles que incluyen la quercetina, catequinas, gallocatequinas, procianidinas y prodelfidinas (taninos condensados) se extraen de la piel de la uva mediante un proceso que se llama *maceración*. El resveratrol se encuentra también en los cacahuetes, arándanos, en algunos tipos de pinos, como el pino escocés y el pino blanco, así como en las raíces y tallos de algunos bulbos gigantes de Japón que en la medicina china se denomina *hu zhang*.

El resveratrol posee unas propiedades anticancerígenas muy potentes, pudiendo inhibir el crecimiento de algunas líneas y tumores de células cancerígenas, como por ejemplo las líneas celulares de la leucemia y las células del carcinoma de pecho. Igualmente, los descubrimientos han puesto de manifiesto que el resveratrol también estimula el sistema inmunológico y posee un efecto protector contra las enfermedades cardíacas. Otros estudios realizados con animales o *in vitro* han demostrado que el resveratrol inhibe la oxidación del colesterol de baja densidad y, más recientemente, que puede reducir de un 70 a un 90% el grosor de las paredes de las arterias, uno de los principales requisitos para evitar su bloqueo. Los mecanismos que dispone el resveratrol para prolongar la vida, al menos en bacterias, gusanos y peces, aún no se conocen por completo. Finalmente, se ha demostrado que el resveratrol posee propiedades protectoras contra la disfunción de las neuronas y la muerte de las células, por lo que puede utilizarse en enfermedades como el alzhéimer o la enfermedad de Huntington.

Aunque el resveratrol resulta prometedor, al menos teóricamente, como tratamiento y método preventivo contra el alzhéimer, aún no existen datos científicos que nos determinen su utilidad. Algunas de sus propiedades antialzhéimer se comentaron en el capítulo 12 y, en la actualidad, se están poniendo en marcha una serie de pruebas clínicas para investigar sus beneficios en el tratamiento contra dicha enfermedad. Hasta el momento no hay evidencias de su capacidad de prevención contra el alzhéimer. No obstante, se tolera bastante bien y la dosis diaria que normalmente se recomienda es de 20 miligramos.

¿Se deben tomar estos medicamentos?

Observe de nuevo la tabla que aparece al principio de este capítulo: ¿recuerda lo desequilibrada que era? Por lo que sabemos hasta ahora, cuando se trata de la investigación relativa al alzhéimer, la escala se inclina en dirección de una serie de suplementos que han sido respaldados muy débilmente y cuyas propiedades aún no han sido demostradas. Es una lástima, ya que muchas de esas sustancias reportan beneficios teóricos que no se han comprobado mediante estudios clínicos. Sin una recopilación completa de los datos, resulta muy difícil recomendar un suplemento que esté enfocado específicamente a prevenir el alzhéimer. Es posible que en el futuro la ciencia pueda dar más peso a esas recomendaciones que se hacen de dichas sustancias, pero, por el momento, le aconsejo que lea este capítulo antes de tomar la decisión de añadir suplementos a su dieta diaria con la idea de prevenir la demencia, y consulte con su médico o farmacéutico antes de tomarlos. En ocasiones, los suplementos pueden interaccionar con los medicamentos prescritos por un doctor o pueden provocar unos efectos secundarios bastante desagradables, por lo que deben tomarse bajo supervisión médica.

Conclusiones y recomendaciones

- No se debe creer todo lo que se dice acerca de los suplementos dietéticos, ya que existen pocas pruebas de que prevengan el alzhéimer.
- En lo que respecta a los ácidos grasos omega-3 procure tomar suplementos con un alto contenido en DHA. La dosis objetivo es de 1.000 miligramos diarios. La mayoría de las fórmulas omega-3 tienen un alto contenido de EPA, así que le recomiendo que lea la etiqueta.
- Procure tomar de 400 a 800 miligramos diarios de curcumina.
- Si no se está tomando ningún medicamento anticoagulante, se puede considerar la toma de ginkgo biloba en una dosis diaria de 120 miligramos.
- La huperzina A puede ayudar a la memoria. La dosis diaria recomendable es de 200 a 400 miligramos diarios.
- La fosfatidilserina ha demostrado proporcionar unos beneficios moderados en algunos casos de alzhéimer. La dosis objetivo es de 200 miligramos diarios.
- Aunque no se haya probado que prevenga el alzhéimer, el resveratrol tiene unas propiedades muy atractivas. La dosis objetivo es de 20 miligramos diarios.
- El DHEA no ha resultado tan prometedor como se esperaba.
- La colina y la lecitina (conocida también como fosfatidilcolina), aunque segura y teóricamente prometedora, no ha demostrado producir beneficios cognitivos considerables en las pruebas clínicas que se han realizado hasta la fecha.
- Se necesita investigar más acerca del extracto de uva, la quercetina, la acetil-L-carnitina, el DMAE y la vinpocetina.
- Se debe consultar con el médico o farmacéutico antes de tomar cualquier suplemento.

Si padece alzhéimer

19. Busque ayuda: el alzhéimer se puede tratar

Muchas personas que padecen alzhéimer no saben dónde ir ni a quién recurrir en busca de ayuda. Este capítulo describe, paso a paso, un plan de acción que les ayudará a soportar esa enfermedad tan espeluznante. Lo más importante que tener en cuenta es que la enfermedad de Alzheimer se puede diagnosticar con una razonable precisión, y que se puede aplicar un tratamiento que puede mejorar modestamente la calidad de vida.

Se debe saber que:

- La enfermedad de Alzheimer se puede diagnosticar en vida.
- Es una enfermedad tratable.
- Existen algunos medicamentos para tratar la enfermedad, pero los familiares no debe tener grandes expectativas.
- La enfermedad de Alzheimer puede provocar complicaciones conductuales que también son tratables.
- Ya va siendo hora de cambiar el concepto que tenemos de la enfermedad de Alzheimer. Y lo primero que debemos cambiar de ese concepto, es que es intratable. Eso no es cierto. El alzhéimer sí que puede ser tratado. Existen muchos mitos y verdades acerca de los tratamientos.

MITOS Y VERDADES DEL TRATAMIENTO

Mito: El alzhéimer no se puede tratar.
Falso: Existen medicamentos para tratar el alzhéimer.

Mito: El tratamiento sencillamente amplía la duración de la enfermedad.
No necesariamente cierto: Los tratamientos actuales pueden mejorar modestamente la calidad de vida.

Mito: El alzhéimer es, sencillamente, un diagnóstico de exclusión.
Parcialmente verdadero: Históricamente, así es cómo se ha diagnosticado el alzhéimer. Sin embargo, la tecnología y los biomarcadores nos permiten un diagnóstico mucho más preciso.

Mito: El alzhéimer sólo se puede diagnosticar tras la muerte.

Parcialmente cierto: Aunque la enfermedad de Alzheimer sólo puede diagnosticarse de forma definitiva mediante la autopsia, no es el único momento en que puede ser diagnosticada. En la actualidad, se puede diagnosticar en vida con un 90% de precisión.

Mito: Las personas no mueren de alzhéimer.

Falso: Las personas mueren de alzhéimer porque provoca una pérdida de las actividades diarias (vestirse, lavarse, ir al aseo, acicalarse), seguida de una pérdida de movilidad que le obliga a permanecer en la cama.

Conozca los síntomas del alzhéimer

En el primer capítulo ya comenté muchos de los síntomas e indicadores del alzhéimer o la demencia a los que se debe prestar atención, tanto en uno mismo como en los familiares más cercanos. Si en algún momento percibe que usted o alguna persona de su entorno padece pérdida de memoria, no lo ignore. Un diagnóstico temprano es muy importante, ya que de esa manera los pacientes y los familiares pueden buscar una evaluación adecuada y planificar los cuidados que se le va a prestar al paciente en el futuro. Para saber si es probable que padezca alzhéimer existen dos cuestionarios que se pueden utilizar y que determinan si la pérdida de memoria es causa de una enfermedad más ominosa. El primero está sacado en parte del sitio Web de la Asociación Alzhéimer (www.alz.org).

¿Tiene la enfermedad de Alzheimer?

Pérdida de memoria que afecta a las destrezas laborales:

- ¿Le han despedido, ha sido degradado o le han cambiado de puesto porque no puede recordar las tareas que debe llevar a cabo?
- ¿Tiene problemas para aprender tareas que antes aprendía con facilidad?

Dificultad en la realización de las tareas cotidianas:

- ¿Ha dejado de realizar o ha reducido de forma significativa algunas actividades cotidianas como cocinar, hacer las cuentas, ir de compras o realizar las labores típicas de mantenimiento del hogar?
- ¿Le cuesta mucho trabajo realizar esas tareas?

- ¿Algún miembro de la familia tiene que supervisar las tareas que usted realiza, como por ejemplo cocinar, por cuestiones de seguridad?
- ¿Tiene dificultad para completar las tareas?
- ¿Están preocupados en su familia por su forma de conducir? ¿Se has visto envuelto en pequeños accidentes de tráfico que antes no solían sucederte?
- ¿Notan los familiares que las comidas que prepara ya no saben igual?

Problemas de lenguaje:
- ¿Tienen las personas que completar las frases que usted pronuncia?
- ¿Pierde el hilo de los pensamientos con mucha frecuencia?
- ¿Utiliza referencias generales en lugar de su nombre para hablar de algunas personas (por ejemplo, «ese hombre», etc.)?
- ¿Le cuesta trabajo recordar nombres o dar con la palabra apropiada?
- ¿Tiene dificultades para recordar el nombre de algunos de sus familiares?

Desorientación del tiempo y el espacio:
- ¿Tiene dificultades para recordar fechas y horas?
- ¿Se siente perdido en sitios familiares?
- ¿Tiene dificultades para recordar citas?
- ¿Mira el calendario constantemente para recordar la fecha o la agenda para recordar citas, etc.?
- ¿Le pregunta a las personas de su entorno qué día y fecha es?

Falta de juicio:
- ¿Se le olvida pagar las deudas?
- ¿Está tomando decisiones erróneas acerca de cómo invertir el dinero?
- ¿Está haciendo compras innecesarias?
- ¿Permite que entren todos los vendedores que van a su casa cuando antes no lo hacía?
- ¿Se apuntas a todas las peticiones que se hacen en televisión?
- ¿Dona a organizaciones de caridad más dinero del que puede permitirse?

Problemas con el pensamiento abstracto:
- ¿Tiene dificultades para captar pensamientos abstractos?
- ¿Tiene dificultades para entender tareas complejas como inversiones, mensajes subliminales o leer entre líneas?

Pérdida de objetos:
- ¿Pierde mucho tiempo buscando objetos como las gafas o las llaves?
- ¿Pierde objetos con mucha frecuencia (una vez por semana o más)?
- ¿Tiene que pedir ayuda a los demás para encontrar los objetos que pierde?
- ¿Coloca objetos en lugares inapropiados, como por ejemplo utensilios en el refrigerador o prendas de vestir en los armarios de la cocina?

Cambios conductuales:
- Además de la pérdida de memoria, ¿padece depresión o ansiedad?
- ¿Ha perdido interés en algunas actividades?
- ¿Socializa menos que antes?
- ¿Se ha vuelto una persona más reservada?
- ¿Se pone más nervioso cuando se separas de los demás?

Cambios de personalidad:
- Con frecuencia, los familiares señalan un aumento de irritabilidad y hostilidad hacia las personas queridas. Es una manifestación de un ciclo de acontecimientos muy común. Pongamos un ejemplo: (Paciente) «¿Cuándo tengo la cita?» (Esposa) «Ya te lo he dicho cinco veces. Es mañana por la mañana.» (Paciente) «No, no me lo has dicho. Si lo hubieras hecho, lo recordaría...» ¿Tiene muchas conversaciones como ésa en su entorno familiar?
- ¿Se muestra más impaciente que de costumbre?
- ¿Desconfía más de los demás?
- ¿Se está convirtiendo en una persona paranoica?
- ¿Cree cosas que no son, como por ejemplo que le roban, le son infieles o le dejan tirado?

Mis colegas del Sun Health Research Institute y yo hemos desarrollado un cuestionario alternativo, al que denominamos el cuestionario del alzhéimer (AQ). Son unas preguntas a las que se debe responder afirmativa o negativamente. Las respuestas afirmativas son los puntos asignados que se indican en la última columna. Su finalidad es que lo responda un informante (no el paciente con pérdida de memoria). Una vez que hayas rellenado el cuestionario, si la puntuación supera los diez puntos, debes llevar a esa persona a un médico para que reciba la debida atención. Si la puntuación es menor de cinco, entonces es difícil que la pérdida de memoria se deba al alzhéimer.

El cuestionario del alzhéimer

	Sí	No	Puntuación Media

MEMORIA

¿El paciente tiene pérdida de memoria?   1

Si es así, ¿ha empeorado su memoria en
los últimos años?   1

¿Repite las preguntas, afirmaciones
o cuenta las mismas cosas el mismo día?   2

¿Hay que recordarle las citas?   1

¿Coloca los objetos en lugares distintos en más
de una ocasión al mes? ¿Los coloca en lugares
donde no puede encontrarlos?   1

¿Cree el paciente que alguien le esconde o le
roba las cosas para que no pueda encontrarlas?   1

ORIENTACIÓN

¿Tiene el paciente dificultad para saber el día,
la hora, el mes o el año en que vive o tiene que
mirar constantemente al periódico o calendario
para saberlo?   2

¿Se desorienta en lugares que no le son familiares?   1

¿Se siente confundido cuando se encuentra
fuera de casa o viaja?   1

CAPACIDAD FUNCIONAL

Aparte de las limitaciones físicas (como por ejemplo,
temblores, hemiparesia, etc.), ¿tiene el paciente
dificultades para gestionar el dinero (propinas,
calcular el cambio)?   1

Aparte de las limitaciones físicas (como por
ejemplo, temblores, hemiparesia, etc.), ¿presenta
el paciente dificultades para pagar sus facturas
y llevar sus cuentas?   2

263

El cuestionario del alzhéimer (cont.)

	Sí	No	Puntuación Media
¿Presenta el paciente dificultad para recordar si ha tomado los medicamentos o hay que hacer un seguimiento de lo que toma?			1
¿Tiene el paciente dificultades para conducir? ¿Está usted preocupado por su forma de conducir? ¿Ha dejado el paciente de conducir por un motivo diferente que sus limitaciones físicas?			1
¿Tiene el paciente dificultades para manejar los electrodomésticos (por ejemplo, el microondas, el horno, la estufa, el mando a distancia, el teléfono, la alarma del reloj)			1
Aparte de las limitaciones físicas, ¿tiene el paciente dificultades para terminar las tareas domésticas (por ejemplo, el mantenimiento de la casa).			1
Aparte de por limitaciones físicas ¿ha dejado el paciente de practicar actividades recreativas como el golf, la danza, el ejercicio o las actividades manuales?			1

VISOESPACIALES

	Sí	No	Puntuación Media
¿Se siente perdido el paciente en lugares familiares (el vecindario)?			2
¿Ha disminuido su sentido de la orientación?			1

LENGUAJE

	Sí	No	Puntuación Media
¿Presenta el paciente dificultades para encontrar las palabras o los nombres adecuados?			1
¿Confunde el paciente los nombres de los miembros de la familia?			2
¿Le cuesta trabajo reconocer a los familiares?			2

Si basándose en este cuestionario, resulta patente que usted o cualquier ser querido padece síntomas de pérdida de memoria que indiquen la posibilidad de estar desarrollando la enfermedad de Alzheimer, entonces responda al siguiente cuestionario para evaluar los factores de riesgo que usted o esa persona tiene de desarrollar la enfermedad.

Evaluación de los factores de riesgo de padecer alzhéimer

RIESGO	SÍ	NO	PUNTUACIÓN
Madre, padre o hermanos con alzhéimer			3,0
Antecedentes de un golpe en la cabeza con pérdida de conciencia			2,0
Edad superior a los 65			1,0
Edad superior a los 75			4,0
Edad superior a los 85			16, 0
Menos de 7 años de educación			3,6
Género femenino			1,5
Presión sanguínea sistólica superior a los 140 mmHg			2,2
Índice de masa corporal superior a 30 kg/m^2			2,3
Colesterol > 6,5 mmol/l			1,9
APO-E∊4 positivo			2,4
Antecedentes de apoplejía			4,0
Antecedentes de infarto de miocardio			2,5
Diabetes del tipo 2 sin tratar			3,0
Actividad física limitada			1,7
Hábito de fumar			2,3

Total

Extraído en parte del libro *Prevenir el alzhéimer*, de W. Rodean Shankle, Daniel Amen y M. Kivapelto, 2006. Puntuación de riesgo para la predicción del riesgo de demencia durante veinte años en personas maduras: estudio longitudinal basado en la población. Neurología Lancet 5: 735-741.

A cada respuesta afirmativa se le asigna una puntuación. Súmelas. Si su puntuación es inferior a 5, entonces el riesgo es mínimo. Si la puntuación oscila entre 5 y 12, el riesgo es moderado y, si es superior a esa puntuación, entonces es elevado.

Visite al doctor para que le ponga un tratamiento

Lo primero que debe hacerse es visitar al médico de cabecera y pedirle una evaluación, que normalmente la realiza un neurólogo, psiquiatra o geriatra.

La evaluación consiste en algo más que preguntarle al médico si padeces problemas de memoria. Los especialistas se basan en un historial médico cuidadoso, un examen físico y algunas pruebas de laboratorio para determinar si existe la presencia de un problema de memoria.

Aparte de un amplio historial, es aconsejable realizar un detallado examen físico y neurológico. Este incluye un test de memoria sencillo; el más típico es el *MiniMental State Examination* (MMSE), aunque existen otras alternativas.

Igualmente, el paciente debe someterse a una serie de pruebas entre las que se incluyen pruebas sanguíneas (mencionadas en el capítulo 4), escáneres de cerebro como el CT, MRI o el PET. Normalmente, los médicos solicitan que se realice un escáner CT o un MRI, ya que les proporcionan una imagen detallada del cerebro que les permite identificar otras causas de demencia aparte del alzhéimer, además de síntomas de apoplejías, tumores e hidrocefalia (agua en el cerebro).

Un escáner PET es una imagen funcional, es decir, que en lugar de fotografiar el cerebro, escanea la función metabólica del cerebro. Mediante un escáner PET se inyecta azúcar en el flujo sanguíneo. Puesto que el cerebro metaboliza el azúcar, el tejido cerebral absorbe instantáneamente el azúcar radioactivo, revelando de esa manera las áreas del cerebro que son metabólicamente menos activas porque las células están muriendo o no funcionan debidamente.

En los casos de alzhéimer, la persona ha reducido el metabolismo en ciertas estructuras cerebrales, especialmente en los lóbulos temporal y parietal. Los escáneres PET han sido aprobados por Sanidad y pueden mejorar la precisión del diagnóstico en un 93%.

Las figuras que aparecen en la página siguientes muestran un escáner PET de un cerebro normal (a la izquierda) y de un cerebro de un paciente de alzhéimer (a la derecha). En el cerebro normal, las zonas que aparecen en rojo intenso son metabólicamente activas. Las áreas en azul que aparecen en el cerebro del paciente de alzhéimer indican dónde existe menos actividad metabólica.

La primera figura muestra el escáner PET de un cerebro normal. Todas las áreas de la corteza (el borde externo) están intensamente iluminadas, lo que significa que son activas metabólicamente.

La segunda figura muestra un escáner PET del cerebro de un paciente de alzhéimer. En la corteza se observan algunas zonas oscuras, lo que significa que metabólicamente no son activas. Existe un modelo característico de cambio en los escáneres PET que indican la enfermedad de Alzheimer.

En ocasiones, es necesario realizar una evaluación más amplia, que puede incluir una prueba neuropsicológica o incluso una punción espinal. Esas pruebas neuropsicológicas incluyen pruebas de papel y lápiz y normalmente duran varias horas. Esencialmente, consisten en aplicar unas sondas mentales al cerebro para descubrir dónde radica la deficiencia, y sirven para diferenciar la demencia de la depresión, el tipo de demencia y la severidad de los síntomas. Las pruebas neuropsicológicas son muy útiles cuando existe una combinación de condiciones (como por ejemplo el alcoholismo combinado con alzhéimer) y son más sensibles que los test tan simples que puede llevar a cabo un médico en su consulta.

Las pruebas neuropsicológicas son realizadas por profesionales llamados neuropsicólogos, que son las personas que llevan a cabo la entrevista, dirigen las pruebas (de dos a ocho horas de duración) y envían un informe al médico de cabecera del paciente.

El fluido espinal también puede servir para diagnosticar el alzhéimer. Una punción espinal (así se denomina en el argot médico) es un procedimiento mediante el cual se extrae fluido espinal de la parte inferior de la espalda. Las punciones espinales se han visto estigmatizadas por las torpes aplicaciones que se han realizado en el pasado, pero los métodos actuales las han convertido en un procedimiento bastante seguro que puede realizarse en la consulta y que dura tan solamente de quince a veinte minutos. El médico podrá, de esa manera, analizar el fluido espinal y medir

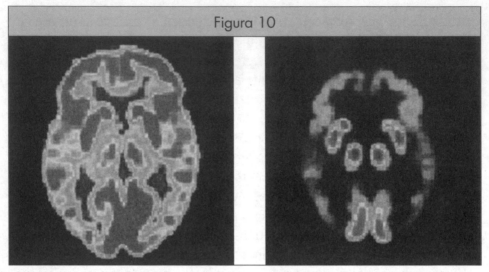

Figura 10

Escáner PET de un cerebro normal.

Escáner PET de un cerebro afectado por alzhéimer.

los cambios que se han producido en el amiloide, la proteína tau y la tau fosforilatada que tienen lugar en la enfermedad de Alzheimer. Utilizando la prueba del fluido espinal, podemos diagnosticar el alzhéimer con un 88 o 90% de precisión, aunque dicha prueba no es tan precisa a la hora de diferenciar una demencia de otra (un 70%). Para solicitar más información, pregúntele a su médico o visite el sitio web Athena Diagnostic (www.athenadiagnostic.com) y lea con atención la Evaluación del Alzhéimer ADmark.

¿Qué precisión tiene el diagnóstico del alzhéimer? ¿Sólo se puede diagnosticar mediante la autopsia? Tal y como he mencionado en la sección de mitos y certezas, el alzhéimer se ha dividido históricamente en probable, posible y designaciones definitivas. La designación definitiva se asigna a la autopsia o a la biopsia, lo que ha provocado que casi todo el mundo piense que no puede diagnosticarse en vida.

Sin embargo, utilizando tecnologías actuales como la imagen, las pruebas neuropsicológicas, los genotipos y el análisis del fluido espinal, la precisión en el diagnóstico del alzhéimer en vida puede oscilar entre un 93 y un 97%. Por tanto, a pesar de lo que se crea popularmente, el alzhéimer puede diagnosticarse con bastante precisión.

Medicamentos y tratamientos

Entre las finalidades del tratamiento del alzhéimer cabe destacar la mejoría de la memoria, la mejoría de los síntomas conductuales, el mantenimiento de las funciones (es decir, de las habilidades presentes) y la ralentización del deterioro cognitivo.

La finalidad del tratamiento no es vivir más años, sino mejorar la calidad de vida. La expectativa de vida de una persona con alzhéimer es aproximadamente la mitad de lo que sería sin alzhéimer. Por ejemplo, una persona de sesenta y cinco años sin cáncer tiene una expectativa de vida de veinticinco años; con alzhéimer sería tan sólo de diez. Por regla general, los tratamientos se enfocan en mejorar la calidad de vida y hacer que esos años que nos quedan sean mucho mejores.

Los medicamentos que existen en la actualidad tienen unos efectos modestos, pero al menos son positivos, ya que mejoran cualidades como el estado de alerta, la concentración, la memoria y los recuerdos. Resulta casi inusual que un paciente mejore ostensiblemente, pero es muy normal que los pacientes noten alguna mejoría.

No obstante, es importante clasificar las expectativas. Dichos medicamentos no consiguen una mejoría completa, por eso se debe considerar estos aspectos antes de aplicar el tratamiento. Los medicamentos contra el alzhéimer:

- No son una panacea.
- Se consideran actualmente un estándar de asistencia.
- Se deben empezar a tomar lo antes posible y continuarlos.
- Se deben tener pocas expectativas.
- Pueden retrasar los cuidados asistenciales domésticos.
- Se pueden utilizar para tratar las complicaciones conductuales.

La finalidad del tratamiento depende también del estado de la enfermedad. Si se está en la fase inicial o ligera, la primera finalidad es mantener en lo posible las funciones mentales. Por ejemplo, si una persona ha dejado de conducir, pero puede realizar otras tareas como llevar las cuentas, la finalidad no es que vuelva a conducir, sino que no deje de llevar las finanzas. Los estudios del donezepil han revelado un retraso del deterioro funcional. Cuando la enfermedad se encuentra en un estado moderado, la meta a conseguir es evitar los «Tres Grandes», es decir, las caídas, la incontinencia y los problemas conductuales. Los tres grandes son las principales razones por las que las personas con alzhéimer son ingresadas en lugares donde se les proporciona asistencia a largo plazo. Si se evitan esas tres grandes, las personas se sienten más felices y prefieren quedarse en el hogar.

Mientras que este libro se escribía se han aprobado cinco medicamentos contra el alzhéimer (su nombre comercial aparece entre paréntesis).

- Donopezil (Aricept).
- Rivastigmina (Exelon).
- Galantamine (Razedyne, conocido formalmente por Reminyl).
- Tacrina (Cognex; se utiliza raramente debido a los efectos secundarios tan severos que produce).
- Memantina (Namenda).

El Aricept, el Exelon, el Razadyne y el Cognex ralentizan la descomposición de la acetilcolina, el neuroquímico del cerebro responsable de la memoria. Al prevenir dicha descomposición, fomenta la comunicación entre las células. Se les llama *inhibidores colinestarasa*. Todos ellos han sido aprobados para el tratamiento contra el alzhéimer ligero y moderado, y se llevan utilizando desde hace al menos quince años, lo que significa que cientos de miles de personas los han tomado en algún momento de su vida. Estos medicamentos no detienen el avance del alzhéimer, pero pueden ralentizarlo.

El gráfico que aparece a continuación resume el porcentaje de deterioro de las personas con alzhéimer. Las personas que toman Aricept, Exelon, Razadyne o Cognex padecen un deterioro más lento que las que no reciben ningún tratamiento.

La línea superior del gráfico representa a las personas que toman los medicamentos y la línea inferior representa los que tomaron el placebo. La línea superior representa al grupo que toma Aricept, Exelon, Razadyne y Cognex, todos juntos. El gráfico muestra que los medicamentos colinérgicos ralentizan el deterioro, aunque la enfermedad siga progresando. Eso no implica que el medicamento no funcione, sino que la enfermedad sigue avanzando a pesar de su ingesta. Aunque estos medicamentos sólo están enfocados a un aspecto de la enfermedad, son una opción que tener en cuenta.

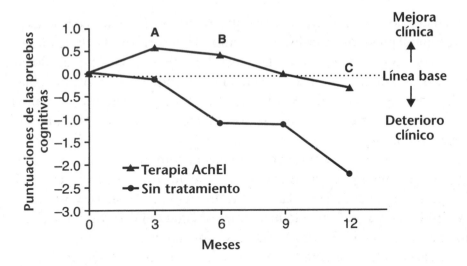

La Namenda (memantina) es el nuevo medicamento y funciona utilizando un mecanismo muy distinto al Aricept, Exelon, Razadyne, etc.

La Namenda se utiliza normalmente para el tratamiento del alzhéimer moderado y avanzado. La Namenda es un *antagonista receptor NMDA*, lo que significa que protege las células nerviosas contra la sobreexcitación (excitotoxicidad). Esa sobreexcitación está asociada con un exceso de producción de un químico cerebral llamado glutamato. Cuando hay un exceso de dicha sustancia, las células nerviosas absorben demasiado calcio y mueren.

Alteraciones conductuales

Una de las características más comunes y más perturbadoras del alzhéimer es el desarrollo de alteraciones conductuales. De hecho, es una de las principales razones por las que los pacientes son ingresados en lugares donde les pueden proporcionar asistencia a largo plazo. Entre las alteraciones conductuales cabe destacar deambular, agitación, agresividad, paranoia, delusión, ansiedad y alucinaciones. Las personas se sienten muy inquietas y puede darles por deambular o vigilar.

El tratamiento de esas condiciones es complejo porque la mayoría de los medicamentos no están enfocados para tratar los síntomas conductuales.

271

Los médicos no tenemos otro remedio que tratar los diferentes componentes. Los antidepresivos se utilizan para tratar la ansiedad y la agitación, y los agentes antipsicóticos, como la risperidona (Risperdal), ziprazadona (Geodon), olanzapina (Ziprexa), quetiapina (Seroquel) y el aripiprazola (Abilify) se prescriben para tratar la paranoia, las alucinaciones y la delusión. Estos medicamentos tienen efectos secundarios, además de complicaciones, por lo que es necesario tomarlos bajo la supervisión de un doctor. Los medicamentos para tratar la epilepsia, como el divalproex sodio (Depakote) también pueden utilizarse en pacientes de alzhéimer para tratar la agitación general. Si se padece una agitación extrema (gritos, patadas y chillidos), yo prefiero administrar un sedante del tipo Valium llamado lorazepam (Ativan), ya que actúa muy rápidamente.

Si se padecen las alteraciones de sueño que en ocasiones acompañan al alzhéimer hay que ser cuidadoso. La melatonina no ha demostrado ser muy efectiva para tratar las alteraciones del sueño características del alzhéimer y bajo ningún pretexto se debe tomar pastillas para dormir que se adquieran en cualquier establecimiento (cualquier cosa que tenga en la marca PM), puesto que todos contienen difenhidramina (Benadryl), que bloquea los efectos de algunos medicamentos para el alzhéimer y pueden incluso provocar un empeoramiento del paciente. En su lugar más vale probar trazadona o el nuevo romelteron (Rozerem).

Hacer planes

Una vez que se ha diagnosticado la enfermedad, es necesario ser franco y discutir con la familia algunos temas que pueden resultar escabrosos acerca de los cuidados futuros que se le va a prestar al paciente. En mi práctica recomiendo que se hable de: las opciones de asistencia, conducir, precauciones referentes a la seguridad, planificación financiera y opciones residenciales de asistencia. Si ha sido diagnosticado recientemente de alzhéimer, una de las primeras cosas que debe hacer es pedir cita con un abogado. Los abogados que se dedican a la asistencia de ancianos son personas experimentadas en lo que se refiere a la planificación del futuro, y pueden aconsejarle sobre temas relativos a la asistencia, tutela y testamento. Redactar un testamento en vida y asignar un poder notarial ayuda a establecer una cadena de mandos si las cosas se complican. Esas decisiones deben tomarse con rapidez, ya que cuando empiezan a aparecer las complicaciones más graves (y lo hacen), resulta más difícil, tanto para el paciente como para la familia, pensar con claridad. Cuando ya se ha llegado a ese grado, no conviene tomar decisiones a largo plazo. Lo mejor es hacerlas cuanto antes.

Existe una línea muy fina y delicada entre ser supervisado por tu familia a que te lo tengan que arrebatar por tu propio bien. No hay un tema más contencioso que el de conducir. Eso debe debatirse al principio con el doctor y la familia. Cada país tiene diferentes leyes en lo que se refiere a las normas de circulación para ancianos. Para saber cuáles son las leyes consulte con la Dirección General de Tráfico. No obstante, es importante establecer sus propios criterios para la supervisión de la destreza para conducir y aceptar la idea de que quizás valga la pena renunciar a ello.

No pierda las esperanzas

Aunque el alzhéimer es una enfermedad escalofriante que cambia por completo el estilo de vida, tanto para los que padecen como para los que cuidan a los pacientes, hay que tener esperanzas. Como he mencionado en este libro, en la actualidad sabemos mucho más acerca de la enfermedad que antes, gracias a que cientos de miles de médicos, investigadores, cuidadores a largo plazo y pacientes aúnan sus esfuerzos por descubrir y desarrollar una mejor prevención y un mejor tratamiento.

Conclusiones y sugerencias

- Conozca los síntomas del alzhéimer y no los ignore.
- La enfermedad de Alzheimer se puede tratar. Existen medicamentos que mejoran los síntomas de la enfermedad.
- Los aspectos conductuales pueden abrumar a los cuidadores y deben ser tratados de inmediato. Hay que aprender a reconocerlos lo antes posible, con el fin de que se puedan solventar.

- Conducir es el tema más contencioso con diferencia y debe tratarse en la fase inicial de la enfermedad. Cada Estado tiene sus leyes con respecto a conducir y la demencia.
- Se debe planear el futuro lo antes posible. Procure dar los pasos oportunos y solicitar la ayuda de un abogado especializado en cuidados asistenciales y en otros temas fiduciarios. Tenga un plan previsto en caso de urgencia.
- No se encuentra solo. Existe una plétora de servicios disponibles, así que no debe temer solicitar ayuda.

20. El futuro de la enfermedad de Alzheimer

Cuando me senté a escribir este libro por primera vez, pensé en las personas que, como yo, han sido cuidadores de alguien que ha padecido esa enfermedad, así como en aquéllos que, como yo, le ha cogido la edad madura en un momento de confusos avances médicos. La vejez puede ser una realidad muy cercana y un destino sin regreso. A medida que escribía, sin embargo, me di cuenta de que el alcance de este libro es mucho más amplio. Junto con mis compañeros que estudian la demencia, he asumido un reto global, un reto que afectará a las generaciones futuras y que nos obligará a cambiar de forma de pensar, tanto a los consumidores como a los proveedores, acerca de la cura *versus* la prevención, enfermedad terminal *versus* enfermedad crónica, la economía de la salud y la asistencia sanitaria.

El problema único y fundamental de la asistencia sanitaria ya ha dejado de ser un problema exclusivamente nuestro y del médico. Hay decisiones que tendrán que tomar los gobiernos, propuestas planteadas por investigadores científicos, protocolos establecidos por compañías de seguros médicos y campos de investigación estudiados por las empresas farmacéuticas. Todo ello afectará al hecho de vivir en un buen estado de salud o con una enfermedad.

A medida que envejecemos, nos afectarán las siguientes cuestiones, tanto si desarrollamos la enfermedad de Alzheimer como si no: ¿cuántos botes de pastillas habrá en mi mesita de noche? ¿Con qué frecuencia tendré que ir al hospital por esa enfermedad? ¿A cuánto ascenderán nuestros pagos y deducciones? ¿Deberé redactar un testamento? ¿Cuándo tendré que preparar esa habitación de invitados para un cuidador doméstico o un padre muy mayor? Esos son sólo ejemplos de las decisiones que deberemos tomar. Por eso, resulta adecuado que, cuando cerremos este libro, hablemos de nuevo de los capítulos que aún no se han escrito: el futuro de la enfermedad de Alzheimer.

Cambio de guardia: de enfermedad terminal a enfermedad crónica

Muy pronto el alzhéimer dejara de ser considerada una enfermedad terminal (como la enfermedad de Lou Gehrig y otros tipos de cáncer) y pasará a ser una enfermedad crónica (como la diabetes o la hipertensión). Estoy seguro de que llegará el día en que los pacientes de alzhéimer visitarán al médico para su revisión anual, adquirirán los medicamentos necesarios en la farmacia y seguirán con su vida normal. «Crónico» significa que se puede controlar, tratar, supervisar y estabilizar. En lugar de buscar una sola cura generalizada para los enfermos de alzhéimer, cambiar nuestra forma de concebir la enfermedad —de terminal a crónica— nos permitirá preparar nuestra infraestructura de asistencia sanitaria, el paradigma del seguro de enfermedad y el sistema de cuidados. Sólo entonces estaremos preparados para recibir el gran influjo de pacientes crónicos de alzhéimer que viven con y de acuerdo con la enfermedad, pero sin tenerle miedo.

Una situación análoga padece la leucemia. La leucemia es un tipo de cáncer que se produce en la sangre y que en el pasado se consideraba una enfermedad fatal. En la actualidad, muchos tipos de leucemias son crónicas y se pueden remitir con ciertos medicamentos. Otro ejemplo es el sida. Hasta hace muy poco esa enfermedad era como una sentencia de muerte. Sin embargo, con el avance de los inhibidores proteasa y los antibióticos antirretrovirales, el sida se ha convertido en una enfermedad crónica. Eso mismo sucederá con el alzhéimer, y así lo concebirá la mayoría de la gente.

LA NUEVA OLEADA DE TRATAMIENTOS: MEDICAMENTOS QUE MODIFICAN LA ENFERMEDAD

Existen dos modelos de seguimiento de la enfermedad de Alzheimer según el estado de la misma. El primero es sintomático. Durante ese período se administran los medicamentos al paciente y los síntomas manifiestan una mejoría durante un tiempo, aunque el porcentaje de deterioro no se ve afectado. Finalmente, la trayectoria descendente correrá en paralelo a la condición sin tratar. Los medicamentos actuales que se utilizan para tratar el alzhéimer son considerados sintomáticos. Eso significa que mejoran los síntomas durante un período de tiempo, pero es posible que no se altere la trayectoria (porcentaje de deterioro). No todos estamos de acuerdo con ese punto de vista, pero así se comercializan dichos medicamentos.

Por el contrario, los medicamentos modificadores de la enfermedad tienen la finalidad de alterar la trayectoria del deterioro durante ese tiempo, por lo que los pacientes muestran un menor deterioro y una progresiva conservación de la función y la cognición, si se les compara con los pacientes no tratados.

El desarrollo de un medicamento clínico está más lejos de lo que desearíamos, y todavía tardaremos en ver un medicamento modificador de la enfermedad que esté aprobado por la FDA, pues no se pondrá en el mercado hasta finales de esta década. Dicho medicamento procederá directamente de nuestro mayor conocimiento de la compleja biología del alzhéimer. Ya existen cuatro medicamentos que están a punto de ser aprobados, entre los que cabe destacar el R-flurbiprofeno (Flurizan), tramiprosata (Alzhemed), leuprolida y las estatinas. El Flurizan, desarrollado por Myriad Pharmaceuticals, procede de un antiinflamatorio (AINE, ver capítulo 16). Aunque no retiene las propiedades antiinflamatorias (es decir, que no reduce los dolores producidos por la artritis), modifica la conducta de una enzima crítica para la producción del tóxico amiloide que se acumula en el alzhéimer. El Alzhemed, desarrollado por Neurochem, bloquea una proteína llamada glucosaminoglucano (GAG) que facilita la unión de amiloide para formar la placa. Este medicamento posiblemente impida que el amiloide se adhiera. La leuprolida, normalmente utilizada para tratar el cáncer de próstata en los hombres y la endometriosis en las mujeres, ha sido patentada y comercializada por una empresa llamada Voyager Pharmaceuticals, como forma de tratamiento contra el alzhéimer. La leuprolida evita la acumulación del amiloide en las células nerviosas y ayuda a que éstas vuelvan a dividirse y reproducirse. De esa manera, se evita al mismo tiempo que las células se mueran. Finalmente, menciono un medicamento que pronto saldrá al mercado fabricado a base de estatinas (el Lipitor). Ya hablé del papel que desempeñan las estatinas en el capítulo 13.

La siguiente oleada que seguirá a esos medicamentos incluye las terapias basadas en la vacuna, los inhibidores secretasa, las terapias inmunológicas y los medicamentos biotécnicos que están en fase de desarrollo. Las terapias basadas en la vacuna han estado en proceso de desarrollo desde que se descubrió tal concepto en 1999. Los científicos del Elan descubrieron que inyectando un amiloide en los ratones transgénicos, como si se tratase de una infección, se provocaba una reanimación del sistema inmunológico capaz de eliminar el amiloide del cerebro.

En aquella época, muchos estábamos convencidos de que encontraríamos una cura muy pronto, así que comenzamos a desarrollar la primera generación de vacunas contra el alzhéimer. Dicha vacuna fue sometida a las pruebas clínicas en 2001 y se presentaron como voluntarios casi cuatrocientas personas en cuestión de pocas semanas. A pesar de que nos sentíamos muy optimistas, los resultados fueron muy trágicos. En la primavera de 2002, aparecieron 18 casos de encefalitis (un tipo de inflamación cerebral), por lo que el estudio se detuvo de inmediato. Cinco de las personas afectadas por esa encefalitis fallecieron. No obstante, cuando se realizaron las autopsias, se encontraron pruebas evidentes de que la vacuna había funcionado. Las placas habían desaparecido. Por el contrario, los demás pacientes, a los que se le administró la vacuna y no padecieron tales complicaciones, lograron estabilizar el estado de la enfermedad. En consecuencia, este primer intento, aunque devastador, hizo que los científicos estrecharan su enfoque y en esa situación nos encontramos ahora. Los científicos buscamos en la actualidad una inmunización pasiva (infusión de anticuerpos en el flujo sanguíneo) como posible medio de inmunizar contra el alzhéimer. Este tratamiento es similar a muchos empleados para la artritis reumatoides y las condiciones neurológicas raras, y es posible que proporcione una terapia más segura y efectiva para combatir la cascada del alzhéimer.

Existen otros medicamentos en período de trámite que interrumpen la biología primaria de la enfermedad; son los medicamentos que disponen de la capacidad de detener la producción amiloide en su fase inicial. Eso es exactamente lo que hacen los inhibidores de secretasa. Se puede decir que hay más de treinta medicamentos en proceso de desarrollo, algunos con prometedoras esperanzas para el futuro.

Cuando se trata de una enfermedad tan compleja como el alzhéimer, la idea de la ingesta de una única pastilla resulta una panacea. Una enfermedad de esa complejidad necesita de un tratamiento igualmente complejo. Por esa razón, en el futuro probablemente se utilice un tratamiento parecido a la quimioterapia: una combinación de medicamentos, vitaminas y actividades, cada una en su respectiva dosis. Una buena noticia es que podremos ralentizar la enfermedad, por lo que el número de años con cierta calidad de vida se incrementará. La mala noticia es que el tratamiento será más costoso. En la actualidad, el coste del tratamiento supone unos 200 euros al mes, sin incluir los costes de asistencia. En el futuro, si se requieren de todos esos medicamentos para tratar la enfermedad, los costes pueden ascender a 550 o 750 euros al mes. Además, aún no se ha comprobado que ese cóctel de medicamentos sea efectivo y seguro.

IDENTIFICACIÓN DE LOS RIESGOS: PREDECIR EL ALZHÉIMER MEDIANTE LA IMAGEN Y LOS BIOMARCADORES

En la primera parte de este libro, he hablado amplia y extensamente acerca de la importancia de evaluar los riesgos propios de padecer alzhéimer. En el capítulo 19 le he ofrecido la posibilidad de evaluarse y puntuarse para que calcule sus propios riesgos.

La identificación de esos riesgos lo antes posible y con mayor precisión de lo que hacemos actualmente es una prioridad para la comunidad científica. Los científicos investigan el valor comparativo predictivo de las pruebas de alzhéimer en una serie de frentes: las pruebas bioquímicas, como las del fluido sanguíneo y el fluido cerebroespinal, las pruebas de memoria a base de papel y lápiz (test neuropsicológicos), las pruebas genéticas y la neuroimagen, especialmente los encefalogramas (EEG), MRI y los escáneres PET.

Lo que buscan todas estas pruebas es un *biomarcador* de la enfermedad de Alzheimer. Según los criterios establecidos por la Iniciativa de Neuroimagen de la Enfermedad de Alzheimer (un proyecto de millones de dólares financiado por el NIH y las empresas farmacéuticas), un biomarcador se caracteriza por lo siguiente:

- Debe detectar una característica fundamental de la patología que se active durante el curso de la enfermedad.
- Debe validarse de forma consistente mediante la autopsia en los casos confirmados de enfermedad.
- Debe ser preciso, capaz de distinguir el alzhéimer de otros tipos de demencia y del proceso normal de envejecimiento.
- Debe ser detectable durante esa fase de la enfermedad en la que el medicamento propuesto ejerza su mayor efecto.

El alelo APO-E∈4, del cual he hablado anteriormente, es el mejor ejemplo de biomarcador de alzhéimer. Sin embargo, cómo y cuándo debe ofrecerse esa prueba genética es una cuestión ética y sumamente compleja que aún no encuentra una respuesta clara. Las pautas actuales establecidas por los principales grupos médicos no incluyen pruebas de personas asintomáticas. ¿Qué puede hacer usted o su médico con toda la información recopilada? ¿Pueden esos diagnósticos iniciales, basados puramente en el perfil genético, abrir la puerta a la discriminación? Ese aspecto es parte de un debate actual que se lleva a cabo en los círculos legales y filosóficos.

Las pruebas de memoria son más precisas y más proféticas que antes. En un estudio acerca de la validez profética de las pruebas de memoria, un grupo de investigación del Sunnybrook y del Colegio de Mujeres de Toronto observó los componentes individuales del diagnóstico *workup* utilizado en el Estudio Canadiense de Salud y Envejecimiento. En otro estudio, los investigadores aplicaron el correspondiente análisis al test de memoria básico utilizado por el Instituto Nacional de Envejecimiento. Detectaron deterioro cognitivo ligero, y descubrieron que estos análisis incrementaban hasta un 97% el porcentaje de precisión a la hora de distinguir entre deterioro cognitivo ligero y la función normal, y un 98% entre deterioro cognitivo ligero y demencia moderada.

En este momento, la posibilidad de encontrar un biomarcador sanguíneo es bastante improbable. El potencial de esos marcadores es tentador. Midiendo el nivel de proteína tóxica beta-amiloide en la sangre, dicha prueba puede ayudar a cambiar el diagnóstico del alzhéimer de «terminal» a «crónico», ya que ofrece a los médicos y a los pacientes una medida concreta, no invasora e inicial para evaluar los riesgos de alzhéimer. Aunque los estudios más recientes han demostrado unos vínculos poco concluyentes entre el nivel de plasma proteína beta-amiloide y la probabilidad de desarrollar alzhéimer, esos niveles son tan fundamentales para la patología del alzhéimer que los científicos continúan investigándolos.

En la Clínica Mayo de Rochester, los investigadores han integrado a 1.600 personas con función cognitiva normal y a 400 con deterioro cognitivo ligero en un estudio longitudinal cuya finalidad es deducir la ecuación de riesgo del alzhéimer. En colaboración con la Mayo de Jacksonville, los investigadores están formando un grupo de participantes que se someterán a un estudio que buscará la validez de una prueba de biomarcadores que resulte predictiva. Las herramientas predictivas que han demostrado ser más prometedoras son las tecnologías de imagen. El escáner PET se ha utilizado desde hace más de veinte años para estudiar la demencia, midiendo los porcentajes de glucosa metabólica en las diferentes áreas del cerebro. En los enfermos de alzhéimer, los lóbulos temporal y parietal, así como la corteza posterior singular, muestran una ralentización del proceso de la glucosa, indicando, de esa manera, una menor actividad metabólica (lo cual es muy malo), tal y como se ilustra en el capítulo 19.

Este tipo de escáner PET es probable que sea sustituido en el futuro por un escáner PET llamado PIB-PET. PIB es la abreviación de Pittsburg Compound B (ya que fue inventado en la Universidad de Pittsburg). El PIB estriñe el amiloide, causando que se ilumine el amiloide del cerebro. Se puede observar maravillosamente en la siguiente figura.

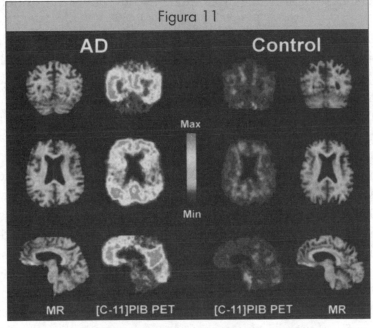

PIB-PET. Este tipo de escáner posiblemente se convierta en el test de diagnóstico del futuro, ya que identifica las placas amiloides que se acumulan en el cerebro. En el panel de la izquierda, el enfermo de alzhéimer muestra mucho brillo (áreas iluminadas) en las zonas del cerebro donde se encuentra el amiloide. En el panel de la derecha, el anciano normal tiene un cerebro que es oscuro, ya que no contiene amiloide acumulado.

Las zonas brillantes de la izquierda son las áreas donde el amiloide se identifica. Las zonas oscuras de la derecha son las áreas del cerebro que no contienen amiloide. En este caso, el cerebro de la izquierda es el que padece alzhéimer, y el de la derecha el normal.

Esta tecnología revolucionará la forma de diagnosticar el alzhéimer, ya que nos permitirá identificar con exactitud los cambios que tienen lugar en el cerebro de los pacientes, y diagnosticar la enfermedad con precisión para comenzar el tratamiento lo antes posible. Los investigadores trabajan para rellenar esas lagunas estudiando el valor diagnóstico de la imagen a través de grandes cohortes en estudios longitudinales. El estudio Iniciativa Neuroimagen de la Enfermedad de Alzhéimer se lleva a cabo con 800 personas repartidas entre 60 centros de Estados Unidos, y su finalidad es medir el valor predictivo de la imagen MR y PET, al igual que otros marcadores clínicos, mediante el estudio prolongado de un grupo de personas cognitivamente normales y otro con deterioro cognitivo ligero.

A medida que mejoran las técnicas de imagen, esperamos que esos estudios prospectivos arrojen más luz sobre la progresión inicial del alzhéimer. La imagen ha demostrado ser muy prometedora como herramienta predictiva. Mi colega, el doctor Eric Reiman, del Instituto Banner Alzheimer, realizó escáneres PET a personas normales y sin demencia que eran portadores del gen APO-E∈4 cuando éstos tenían treinta, cuarenta y cincuenta años. Su equipo demostró que los cambios en el cerebro pueden detectarse con el escáner PET muchos años antes de que los síntomas se manifiesten. Utilizando el escáner PIB-PET, los investigadores de la Universidad de Pittsburg y de Washington descubrieron los síntomas iniciales del alzhéimer en personas sin ningún síntoma cognitivo. Mediante la comparación de carga amiloide en los diferentes cerebros, los escáneres agruparon los diagnósticos de deterioro cognitivo ligero y alzhéimer, y ayudaron a que los investigadores predijeran con precisión la conversión al alzhéimer y al deterioro cognitivo moderado con el paso del tiempo. Éstos son sólo algunos de los progresos que se han realizado en lo que se refiere a la neuroimagen; por esa razón, cada vez podemos predecir con más exactitud quién es probable que desarrolle alzhéimer.

Llegará un día en que no se necesitará de un neurólogo; lo único que precisaremos es un escáner PET.

EL PERFIL DE RIESGOS: VENTAJAS E INCONVENIENTES

En el futuro, también perfeccionaremos nuestros métodos de identificación de las personas con riesgo de padecer la enfermedad años e incluso décadas antes de que aparezcan los síntomas por primera vez. Con el tiempo, incluso podremos evaluar la edad de más riesgo en una persona. La ventaja de eso es que la persona, conociendo sus riesgos, podrá beneficiarse de las sugerencias de prevención que aparecen en este libro y llevarlas a cabo con la esperanza de posponer o prevenir el alzhéimer.

La mayor desventaja del perfil de riesgo es su potencial discriminatorio. La imagen, al igual que otras herramientas de diagnóstico de las que he hablado, viene cargada con una serie de cuestiones de carácter ético. Aunque la comunidad científica se sintió esperanzada en 1993 con el descubrimiento del alelo APO-E∈4, y aún se siente esperanzada con la perspectiva de salvar vidas encontrando pruebas predictivas para el alzhéimer, debemos movernos con precaución y conciencia del lodazal ético que podemos generar en caso de un perfil invasivo, incompleto o mal diseñado.

Los estudios han demostrado que entre una cuarta parte y la mitad de las personas cognitivamente normales muestran patología de alzhéimer en la autopsia. Mientras que este hecho, junto con un rápido envejecimiento de la población, nos haga pensar en el valor potencial que supondría descubrir un biomarcador predictivo para la enfermedad que pudiera permitirnos intervenir en la fase inicial, el diagnóstico del alzhéimer presintomático es una meta realmente espinosa. Después de todo, no disponemos de un tratamiento seguro y efectivo, y es posible que tardemos años en tenerlo. Por lo tanto, si podemos decirle a una persona de cuarenta años asintomática que tiene grandes riesgos de padecer alzhéimer, pero no le podemos ofrecer un tratamiento seguro, demostrado y efectivo para su tratamiento ¿qué favor le hacemos? Los registros médicos, la asistencia sanitaria basada en los empleados, los seguros de asistencia a largo plazo y los asuntos privados complican más aún ese tema. ¿Qué consejo genético le debemos dar a él? ¿Debe olvidarse de tener hijos por miedo a transmitirles ese gen?

La ciencia va a una velocidad vertiginosa y tenemos que esforzarnos porque esos temas legales y éticos vayan a la par. Por ese motivo, de momento, los que estamos dentro de la comunidad del alzhéimer avanzamos hacia el enfoque no perfilado de la prevención; es mejor hacer todas las cosas que sólo algunas o ninguna.

La prevención: un reto continuo

En estos últimos capítulos he hablado de las terapias de alzhéimer que hay disponibles en el mercado, así como a otras en fase de desarrollo de laboratorio, pruebas clínicas y aprobaciones que van a desplomarse.

Sin embargo, desde un punto de vista económico y temporal, el desarrollo de las terapias con medicamentos modificadores de la enfermedad resulta muy costoso. Si se dispone de uno de ellos, las cuestiones que he mencionado acerca de las pruebas presintomáticas y los biomarcadores adquieren una perspectiva diferente. ¿Cuándo se debe someter una persona a las pruebas? ¿Cubrirán las compañías de seguros o la Seguridad Social el tratamiento preclínico o tendremos que costeárnoslo nosotros?

Por esa razón, regreso de nuevo al tema de la prevención. Desde todos los ángulos, el esfuerzo por retrasar los síntomas mediante un estilo de vida, una dieta, el entorno y el mantenimiento de la salud, aunque se disponga de los biomarcadores, sigue siendo la propuesta más sensata desde el punto de vista financiero y médico. Hacer eso nos proporcionará tiempo para que rellenemos esas lagunas que sabemos que existen acerca de la patología del alzhéimer, además de mejorar los métodos de tratamiento actuales.

Eso no es, precisamente, una tarea fácil. Encontrar fondos para pruebas clínicas a gran escala no es sencillo; después de todo, la idea misma de la prevención implica que no se necesitará al final de un medicamento de prescripción que reporte beneficios. Una mayor preocupación acerca del perfil de salud, y la carencia de una terapia que altere la enfermedad, convierten también en un reto el reclutamiento de pacientes para los estudios largos que son necesarios para la investigación futura. Finalmente, existe una última paradoja sobre la Salud Pública. Resulta muy difícil decir cuándo funcionan las terapias. El hecho de que no padezcamos alzhéimer no significa necesariamente que sepamos exactamente por qué no lo hemos desarrollado. Determinar los poderes neuroprotectores de una u otra terapia, o los factores medioambientales en los pacientes sin ningún síntoma, es una tarea hercúlea, pero una meta necesaria para controlar la enfermedad y, quizás, para hacerla desaparecer.

El alzhéimer es una enfermedad trágica que roba la vida a las personas, su dignidad, su memoria, además de que termina por afectar a los seres queridos que cuidan de los enfermos. La promesa de un futuro sin esa terrible enfermedad incluye la posibilidad de su prevención. En este libro he resumido los métodos actuales de prevención y he proporcionado sugerencias con la esperanza de que muchos, si no todos, podamos ver un mundo sin alzhéimer.

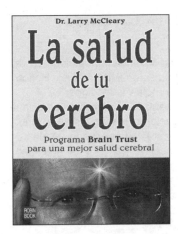

LA SALUD DE TU CEREBRO
Dr. Larry McCleary

El cerebro, al igual que la musculatura, el corazón y los demás órganos, está compuesto por sangre y tejidos, y requiere de unos cuidados mínimos para mantenerlo en un óptimo estado de salud. En esta obra de gran interés divulgativo, el doctor Larry McCleary no sólo nos explica cómo podemos combatir los efectos del envejecimiento, sino también cómo podemos mejorar el funcionamiento general de nuestro cerebro.

Hoy tenemos las herramientas cognitivas, dietéticas y suplementarias necesarias para estimular el crecimiento de las células nerviosas. Sin duda, una verdadera revolución en el ámbito de la salud.

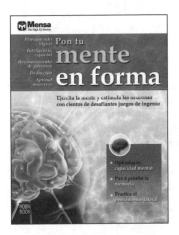

PON TU MENTE EN FORMA

El libro que necesitas para conservar tu cerebro en un excelente estado. Quienes desean sacar el mayor partido de su potencial físico realizan algún tipo de ejercicio, ¿por qué no hacer lo mismo con el cerebro? Si quieres contribuir a aprovechar al máximo tu potencial prueba a resolver algunos de los juegos de ingenio que propone este libro. *Pon tu mente en forma* explica los beneficios de la actividad mental y ofrece casi trescientos juegos para resolver, con un nivel de dificultad cada vez mayor.

Mensa, la asociación mundialmente conocida de personas con un elevado coeficiente intelectual, ha facilitado todos los juegos que contiene el libro.

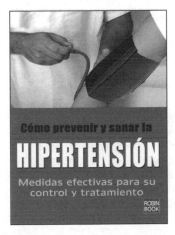

CÓMO PREVENIR Y SANAR LA HIPERTENSIÓN
Dr. Hans-Dieter Faulhaber

La hipertensión arterial se ha convertido en uno de los factores de riesgo cardiovascular más extendidos en el mundo. Esta guía se propone aportar toda la información necesaria para prevenir, detectar o minimizar esta enfermedad. Para ello, con un lenguaje sumamente claro, se explica todo cuanto usted debe saber: desde una descripción pormenorizada de la hipertensión y sus causas, hasta los tratamientos más sencillos y eficaces que conviene seguir, siempre de acuerdo con su médico, para evitar riesgos innecesarios y disfrutar de una vida más sana y placentera.

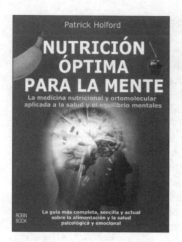

NUTRICIÓN ÓPTIMA PARA LA MENTE
Patrick Holford

El libro que complementa *La biblia de la nutrición óptima*, el extraordiinario éxito internacional de Patrick Holford con más de un millón de ejemplares vendidos.

El cuidado de la salud mental se ha visto revolucionado tras las últimas investigaciones realizadas en el ámbito de la nutrición. Una alimentación adecuada puede aumentar la inteligencia, vencer el estrés y la ansiedad, levantar el humor y desterrar los momentos de desánimo, reducir las dificultados del aprendizaje, prevenir el Alzheimer, la demencia y el Parkinson o mejorar la memoria.

La medicina nutricional y ortomolecular aplicada a la salud y el equilibrio mentales.

En Ma Non Troppo

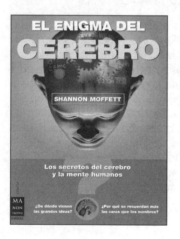

EL ENIGMA DEL CEREBRO
Shannon Moffett

Los secretos del cerebro y la mente humanos.

Shannon Moffett, con un estilo muy claro y accesible, nos muestra todo cuanto deberíamos saber acerca del cerebro: desde su estructura anatómica, su desarrollo a lo largo de la vida de un ser humano o sus actividades habituales, hasta las teorías más recientes que intentan dar cuenta de procesos tan complejos y, por ahora enigmáticos, como el sueño, el sentimiento religioso o la creatividad.

¿A QUÉ JUEGA MI CEREBRO?
Alain Lieury

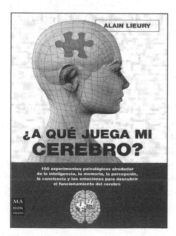

Un fascinante y sorprendente paseo por una de las regiones más desconocidas de nuestro organismo: el cerebro.

Un libro que nos desvela muchos de los misterios que acontecen en nuestra vida cotidiana y para los que no tenemos siempre una respuesta: la percepción de un color o un aroma, los mecanismos por los cuales se produce ese torrente de emociones que denominamos amor o los secretos de ese estado de euforia y optimismo que a veces nos invade. Operaciones aparentemente tan sencillas como leer o ir en bicicleta implican una gran cantidad de procesos para los que no se tiene una interpretación satisfactoria.